드럭 머거
DRUG MUGGERS

24시 약사 수지 코헨 약사가 제안하는

복용중인 약물에게 소중한 영양소를 빼앗기지 않는 방법

드럭머거

DRUG MUGGERS

수지 코헨, R.Ph, 새뮤얼 코헨 M.D. 지음 | 양병찬 옮김

조윤커뮤니케이션

복용중인 약물에게 소중한 영양소를 빼앗기지 않는 방법

드럭 머거

저자 | 수지 코헨 R.Ph, 새뮤얼 코헨 M.D.
번역 | 양병찬

1판 1쇄 인쇄 | 2010년 9월 10일
1판 2쇄 발행 | 2014년 8월 8일

펴낸곳 | 조윤커뮤니케이션
펴낸이 | 안혜경
편집장 | 최몽순
주소 | 서울시 종로구 효자동 60-4
전화 | 02-730-8841 팩스 | 02-730-8814
출판등록 | 제2-3307호
등록일자 | 2001년 4월 13일

ISBN 978-89-91216-46-4 03510

값 48,000원

한국어판 서문

일찍이 '서양 약학의 아버지'로 일컬어지는 파라셀수스(Paracelsus)는 "모든 물질은 독이고, 그 어떤 것도 독을 포함하지 않는 것은 없다. 어떤 물질이 독이 되지 않게 하는 것은 오직 용량뿐이다.(Alle Dinge sind Gift und nichts ist ohne Gift ; allein die Dosis macht, daβ ein Ding kein Gift ist.)"라는 명언을 남겼다. 모든 약은 적절한 용량 범위 내에서만 효능을 발휘하며, 이 용량을 넘어서면 독성을 나타낸다는 뜻이다.

파라셀수스의 말은 기본적으로 옳다. 실제로 모든 약에는 효능을 나타내는 용량(유효용량)과 독성을 나타내는 용량(독성용량)이 존재한다. 그런데 파라셀수스의 말을 액면 그대로 받아들일 경우, '유효용량의 약물을 복용하면 100 % 안전하다.'는 결론이 나온다. 그러나 과연 우리가 약을 먹을 때 유효용량만 잘 지키면 아무런 문제가 없을까?

결론부터 말하자면, 그렇지 않다. 왜냐하면 모든 약은 독성용량과 무관하게 기본적인 독성을 지니고 있기 때문이다. 다시 말해서, 의사에게 처방받은 약을 지시사항대로 복용하더라도, 우리는 약의 기본적인 독성에서 벗어날 수 없다. 예컨대 결핵에 감염되어 약물치료를 받는 환자들은 결핵약과 더불어 피리독신(비타민 B6)을 함께 처방받는데, 그 이유는 결핵약, 그중에서도 특히 INH가 피리독신 결핍을 유발할 수 있기 때문이다. 한편 백혈병, 류마티스 관절염, 건선 등의 질병으로 인하여 메토트렉세이트(MTX)를 처방받는 환자들 역시 같은 이유로 엽산을 함께 처방받는다.

그런데 문제는 우리 몸에서 영양소를 고갈시키는 약물이 INH나 MTX 뿐만이 아니라는 사실이다. 공식적인 분석 결과가 나와 있지 않아 단언할 수는 없지만, 사실상 모든 약물이 우리 몸에서 비타민이나 미네랄 등의 필수 영양소를 고갈시키는 것으로 알려져 있다. 그러나 의사들은 - INH와 MTX 등 몇몇 유명한 약들을 제외하면 - 약물 복용으로 인하여 결핍되기 쉬운 영양소를 알아서 챙겨 주지 않는다. 결국 대부분의 환자들은 약물이 일으키는 영양소 고갈효과에 무방비로 노출되어 있는 셈이다.

오늘날 중년 이상의 성인들은 대다수가 한두 가지 이상의 성인병 약을 복용하며, 70세 이상의 노인들은 '약으로 산다'고 해도 과언이 아닐 정도로 다양한 약을 처방받아 복용하고 있다. 의사의 처방 없이 구입할 수 있는 일반약까지 포함하면 개인이 복용하는 약의 가짓수는 더욱 늘어난다. 그런데 환자가 건강을 위해 복용하는 약이 영양소를 고갈시켜 거꾸로 건강을 해치게 된다니, 더욱이 이러한 문제에 대하여 의사가 일언반구도 하지 않는다니, 한 마디로 기가 찰 노릇이다. 그렇다면 이러한 난국을 어떻게 타개해야 할까? 가장 확실한 방법은, 환자들이 각자 알아서 자신에게 부족한 영양소를 챙기는 것이다.

그러나 '이 세상에 믿을 것은 나 하나밖에 없다.'는 명제가 아무리 진리라 할지라도, 무한경쟁의 시대를 살아 가는 현대인들에게 '각자 알아서 하라'고 하는 것은 너무나 가혹한 처사다. 그렇다면 차선책으로 누군가가 나서서 대신 총대를 맬 수밖에 없다는 결론에 도달하게 되는데, 누가 이런 궂은일을 책임진단 말인가? 환자의 처방전을 검토하여 어떤 영양소가 결핍될 수 있는지를 짚어내고, 이를 보충할 수 있는 대책을 세우려면 전문성과 열성을 겸비한 인물이 필요하다. 원론적으로 볼 때 이런 일을 할 사람은 '환자의 지근거리에서 환자의 상태를 지켜볼 수 있으며, 약에 대한 풍부한 지식을 가진 전문가'라야 하는데, 현재의 보건의료체계 하에서 이러한 조건을 갖춘 사람은 약사밖에 없다는 것이 역자의 생각이다.

「드럭 머거(Drug Muggers)」는 이러한 문제의식을 토대로 하여 쓰여진 책이다. 필자인 수지 코헨(Suzy Cohen)은 '미국에서 가장 신뢰받는 약사'로 인정받은 국민 약사로서, 각종 칼럼, 저서, 강연 등을 통해 환자의 눈높이에 맞는 건강정보를 제공함으로써 의료의 대중화에 크게 기여하고 있다. 「드럭 머거」는 그녀의 출세작인 「24시 약사」에 이은 두 번째 역작으로서, 우리의 몸에서 영양소를 고갈시키는 약품, 식품, 생활방식 등을 '드럭 머거'라고 규정하고, 드럭 머거에 영양소를 빼앗기지 않도록 예방하는 방법과, 일단 빼앗긴 영양소를 보충하는 방법을 알려 주고 있다.

독자들은 이 책을 읽는 동안 드럭 머거의 방대한 목록에 놀랄 것이며, 우리가 평소에 비타민과 미네랄을 보충해 주는 것이 얼마나 중요한지를 깨닫게 될 것이다. 더욱이 이 책은 '좋은 멀티비타민 고르는 법', '생활 속의 드럭 머거', '약물과 음식의 상호작용'과 같은 실생활에 필요한 정보도 다루고 있어 약사를 비롯한 다양한 헬스케어 제공자들(healthcare providers)의 건강상담 매뉴얼로 적합할 뿐 아니라, 건강기능식품 제조업체 및 건강기능식품 판매점의 경영자와 마케팅 직원, 심지어 건강에 관심이 많은 일반인들에게도 큰 도움이 될 수 있으리라 확신한다.

약물과 건강, 그리고 건강기능식품 간의 관계에 대해 새로운 시각이 필요한 시점에서 많은 분들에게 좋은 정보가 되기를 바란다.

양병찬

이 책을 읽고 나서 내 만성피로의 원인이 무엇인지 알게 되었습니다. 그건 바로 피임약 때문이었어요. 그동안 복용해 왔던 피임약이 내게서 비타민 B를 빼앗아간 거였어요. 하지만 약사님께서 조언한 대로 한 달 동안 비타민 B 복합체를 복용하고 나니 기분이 몰라보게 좋아졌어요. 정말 고마워요.

– 앨리스 (오클라호마주 털사 거주)

오래 전부터 내 심장이 불규칙하게 뛴다는 느낌을 갖고 있었어요. 별로 심하진 않았지만 심장이 갑자기 멈춰 버릴까 봐 은근히 겁이 났었죠. 그런데 이 책을 읽고 나서, 변비약이 칼슘이나 칼륨과 같은 미네랄을 고갈시킨다는 것을 알게 됐어요. 물론 칼슘과 칼륨이 심장 박동에 영향을 미친다는 것도 알게 되었죠. 나는 몇 년 동안 변비약을 복용해 왔지만 그걸 심장과 연결지어 생각한 적은 한 번도 없었거든요. 결국 변비약을 자연요법으로 바꾸고 나서부터는 부정맥이 사라졌어요. 이제 나는 약사님의 팬이에요.

– 이브예트(텍사스주 달라스 거주)

'CoQ10이 스타틴의 부작용을 없애 준다.'는 약사님의 칼럼을 읽고 나서 의사에게 조코와 함께 CoQ10을 먹고 싶다고 말했어요. 그랬더니 의사는 "괜찮아요. 그건 근거없는 낭설이에요."라고 잘라 말했어요. 나는 급기야 신문칼럼을 의사에게 들이댔지만, 의사는 오히려 조코의 처방용량을 늘릴 뿐이었어요. 하지만 나는 기어코 CoQ10을 구입해서 먹기 시작했어요. 그러자 놀라운 변화가 일어났어요. 나는 더 이상 가쁜 숨을 몰아쉬거나 무기력증을 겪지 않게 됐어요. 게다가 요통이나 다리의 경련도 사라졌어요. 하나님의 축복이 있기를… 약사님은 사람들의 건강을 지켜 주는 수호천사에요.

– 진(플로리다주 게인스빌 거주)

몇 년 동안 불면증으로 고통을 겪어 왔어요. 밤새 한 잠도 자지 못하고 벌겋게 충혈된 눈으로 새 아침을 맞이해야 하는 괴로움! 당해 보지 않은 사람은 모를 거예요. 그런데 이 책을 읽고, 그동안 복용해 온 혈압약이 멜라토닌의 드럭머거라는 사실을 알게 됐어요. 그래서 나는 멜라토닌 보충제를 구입해서 복용하기 시작했고, 몇 주일을 참고 견딘 끝에 밤잠을 제대로 이룰 수 있게 됐어요. 이건 모두 수지, 약사님 덕분이에요. 정말 고마워요.

– 데니스(BC주 밴쿠버 거주)

나는 각종 질병으로 4가지 약을 먹고 있었는데, 몸 컨디션이 한 마디로 엉망이었어요. 그러던 차에 우연히 당신이 쓴 드럭머깅 효과에 대한 칼럼을 읽고, 즉시 위산분비 억제제의 복용을 중단했어요. 그리고 생균제제, 비오틴, 아연, 어유(魚油)를 섭취하기 시작했죠. 결과는 놀라웠어요. 이제 소화도 잘되고 혈압도 정상으로 돌아오고, 온 몸에 에너지가 철철 넘치는 걸 느낄 수 있어요. 완전히 딴 사람이 된 기분이에요.

–마이클(플로리다주 포트로더데일 거주)

나는 천식 비슷한 증상을 겪고 있었는데, 이 책을 읽고 나서 그게 약물 때문이라는 걸 깨달았어요. 자동차사고를 당한 후 몇 년 동안 복용해 온 진통제가 내 몸에서 글루타티온을 빼앗아 가고, 글루타티온 결핍이 호흡곤란으로 이어졌다는 사실을 알게 된 거죠. 그래서 몇 달 동안 NAC(글루타티온)를 섭취했더니 이제는 흡입제가 필요 없게 됐어요. 약사님께서 내 목숨을 살린 거예요. 와우!

–존(메릴랜드주 베데스타 거주)

소화불량, 독한 방귀, 복통, 설사가 시도때도 없이 나를 괴롭혔지만, 나는 이유도 모른 채 괴로워하기만 했어요. 알고 보니 전립선염 때문에 매일 복용하던 항생제가 범인이었어요. 세균을 없애려고 복용한 항생제가 '좋은 세균'까지도 죄다 죽여 버리는 바람에 장(腸)에 탈이 난 거죠. 담당의사는 왜 이런 사실을 내게 귀띔해 주지 않았을까요? 약국에서 구입한 생균제제를 복용하고 나서부터 뱃속이 편해 졌어요. 약사님은 복 받을 거예요.

–윌리엄(NY주 맨해튼 거주)

약물 부작용 해소의 길잡이가 되기를

나는 내 머릿속에 있는 모든 지식을 짜내어 이 책을 썼다. 나는 이 책이 독자 여러분의 모든 의문 - 심지어 여러분들이 미처 생각지 못했던 의문까지도 - 에 답해 줄 수 있기를 기대한다. 나는 이 책이 매우 가치 있는 책이라고 자부한다. 왜냐하면 이 책은 환자들의 건강을 증진시킴은 물론, 심지어 생명까지도 살릴 수 있기 때문이다.

지금으로부터 20여 년 전 약대 재학 시절, 나는 교수님들로부터 약의 가치에 대하여 많은 것을 배웠다. 특정 약물이 인간의 생명을 살릴 수 있다고도 배웠다. 그러나 집안에 작은 약국을 차릴 수 있을 정도로 많은 약을 보유하고 있는 독자들일지라도, 질병의 위험에서 완전히 해방될 수는 없다. 왜냐하면 약물의 작용 메커니즘은 그렇게 간단한 것이 아니기 때문이다. 대다수의 약물은 합성된 화학물질이다. 실험실에서 합성된 인공 화합물로 인간의 모든 질병을 고칠 수는 없다. 특히 이러한 약물들로 인하여 인체의 천연 영양소 생성이 억제될 때는 더욱 그러하다.

약물은 인체에 영향을 미칠 의도로 만들어진다. 그러나 문제는 그러한 과정에서 인체의 영양소를 서서히 고갈시킴으로써 인간을 위험에 몰아넣을 수 있다는 점이다. 질병을 치료하기 위해 만들어진 약물이 또 다른 질환을 초래할 수 있으며, 심지어 죽음을 재촉할 수 있다는 것은 이만저만한 아이러니가 아니다. 물론 인간의 생명은 유한하며, 모든 인간은 언젠가 죽을 운명을 갖고 태어난다. 그러나 약물로 인하여 인간이 천수를 누리지 못하게 된다면 문제가 있다.

지난 20여 년 동안 엄청난 종류의 약물들이 개발되었다. 오늘날 대다수의 사람들은 여러 가지 약물들을 한꺼번에 복용한다. 그들 중 일부는 - 적어도 지금 당장은 - 별일 없이 잘 지내지만, 처음 의사를 찾아갔던 때보다 건강이 악화되었다고 호소하는 사람들도 있다. 나는 수많은 환자들이 보낸 이메일과 편지를 읽을 때면 이런 생각을 하며 못내 아쉬워하곤 한다: "이분들이 겪는 통증과 고통은 사전에 조금만 신경 썼더라도 충분히 피할 수 있는 것인데…" 나는 이러한 아쉬움들을 정리하여 이 책을 펴냈다. 이 책은 독자들의 건강을 보호하고 약물 복용으로 인한 부작용을 해결하도록 도와주는 책이다. 우리는 약물에게 빼앗긴 영양소를 보충해야 한다. 그렇지 않으면 이로 인해 예기치 않은 부작용이 나타나거나, 심각한 건강문제가 발생할 수 있다.

불가피하게 약물을 복용해야 한다면, 안전조치를 미리 강구해야 한다. 내가 이 책을 통하여 당신과 당신의 주치의에게 말해 주고 싶은 것은 바로 이것이다. 이 책에는 약물 복용이 다른 질환이나 부작용을 초래하는 과정이 설명되어 있다. 우리는 이 책을 읽고 약물 부작용으로부터 각자의 건강을 지키는 방법을 깨닫게 될 것이다. 구체적으로 처방의 구성을 바꾸어 영양소의 고갈을 방지하거나, 건강기능식품 등을 통하여 약물에게 빼앗긴 영양소를 보충하게 될 것이다. 이 책을 읽은 독자라면 처방전을 검토하여 어떤 약물이 말썽을 일으키는지를 알아내는 데는 단 5분이면 충분하다.

필자는 '미국에서 가장 신뢰받는 약사(America's Most Trusted Pharmacist)'로서 다년간 건강상담 칼럼을 기고해 왔기 때문에, 독자들의 건강증진을 돕는 데 많은 관심을 갖고 있다. 나는 혼신의 힘을 다해 이 책을 썼으며, 이 책이 독자들에게 큰 도움이 될 것을 믿어 의심치 않는다. 이 책에서 일말의 도움이라도 얻었다고 생각하는 독자들은 주변 사람들에게도 이 책을 권해 주기 바란다. 내 책을 읽은 독자들로부터 감사의 이메일을 받는 것만큼 나를 기쁘게 하는 일은 없다. 고마움의 표시로 내가 좋아하는 고디바(Godiva) 초콜릿 선물세트를 보내도 무방하다.

수지 코헨

「24시 약사」 저자

드럭 머거란 무엇인가?

사람들은 왜 하필이면 「드럭 머거 (Drug Muggers)」라는 흉측한 단어를 이 책의 제목으로 사용했느냐고 묻는다. 머거(mugger)란 '노상강도'라는 뜻을 가진 말로서, 책 제목에 이 단어가 포함되면 자칫 이 책에서 '선량한 사람을 해친다'는 뉘앙스가 풍겨날 수 있기 때문이다. 그러나 우리가 「드럭 머거」라는 단어를 사용한 이유는 바로 그러한 부정적 측면을 강조하기 위해서이다. 「드럭 머거」란 한마디로 '인체 내에서 잘못 작용하여 인간으로부터 유익한 영양소를 앗아가는 약물(medicine that behaves badly and mugs good nutrients from your body)'을 뜻한다. 독자들은 이 책의 처음 몇 장(章)을 읽는 동안 자신에게 결핍되기 쉬운 영양소가 무엇인지를 깨닫게 될 것이다. 하지만 서두를 필요는 없다. 독자의 이해를 돕기 위해, 다음 페이지로 넘어가기 전에 「드럭 머거」의 개념 정의를 보다 확실하게 해 두기로 하자.

드럭 머거(Drug Mugger, 명사)

인간의 몸에서 비타민, 미네랄, 호르몬 등의 천연물질을 고갈시키는 약물과 그에 준하는 모든 것들을 말하며, 여기에는 OTC 약품과 처방약품은 물론, 식품, 생약, 심지어 생활방식 등 인체에 영향을 미치는 모든 것들이 포함된다. 「드럭 머거」는 마치 강도와 같이 - 백주 대낮과 어두컴컴한 밤을 불문하고 - 당신의 몸에서 소중한 영양소를 강탈해 간다.

용례 : 골다공증 치료제(bone-building drug)는 칼슘의 드럭 머거이며, 흡연은 비타민 C의 드럭 머거이다.

드럭 머그(Drug Mug, 동사)

그대로 사용되기보다는, 끝에 - ing를 붙여 '드럭머깅(drug mugging)' 이라는 형용사적 용법으로 사용하는 경우가 많다.

용례 : 나는 다리에서 쥐가 자주 나는데, 이것은 스타틴(statin) 약물을 복용함으로써 발생하는 드럭머깅 효과 때문이다.

드럭 머거의 동의어

Drug Thief, Med Zapper, Drug Nutrient Depletor, Nutritional

Bandit 등등.

드럭머깅 효과는 실제로 존재하며, 과학자들도 드럭머깅 효과의 존재에 대해 이의를 제기하지 않는다. 그런데 최근 몇 년 동안 많은 의학 전문잡지에서 드럭머깅 효과가 언급되어 왔음에도 불구하고, 아직도 수백 만 명의 사람들이 드럭머깅 효과로 고통을 받고 있는 이유는 무엇일까? 그것은 드럭머깅 효과에 대한 정보가 널리 보급되지 않았기 때문이다.

TV에서 방영되는 약품 광고도 책임을 면할 수 없다. 광고에 출연한 연예인들이나 유명인사들은 온갖 미사여구를 동원하여 약품에 대한 칭찬만을 늘어놓는다. 우리가 약품의 부작용에 대한 정보를 얻기 위해서는 그들의 현란한 화술과 화려한 영상에 현혹되지 말아야 한다.

내친 김에 약물부작용에 대해서 좀 더 논의해 보자. 어떤 의미에서 보면 약물부작용이란 아예 존재하지 않는다고 할 수 있다. 약물이란 어차피 인체에 영향을 미치기 위해 만들어진 것이기 때문에, 인체에 작용하는 과정에서 원래 의도하지 않았던 부수적인 효과가 나타날 수도 있다. 하지만 이 부수적 효과의 크기는 그 약물의 주된 효능에 비하면 무시해도 좋을 만큼 미미하다. 따라서 이것을 야박하게 부작용이라고 부르기보다는, 약물의 효과를 보기 위해 거쳐야 할 '사소한 통과의례' 정도로 간주하는 편이 나을지도 모른다.

그러나 현실은 그리 녹록하지 않다. 하나의 약물은 인체 내에서 - TV 광고에서 말하는 것과는 달리 - 하나의 주요 임무만을 수행하지 않으며 여러 가지 다양한 부차적 임무들을 수행한다. 그리고 때로는 부차적인 임무의 효과가 주요 임무의 효과를 상쇄하는 역설적 상황이 발생할 수도 있는데, 그 대표적 사례가 바로 드럭머깅 효과이다. 예컨대 콜레스테롤 저하제를 복용한 고지혈증 환자가 콜레스테롤 수치를 낮추는 데는 성공했지만, 5년 후 심근경색으로 사망한 사례가 있다. 필자는 여기서 콜레스테롤 저하제가 심근경색을 직접 유발한다고 말하려는 것이 아니다. 그러나 관련문헌에 의하면, 콜레스테롤 저하제는 인체로부터 특정 영양소를 고갈시키는 작용, 즉 드럭머깅 작용을 하는데, 이 영양소는 인간의 심장에 활력을 불어넣는 데 필수적이라고 한다. 드럭머깅 작용을 하는 약물은 콜레스테롤 저하제가 하나만이 아니다. 정도의 차이는 있지만, 거의 모든 약물들이 드럭머깅 작용을 하는 것으로 알려져 있다.

여기까지 읽은 독자들은 다음과 같은 의문을 제기할 것이다: "제약회사들은 어째서 그런 문제점이 있다는 사실을 알려 주지 않죠?" 당연한 질문이지만, 그 이유는 필자도 잘 모르겠다. 다만 분명한 것은, 소비자의 알 권리를 시시콜콜히 충족시키는 기업은 시장에서 살아남기 힘들다는 사실이다. 그나마 이 책을 읽는 독자들은 제약회사들이 알려 주지 않는 드럭머깅 효과를 깨닫고 이를 사전에 방지할 수 있으니 천만다행이다. 그러나 자칫하면 본인도 모르는 사이에 드럭머거의 피해자가 될 수 있으니 방심은 금물이다.

이 책의 목적은 독자들로 하여금 안심하고 약을 복용할 수 있게 해 주는 것이다. 설사 현재 약을 복용하지 않고 있는 독자들이라도, 특정 생활방식을 고집할 경우 언제든 드럭머깅 상황(특정 영양소가 결핍된 상황)이 발생할 수 있다는 사실을 명심하기 바란다. 드럭 머거로 인한 피해를 예방하기 위해서는, 먼저 드럭머깅 효과를 상쇄할 수 있는 식단을 구성하고, 필요할 경우 비타민제나 건강기능식품 등을 복용하여 결핍되기 쉬운 영양소를 보충하는 자세가 필요하다(이 경우 꼭 값비싼 제품을 선택할 필요는 없다).

새뮤얼 코헨

카이로프랙틱 의사(chiropractic physician)

필자는 '내 건강은 내가 스스로 지켜야 한다.'는 기본적인 신념을 갖고 있다. 이 책은 이러한 신념에 따라, 독자들이 자신의 건강과 활력을 스스로 지킬 수 있도록 도와주기 위해 쓴 책이다. 이를 위하여 필자는 미국을 비롯한 전세계에서 가장 널리 처방되고 있는 약물들을 대상으로 하여, 그 약물들이 우리 몸 안에서 어떤 영양소들을 고갈시킬 수 있는지를 지적하였다. 그리고 이러한 영양소 결핍이 우리의 건강에 미치는 해로운 영향과, 이를 예방 · 치료할 수 있는 간단하고 저렴한 방법에 대해서도 언급하였다.

그러나 여느 책들과 마찬가지로 이 책 역시 태생적인 한계를 갖고 있다. 첫째로, 이 세상에는 수천 가지의 약물이 있으며, 이 약물의 드럭머깅 효과가 모두 이 책에 언급된 것은 아니다. 수많은 약물들이 일으키는 드럭머깅 효과를 언급한 논문들을 일일이 다 찾아내어 한 권의 책에 수록한다는 것은 현실적으로 불가능한 일이다. 더구나 필자는 임상연구자가 아닌 약사로서, 그런 연구를 직접 실시할 수 있는 위치에 있지도 않다.

두 번째 문제는 소위 '성급한 일반화의 오류'와 관련된 것이다. 예컨대 이 책에는 위산분비억제제(acid blockers)의 범주에 속하는 약물들이 특정 영양소를 고갈시킨다고 언급되어 있다. 하지만 위산분비억제제에 속하는 약물 중에서, 지금까지 특정 영양소를 고갈시키는 것으로 입증된 것은 서너 개에 불과하다. 따라서 "특정 범주에 속하는 몇 개의 약물들이 문제가 있다고 하여, 그 범주에 속하는 모든 약물들을 도매금으로 넘길 수는 없다."는 비판이 제기될 수 있다. 그러나 필자가 이 책에서 가장 큰 우선권을 둔 것은 안전성이다. "설사 특정 약물의 문제점을 다룬 임상실험 결과가 나와 있지 않더라도, 그 약물과 동일한 부류에 속하는 다른 약물에 심각한 결격사항이 있다면, 최종 결론이 나올 때까지는 해당 범주에 속하는 모든 약물에 대해서 주의를 게을리하지 말아야 한다."는 것이 필자의 입장이다.

세 번째 문제는 이 책에서 제시된 각 영양소별 권장섭취량에 관한 것이다. 필자가 제시한 권장섭취량은 일반적인 가이드라인일 뿐이며, 절대적인 것은 아니라는 점을 유념하기 바란다. 사실 필자가 제시한 일부 권장섭취량의 경우 FDA가 제시하는 RDA(Recommended Daily Allowance)에 비해 지나치게 높은 감이 있다. 또한 일부 민감한 사람들의 경우 특정 영양소를 과잉섭취하면 건강을 해칠 수 있는

데, 특정 독자가 그러한 경우에 해당되는지의 여부를 필자가 판단할 수는 없다. 따라서 필자가 권장하는 섭취량이 본인에게 맞지 않는다고 생각하는 독자들은 본인 스스로 섭취량을 결정해야 한다. 만일 담당의사가 필자와 다른 의견을 제시한다면, 담당의사의 뜻에 따르기 바란다.

네 번째 문제는 화학요법제를 투여받고 있는 암환자에 관한 것이다. 항암제 역시 많은 영양소들을 고갈시키지만, 필자는 항암제들을 드럭머거 목록에 포함시키지 않았다. 왜냐하면 일부 의사들의 경우 항암요법을 받는 암환자들에게 영양제 섭취를 일절 허용하지 않기 때문이다. 따라서 화학요법을 받고 있는 환자들은 특정 영양소의 섭취 여부나 섭취량에 대한 일체의 사항을 의사에게 일임하는 것이 좋다.

마지막으로, 필자는 의사가 아니므로, 독자들의 질병을 진단하거나 치료할 권한이 없다. 필자는 독자들의 건강을 진심으로 염려하는 약사 중의 한 명이며, 이 책의 목적은 멋모르고 복용하는 약물이 오히려 독자들의 건강을 해치거나 질병을 초래할 수도 있다는 점을 일깨우는 것이다. 그러나 이 책에 언급된 필자의 모든 주장들은 FDA의 승인을 받지 않았다. 따라서 이 책의 내용을 근거로 하여 특정 영양소의 결핍이 특정 질병을 초래하였다고 섣불리 단정해서는 안 된다. 질병의 진단과 치료에 관한 사항은 의사나 기타 헬스케어 제공자와 상의하여 최종적으로 환자 본인이 결정할 문제다.

필자가 쓴 칼럼이나 책을 읽어 본 경험이 있는 독자들은 간단명료한 문체를 선호하는 필자의 성향을 익히 잘 알고 있을 것이다. 거창하거나 복잡한 용어는 독자들의 머리를 지끈거리게 하기 때문에, 나는 될 수 있는 한 단순한 개념을 사용하려고 노력하는 편이다. 그럼에도 불구하고 상당수의 독자들은 이 책을 들고 의사에게 달려가, "이 책에 의하면 나는 이러이러한 약을 복용하기 때문에 이러이러한 영양소가 부족하다고 하는데, 영양제나 비타민을 좀 먹어야 하지 않을까요?" 라고 자문을 구할 것이다. 그러면 독자의 말을 들은 의사는 머리를 긁적이며 "어디 좀 봅시다. 드럭 머거(Drug Muggers)가 뭐죠? 처음 들어 보는 말인데요?" 라고 말할 것이다. 이런 의사에게는 이 책을 빌려 주고 일독을 권해 주기 바란다.

「드럭 머거」는 내 남편 샘(Sam)의 번뜩이는 머리에서 나온 개념이지만, 내가 생각해 봐도 매우 쓸모가 많은 개념이다. (샘은 내가 '바나나와 땅콩을 얹은 빵'을 굽는 동안 종종 참신한 아이디어가 떠오르곤 한다.) 나는 이 책에서 몇 가지 화학적 경로에 대한 내용을 곁들여 심층적인 설명을 하기도 했다. 내가 이런 현학적인(?) 행동을 한 것은 보다 전문적인 이론적 배경을 원하는 의사, 간호사, 카이로프랙터(chiropractor), 침술사, 자연요법사(naturopath), 전인치료사(holistic practitioner) 등의 헬스케어 제공자(healthcare providers)들을 위해서이다.

시간이 없는 독자들은 우선 이 책의 26장에 나오는 '요주의 드럭 머거 목록(Punch List)'을 읽어 본 후에, 나중에 시간이 나면 이 책을 처음부터 끝까지 대충 한번 훑어 보기 바란다. 그렇다고 하여 500페이지에 육박하는 책을 한 번에 다 읽으라는 것은 아니다. 그저 시간이 날 때마다 조금씩 읽어 나가도 좋다. 아이들의 성화와 직장 상사의 감시 때문에 정 시간이 나지 않는다면, 욕조에 몸을 담그고 앉아 가벼운 기분으로 읽어도 좋다. 5분 정도의 시간만 투자하더라도 이 책의 한 대목쯤은 너끈히 읽을 수 있을 것이다.

이 책의 색인은 매우 광범위하게 작성되었기 때문에, 독자들이 원하는 약물을 상품명과 성분명으로 다 찾을 수 있다. 증상이나 질병명

(예: 심장질환, 우울증 등)으로 궁금한 사항들을 찾아볼 수도 있다.

24장에서는 '생활 속의 드럭머거(lifestyle drug muggers)'라는 흥미로운 주제를 다루고 있으므로, 관심있는 독자들은 꼭 읽어 보기 바란다. 이 책을 먼저 검토해 본 출판사의 편집진은, 필자가 언급한 '드럭머거로 인하여 고갈될 수 있는 영양소'들을 모두 섭취해야 한다는 강박관념을 느꼈다고 한다. 그러나 그럴 필요는 없다. 나는 독자들의 판단을 돕기 위해 이 책을 몇 개의 파트로 나누었다. 예컨대 제2부에서는 항산화제와 생균제제(probiotics), 제3부에서는 비타민 B군(예: 엽산, 니아신), 제4부에서는 멜라토닌과 필수 미네랄을 다루었다.

제2부의 내용을 읽고 특정 비타민 B, 예컨대 비타민 B1이나 B6가 부족하다고 느낀 독자가 있다면, 먼저 고품질의 비타민 B 복합체(B-complex)를 복용해 보라. 이렇게 함으로써 당신은 알약 하나로 모든 비타민 B를 한꺼번에 보충할 수 있다. (많은 사람들은 특정 비타민 B를 복용하는 각개격파식 방법보다는 비타민 B 복합체를 복용하는 총체적 방법을 선호한다. 왜냐하면 총체적 방법은 각개격파식 방법에 비해 간편하며, 모든 비타민 B들은 개별적으로 존재할 때보다는 함께 존재할 때 더 잘 작용하기 때문이다.) 비타민 B 복합체를 복용한 후에도 여전히 비타민 B6가 부족하다고 느끼는 사람은 1~2개월 동안 비타민 B6를 더 보충하면 된다.

미네랄에 대해서도 똑같은 원칙이 적용된다. 제4부를 읽고 칼슘과 셀레늄이 부족하다고 생각되는 독자들은 일단 미량원소 보충제(trace mineral supplement)를 복용한 다음, 미진하다고 느끼는 경우 해당 미네랄을 추가적으로 섭취해 보기 바란다. 이렇게 하지 않고 다른 방법으로 자신에게 필요한 모든 영양소를 일일이 챙겨먹다가는 번거로운 것은 고사하고 자칫하면 과잉섭취로 인하여 미네랄 중독증에 걸릴 수 있다. 아무쪼록 이 책이 독자 여러분의 건강지킴이로 자리매김하게 되기를 기대한다.

Contents

제3부 비타민 B군
The B Family

제4부 미네랄과 멜라토닌
Minerals & Melatonin

제5부 약을 안전하게 복용하려면?
Your Ultimate Safety Guide

제1부

영양학 기초

Nutrition 101

| 1장 |

좋은 멀티비타민 고르는 법

우리 부부는 둘 다 헬스케어 분야에 종사하고 있다. 나는 약사이자 헬스케어 관련 저술가로서 자연의학(natural medicine)에 관심이 많으며, 남편 샘은 카이로프랙틱 의사(chiropractic physician)로 일하고 있다. 우리는 각각 40여 년에 걸친 임상경력을 갖고 있는 약사와 의사로서, 오늘날 의사의 약물 처방이 무분별하게 이루어지고 있으며 환자의 약물 남용 역시 위험한 수준에 이르렀다는 데 의견을 같이 하고 있다. 미래의 세대들은 온갖 약물이 넘쳐나는 오늘날을 야만시대(barbaric times)라고 규정할지도 모른다. 이런 때일수록 품질 좋은 영양제와 건강기능식품의 역할은 아무리 강조해도 지나치지 않지만, 정작 제대로 된 건강기능식품을 찾기란 하늘의 별 따기보다도 어려운 것이 현실이다.

우리 부부가 이 책을 쓰기 위해 자료를 수집하는 동안 독자들로부터 가장 많이 받았던 질문은 "좋은 비타민을 고르는 비결이 뭐죠?"라는 것이었다. 사실 건강기능식품이 잔뜩 진열된 판매대에서 본인의 건강상태에 알맞은 제품을 고른다는 것은 여간 어려운 일이 아니다. 그래서 우리는 궁리 끝에 아예 한 장(章)을 할애하여 이 문제를 다루기로 결정했다.

최근에는 인터넷 쇼핑몰에서도 많은 건강기능식품과 비타민제들을 구비해 놓고 소비자들의 눈길을 끌고 있다. 그러나 우리가 직접 검토해 본 결과, 상당수의 웹사이트들이 거짓 정보를 게시하거나 기준미달의 제품들을 판매하고 있는 것으로 밝혀졌다. 우리는 소비자 평가결과를 공시하는 사이트도 방문해 보았다. 그러나 이 사이트가 우수제품으로 선정한 건강기능식품의 제조업체들이 좋은 등급을 받기 위해 사이트 운영자에게 돈을 건넸다는 사실을 알고는 아연실색하고 말았다. 심사숙고 끝에 우리가 내린 결론은 "세상에 믿을 것은 오직 나 자신밖에 없다. 좋은 건강기능식품을 구매하기 위해서는 실력을 길러야 한다."는 것이었다.

이제부터 나는 독자들에게 건강기능식품에 대한 알짜 정보와 가

짜 정보를 분간하는 요령을 알려 주고자 한다. 앞으로 이 책을 몇 페이지 더 읽다 보면 독자들은 건강기능식품 제조업체들이 어떤 농간을 부리는지를 깨닫고, 이를 바탕으로 하여 형편없는 건강기능식품을 구별하는 방법을 터득하게 될 것이다. 나의 목표는 비타민제의 라벨에 적혀 있는 깨알 같은 글씨 중에서 핵심정보만을 걸러내는 방법을 가르치는 것이다. 나는 또한 독자들에게 활성성분과 비활성성분을 구분하는 방법을 전수해 주고자 한다.

비타민이 필요한 사람은 누구일까?

많은 전문가들은 "당신이 균형잡힌 식사를 한다면 구태여 비타민제를 복용할 필요가 없다."고 누누이 말해 왔다. 그러나 나는 이러한 견해에 동의하지 않는다. 왜냐하면 우리는 일상생활에서 많은 드럭머거에 노출되어 있기 때문이다. 예컨대 당신이 아무리 균형잡힌 식사를 할지라도, 흡연과 음주를 비롯하여 심지어 '하루 종일 소파에 파묻혀 TV를 보는 것'에 이르기까지 많은 행위들이 당신도 모르는 사이에 드럭머깅 효과를 초래할 수 있다.

그렇다면 단 음식, 기름에 튀긴 음식, 기름기 많은 햄버거를 즐겨 먹는 사람은 어떨까? 비건강식(unhealthy diet) 역시 드럭머깅 효과를 초래하기 때문에, 비타민의 보충 필요성을 증가시킨다. 그러나 중요한 것은, 이 세상에서 가장 좋은 멀티비타민을 복용할지라도 잘못된 식단의 폐해를 완전히 복구할 수는 없다는 것이다. 다시 말해서 비타민제는 어디까지나 보충제(supplement)에 불과하며 나쁜 식습관을 100 % 대체할 수 없다. 결국 건강의 열쇠를 쥐고 있는 것은 당신 자신이다. 건강을 위해서는 가공식품, 기름진 음식의 섭취를 줄이고 '토끼가 좋아하는 음식(야채)'의 섭취를 늘려야 한다. 당신의 건강을 비타민제에만 전적으로 맡겨서는 안 된다.

임신부, 수유부, 또는 임신을 계획중인 여성은 아기의 건강을 위해 특정 영양소를 다량으로 섭취해야 한다. 노인의 경우도 마찬가지다. 노인이 되면 영양소와 호르몬의 농도가 감소하기 때문에 부족한 영양소를 반드시 보충해야 한다. 물론 신선한 야채와 과일을 많이 먹으면 비타민을 보충할 수 있다. 그러나 오늘날 선진산업국에서 생산된 야채와 과일들은 산업화에 찌든 인간의 건강을 증진시키기에는 다소 부족한 면이 있다. 고도로 산업화된 지역의 토양에는 미네랄이 부족하고, 농약과 살충제를 비롯한 각종 화학물질이 축적되어 있기 때문에, 이러한 토양에서 자란 식물들에는 영양분이 부족하거나 각종 화학물질이 잔류되어 있을 가능성이 있다.

한편 우리 모두는 태어날 때부터 각종 예방주사를 맞고 일생 동안 많은 약을 복용하는데, 이는 우리의 면역계를 약화시키고 우리의 몸을 인공 화합물에 노출시키는 결과를 초래한다. 모든 약은 드럭머거로서 우리의 건강을 서서히 좀먹는다. 이러한 의미에서 볼 때, 모든 현대인에게 있어서 비타민 보충은 선택사항이 아니라 필수사항이라고 할 수 있다. 따라서 "과연 내게 비타민이 필요할까?"라는 질문은 올바른 질문이 아니다. 이 세상에서 비타민 보충이 필요하지 않은 사람은 한 명도 없다. 올바른 질문은 "내게 가장 알맞은 비타민은 무엇일까?"이다.

비타민이 필요한 이유는 뭘까?

많은 사람들은 "식사만 잘 하면 모든 비타민과 미네랄을 섭취할 수 있다."는 환상을 갖고 있다. 물론 평소에 건강식을 섭취하는 것은 건강을 유지하기 위한 중요한 습관임에 틀림없다. 그러나 문제는 설사 당신이 신선한 과일과 야채를 매시간 섭취하더라도 인체가 필요로 하는 필수영양소의 양을 완벽하게 충족시킬 수 없다는 점이다. 당신이 신선하다고 생각하는 과일과 야채가 미네랄이 부족하고 다량의 살충제가 축적된 토양에서 재배되었을 수도 있다는 사실을 명심하라. 더욱이 당신이 먹는 채소는 슈퍼마켓의 진열대에서 며칠을 지낸 후 다시 가정의 냉장고에 며칠 동안 보관되는 경우가 많다. 그뿐만이 아니다. 당신은 채소를 조리하는 과정에서 전자레인지에 넣거나 뜨거운 물에 끓이기도 한다. 따라서 당신의 식탁에 오른 채소는 비타민과 미네랄을 충분히 함유하지 않은 '무늬만 야채' 일 가능성이 높다. 설상가상으로 비타민 B나 미네랄이 결핍된 사람은 당분 섭취 욕구(sugar cravings)가 증가할 수 있다.

여담이지만, 정백당(white refined sugar)이 포함된 감미료를 섭취하는 사람은 비타민 B, 아연, 크롬, 마그네슘 등이 결핍될 수 있다. 다시 말해서 정백당은 미네랄을 고갈시키는 드럭머거라고 할 수 있다. 더구나 특정 미네랄이 부족하면 혈당관리가 어려워지게 된다. 따라서 당분 섭취욕구를 주체할 수 없는 당뇨병 환자는 미량 미네랄(trace minerals)을 보충하는 것이 좋다. 물론 가장 바람직한 방법은 당분 섭취 습관을 고치는 것이다. 미네랄에 대한 이야기는 제 4부에서 자세히 다룰 것이므로, 1장에서는 비타민에 대해서만 중점적으로 언급하기로 하자.

비타민은 식품에 소량 함유되어 있다. 식물은 성장을 하고 꽃을 피우기 위해 비타민을 합성하고, 인간은 식품을 통해 식물이 만든 비타민을 섭취한다. 비타민은 인체 내에서 무슨 작용을 할까? 비타민은 그 자체로서는 에너지원이 될 수 없지만, 에너지를 만드는 화학반응에 참여한다. 또 비타민은 면역계를 강화시키고 성장을 도와 주며, 우리로 하여금 생각하고 운동하고 생명을 유지하게 해 준다.

당신이 세상을 흑백이 아닌 컬러로 볼 수 있는 것은 비타민 덕분이며, 책을 읽을 수 있는 것도 비타민 덕분이다. 골격과 치아를 튼튼하게 유지하려면 특정 비타민과 미네랄이 필요하다. 비타민은 당신의 기분, 집중력, 그리고 암에 대한 저항력까지도 결정한다. 어떤 비타민은 머리칼의 색깔을 결정하며, 새치머리가 생기는 데도 관여한다. 어떤 비타민은 당신이 상처를 입었을 때 출혈을 막아 생명을 지켜 주기도 한다. 비타민과 미네랄은 보조인자(co-factor)로 작용하여 각종 효소의 작용을 도와 주기도 한다. 보조인자란 한마디로 '친구' 와 같은 개념이라고 보면 된다.

비타민의 기능은 그밖에도 무궁무진하다. 그러나 오해하지 말기 바란다. 나는 비타민이 만병통치약이라거나 질병을 예방해 준다고 주장하려는 것은 아니다. 하지만 우리의 식탁에 오르는 식품의 영양가치가 의심스럽고 드럭머거가 도처에 산재하고 있는 현실을 감안할 때, 비타민이 우리의 건강을 지키는 든든한 버팀목이라는 점을 부인할 수는 없다. 설사 백 보를 양보하더라도, 비타민은 건강이라는 퍼즐게임을 구성하는 하나의 조각으로 간주되어야 한다.

이것은 필자 혼자만의 생각이 아니다. 한 통계자료에 의하면 미국인의 50 ~ 60 %가 이미 영양보충제를 복용하고 있다고 한다. 이미 건강기능식품의 중요성을 인식하고 행동을 개시한 사람들에게 고품질의 비타민과 건강기능식품을 선택하도록 도와주는 것은 필자의 의무다. 건강기능식품을 선택하는 데 있어서 가장 어려운 것은 대다수 건강기능식품들의 성분구성이 대동소이하다는 점이다. 즉, 대부분의 건강기능식품들은 천편일률적으로 비타민 B군, 비타민 A, D, C, E, 그리고 약간의 미네랄을 함유하고 있다. 어느 브랜드를 살펴 보더라도 라벨에 적혀 있는 성분 구성은 기본적으로 같다. 따라서 제대로 된 건강기능식품을 구입하려면 라벨에 인쇄되어 있지 않은 사항까지도 읽어낼 수 있는 능력이 필요하다.

일부 오메가-3 지방산은 PCBs (polychlorinated biphenyls), 중금속, 방사성 폐기물, 기타 독소에 오염된 바다에서 잡힌 생선에서 채취되었을 수도 있지만, 이러한 내용은 라벨에 적혀 있지 않다. 또 일부 영양소의 경우 다른 영양소와 일정한 비율로 섭취되어야 하는데, 이 비율을 지키지 않은 건강기능식품은 인체의 생화학적 균형을 왜곡시킬 수 있다. 예컨대 아연과 구리의 경우 건강에 매우 이로운 미네랄이지만, 적절한 비율로 섭취하는 것이 매우 중요하다. 그러나 전문가가 아닌 이상 일반인들이 이러한 내용을 모두 아는 것은 사실상 불가능하다. 따라서 필자는 헬스케어 전문가로서 건강기능식품 제조업자들이 알려주지 않는 비밀을 독자들에게 알려 주고자 한다. 일단 큰맘 먹고 비타민을 섭취하고자 마음먹은 이상 제대로 된 비타민을 골라야 하지 않겠는가?

비타민 복용의 핵심 포인트 : '제대로 된 제품'을 '제때'에 복용하라

우리 몸 안에서는 1분에 수백 가지의 화학반응이 일어나는데, 이러한 화학반응이 잘 일어나려면 필요한 영양소가 충분히 공급되어야 한다. 그러나 단지 충분한 영양소를 공급하는 것만으로는 부족하며, '제대로 된 영양소'를 '제때'에 공급해야 한다. 먼저 제대로 된 영양소를 공급하는 것이 왜 중요한지를 생각해 보자. 시중에는 여러 가지 브랜드의 비타민이 출시되어 있는데, 각각의 브랜드는 - 라벨에 기재된 내용만으로 판단해 보면 - 같은 비타민이라고 해도 품질이 모두 다르다. 자동차를 예로 들어 보자. 자동차가 달리려면 연료가 필요한데, 가격이 싸다고 하여 저질 연료를 사용하면 자동차가 길 한 가운데서 멈춰 설 수 있다. 비타민도 마찬가지다. 싸구려 비타민이나 저급 비타민을 복용하면 당신의 몸도 멈춰 설 수 있다.

다음으로 영양소를 '제때에' 공급하는 것에 대하여 생각해 보자. 많은 사람들은 멀티비타민을 하루에 한번씩 복용하는데, 이것은 잘못된 관행이다. 우리가 하루에 세 끼 식사를 하는 것은 우리의 몸이 필요로 하는 영양소를 제때에 공급하기 위해서이다. 이와 마찬가지로 비타민도 하루에 여러 번 공급해 주는 것이 바람직하다. 왜냐하면 인체는 수 시간마다 한번씩 비타민을 필요로 하며, 그때 쓰고 남은 비타민은 소변으로 배출해 버리기 때문이다. (물론 이것은 수용성 비타민에만 해당되는 이야기이며, 지용성 비타민(E, D, A, K)의 경우에는 사정이 다르다. 지용성 비타민은 일정 기간 동안 몸 안에 저장하는 것이 가능하다.) 따라서 당신의 소중한 건강을 지키기 위해서는, '고품질의 비타민'을 '손길이 닿는 곳'에 준비해 두어 필요할 때 복용할 수 있도록 하는 것이 매우 중요하다.

필자는 앞으로 수 페이지에 걸쳐 좋은 비타민이 갖추어야 할 몇 가지 조건을 제시할 것이다. 필자가 제시하는 조건들이 일부 독자들을 언짢게 할 지도 모르겠다. 왜냐하면 이 조건들에 의하면 대부분의 독자들이 자신이 복용하는 비타민제에 하자가 있다고 생각하게 될 것이기 때문이다. (장담컨대 여러분들이 갖고 있는 비타민제의 70 ~ 80 %는 필자가 제시하는 기준에 미달하는 제품일 것이다.) 필자의 판단에, 소비자들은 가격에 집착한 나머지 제품의 품질을 포기하는 경향이 있는 것 같다. 그러나 저렴한 가격은 제조업자들이 즐겨 사용하는 미끼 중의 하나다. 소비자들은 어떤 경우에도 그들의 속임수에 넘어가서는 안 된다. 그렇다면 제조업자들이 흔히 사용하는 상투적인 속임수에는 어떤 것이 있는지 먼저 알아 보기로 하자.

비타민 제조업체들이 잘 쓰는 뻔한 속임수

① 멀티비타민 중에는 하루 한 번 복용으로 하루 필요량을 충족할 수 있도록 설계된 것들이 있으며, 개중에는 수십 가지의 영양소를 한꺼번에 제공한다고 선전하는 것도 있다. 그러나 알약(또는 연질캡슐) 하나로 영양소의 1일 권장량을 충족시킬 수 있다고 생각하는 사람이 있다면, 제조업자의 농간에 단단히 놀아나고 있는 것이다. 그런 멀티비타민이나 건강기능식품은 존재하지 않는다. 당신이 하루 24시간씩 일주일 내내 건강을 유지하려면, 아무리 고품질의 비타민이라고 해도 하루에 3 ~ 6 캡슐씩은 복용해야 한다.

② 1,000정짜리 비타민 한 병이 단돈 9.99 달러에 판매된다고 생각해 보자. 이 제품을 구입한 사람은 수지맞았다고 생각할 지 모른다. 과연 그럴까? 필자는 가끔 비타민 제조업체들이 취약계층, 예컨대 노인들을 집중 타깃으로 삼아 싸구려 비타민을 판매하는 것을 보면서 실소를 금치 못할 때가 있다. 그들은 싸구려 비타민을 판매하면서도 엄청난 광고비를 지출한다. 그러나 한번 냉정하게 생각해 보자. 비타민의 원가를 구성하는 것은 병값, 라벨값, 선적비, 마케팅비, 운송비 등이다. 그렇다면 9.99 달러에서 이상의 비용을 뺀다면 실제로 제품의 품질에 투자된 금액은 얼마일까? 수학의 천재가 아닌 필자의 계산으로는 도저히 답이 안 나온다. 참고로, 노인들은 싸구려 비타민이 아닌 제대로 된 비타민을 공급받아야 하는 고위험집단이라는 점

을 명심해 두자.

③ 많은 비타민에는 스테아린산마그네슘(magnesium stearate)이 들어 있다. 이것은 식물 또는 동물에서 유래하는 비활성 성분으로 건강기능식품을 만드는 데 널리 사용된다. 스테아린산마그네슘은 수십 년 동안 사용되어 왔지만, 제품 중량의 1 %에 못 미치기 때문에 제품 라벨에 기재되지 않는 것이 보통이다. 스테아린산의 용도는 윤활제인제, 윤활제란 제조공정의 마지막 단계에서 비타민이 기계에서 신속하고 부드럽게 빠져나오게 도와 주는 역할을 한다. 일부 제조업자들은 스테아린산마그네슘이 약품의 봉입(encapsulation)을 도와준다고 말하지만, 나는 이 말에 수긍할 수 없다. 왜냐하면 스테아린산마그네슘 없이도 약품을 적절히 봉입하는 것이 가능하며, 실제로 일부 업체에서는 스테아린산마그네슘이 없는 제품을 출시하고 있기 때문이다.

스테아린산마그네슘은 짧은 시간에 보다 많은 제품을 생산할 수 있게 해 주므로, 이것을 사용하는 업체들은 이익을 증가시킬 수 있다. 그런데 스테아린산마그네슘의 함량이 1 %에 미달하는 제품의 경우, 제조업체가 라벨에 표시하지 않는 한 소비자가 스테아린산마그네슘의 포함 여부를 알 길이 없다는 것이 문제이다.

엄밀한 객관성을 추구하는 과학자들조차 정치적으로 행동하는 경우가 많다. 일부 과학자들은 스테아린산마그네슘이 위산에 약하기 때문에, 위 안에서 다른 영양소와 함께 분해된다고 말한다. 그러나 다른 과학자들은 그것이 영양소의 분해와 흡수를 방해한다고 주장한다. 한 연구에 의하면, 스테아린산마그네슘이 인간의 면역계에 부정적 영향을 미쳐, 감염에 취약하게 만든다고 한다. 일부 소비자들은 스테아린산과 같은 비활성 성분에 민감하게 반응하지만, 헬스케어 전문가들조차 스테아린산마그네슘에 대해 명확한 입장을 표명하지 못하고 있다.

따라서 필자는 가급적 스테아린산마그네슘이 첨가된 제품의 섭취를 줄이라고 권하고 싶다. 물론 스테아린산마그네슘을 포함한다는 사실이 우수 건강기능식품의 결격사유가 되는 것은 아니다. 내가 이 책에 소개한 우수 건강기능식품 중에도 스테아린산마그네슘을 비활성 성분으로 포함한 것이 있다. 하지만 독자들에게는 가능한 한 스테아린산이 없는 제품을 선택하라고 권하고 싶다. 참고로, 스테아린산을 넣지 않은 제품을 만든다고 공언하고 있는 대표적 업체로는 손리서치(Thorne Research)사가 있다. (www.thorne.com)

④ 비타민을 선택할 때는 일반적인 알러지원(allergens)에도 관심을 기울여야 한다. 가능한 한 밀, 글루텐, 유제품, 옥수수, 이스트, 콩이 포함되지 않은 제품을 선택하는 것이 좋다. 인공적인 색소, 감미

료, 보존료(방부제) 등이 포함된 제품도 피해야 한다. 필자는 이 책의 모든 장에서 첨가제와 알러지원이 없는 제품들을 - 내가 아는 한도 내에서 - 추천하느라 많은 정성을 쏟았다.

⑤ 어떤 제품은 하루 표준 섭취량(RDI: Reference Daily Intake)의 100 %를 제공한다고 선전되고 있다. 필자는 이런 선전문구를 보면 가엽게 코웃음을 치고 만다. 설사 당신의 비타민이 RDI의 100 %를 제공한다고 해도, 이것은 당신이 실제로 필요로 하는 영양소에 비하면 턱없이 부족한 수준이다.

비타민 제조업체들이 잘 쓰는 고단수 속임수

① 많은 것이 반드시 좋은 것은 아니다. 어떤 제품은 온갖 영양소를 다 함유하고 있다고 선전된다. 이 제품들은 특정 집단(특히 노인층)을 대상으로 건강을 획기적으로 증진시켜 준다고 유혹한다. 그러나 이런 제품에 포함된 영양소 중 일부는 - 박스에 적힌 선전문구와는 달리 - 쓸모가 없거나, 설사 쓸모가 있더라도 극소량만 함유된 경우가 많다. 이런 제품에 포함된 상당수의 영양소는 단지 '과시용' 일 뿐이라는 점을 명심하라.

② 비타민의 제형(formulation)이 정제인지, 캡슐인지, 산제(powder)인지도 중요하다. 정제는 활성성분이 용출되기가 어렵고, 쉽게 부서지지 않도록 결합제(binder)를 첨가하거나, 부패하지 않도록 보존료를 배합한 경우가 많기 때문에 가급적 선택하지 않는 것이 좋다. 산제의 경우에는 체내에 흡수되기가 쉽다는 장점이 있고, 캡슐의 경우에는 가급적 채식주의자용 캡슐을 선택하는 것이 좋다.

③ 화학용어 중에 거울상 이성질체(enantiomer)라는 말이 있다. 거울상 이성질체란 왼손-오른손과 같이 모양은 동일하지만 서로 포개지지 않는 이성질체를 말한다. 일부 비타민의 경우 두 개의 거울상 이성질체가 존재하는데, 그중의 한 가지만 생리활성이 있다. 그런데 많은 비타민제들은 제조원가가 싸다는 이유로 잘못된(효과가 떨어지는) 거울상 이성질체를 포함하는 경우가 있다. 비타민 E의 경우 인체에서 요구하는 이성질체는 d체이기 때문에, 당신은 d-알파토코페롤을 섭취해야 하며 실험실에서 만들어진 dl-알파토코페롤은 삼가는 것이 좋다(dl-알파토코페롤은 값이 싸다). 제품의 라벨을 읽어 보고 올바른 거울상 이성질체가 포함되어 있는지를 확인하라. 잘못된 거울상 이성질체를 포함한 제품은 구입해서는 안 된다.

④ 제품이 관련 검사기관의 안전성 및 효능검사에서 인증을 받았는지를 살펴보는 것도 중요하다. 즉 제품의 동질성(identity), 순도

(purity), 역가(potency)가 검사기관의 인증을 받았는지를 알아보는 것이 좋다. 이 경우 검사기관이 굳이 독립된 평가업체일 필요는 없다. 독립된 평가업체(연구소) 중에도 검사능력과 직업윤리가 의심스러운 곳이 있을 수 있다. 필자가 말하고자 하는 것은, 당신이 선택한 비타민의 품질이 공신력 있는 검사기관의 인증을 받았는지를 살펴 보라는 것이다.

⑤ 제품의 제조업체가 어디인지를 살펴 보라. 유명 업체의 제품은 공신력이 있으므로 일단 믿을 수 있다. 그러나 유명 회사의 상표가 붙어 있더라도, 판매회사가 직접 제품을 만들었는지, 아니면 최저가격을 제시하는 업체에 외주가공을 맡겼는지를 살펴 보라. 제조업체와 판매업체가 다르다면, 제조업체가 FDA의 우수의약품 제조기준(GMP: good manufacturing practices)을 준수했는지, 그리고 원재료와 완제품에 대한 순도, 역가, 동질성에 대해 자체적 평가가 이루어지고 있는지도 따져 보아야 한다.

비타민 제조업체들이 잘 쓰는 최고 단수 속임수

① 제조업자가 제품의 신선도를 보장하는가? 당신에게 필요하지도 않은 성분을 만병통치약이라고 선전하면서 복용을 권하지는 않

는가? 안전성과 효능이 확립되어 있지 않은 생약과 비타민을 건강에 이롭다고 선전하지는 않는가?

② 정제로 된 멀티비타민이 약물의 완전붕해기준(standards for complete disintegration), 즉 USP(미국약전)의 가이드라인을 충족하는가? (USP는 두꺼운 요리책과 같은 것으로, 제조업체와 과학자들에게 모든 약물의 제조와 검사에 대한 지침을 제시하고, 정제의 붕해도(disintegration)를 측정하는 방법에 관한 정보를 제공한다. 보다 자세한 내용은 www.USP.org를 참조하라.)

③ 조직에 축적되어 과잉증을 초래하는 성분이 포함되어 있지는 않은가? 예컨대 비타민 A(레티놀)을 과량(하루에 25,000 IU이상) 섭취할 경우 조직에 축적될 수 있다. 그러나 베타카로틴은 상황이 다르다. 베타카로틴은 체내에서 비타민 A로 전환되지만, 인체는 베타카로틴의 비타민 전환을 조절할 수 있기 때문에 레티놀처럼 조직에 축적되지는 않는다. 따라서 베타카로틴은 비타민 A를 보충하는 안전한 방법이다.

④ 체내에 축적되는 또 다른 영양소로는 철분(Fe)이 있다. 철분은 시간이 경과함에 따라 체내에 축적되며, 단 한번만 과량 투여하더라도 독성을 나타낼 수 있다. 대부분의 사람들은 철분을 보충할 필요가

없지만, 철분을 고갈시키는 약물(20장 참조)을 복용하는 사람이나 월경을 심하게 하는 여성의 경우 철분을 보충할 필요가 있다. 그러나 철분은 멀티비타민과는 별도로 섭취해야 하므로, 멀티비타민의 라벨에 철분이 포함되어 있지는 않은지 체크할 필요가 있다.

문제발생의 소지가 있는 성분

필자는 지금까지 독자들에게 건강에 대한 관심을 불러 일으키고, 건강기능식품에 대한 상식을 제공해 왔다. 필자는 그 동안 아껴 둔 마지막 카드를 꺼내려고 한다. 당신이 건강이 좋아지기를 원하고 최고의 비타민을 선택하고 싶다면 다음의 내용을 읽어보기 바란다.

고품질의 멀티비타민은 옥수수, 밀 단백질(글루텐), 콩 단백질, 이스트, 우유/유제품, 당분, 소금, 인공색소, 향료, 보존료를 포함하지 말아야 한다. 특히 인공감미료는 절대로 포함되어서는 안 된다. 나는 많은 녹색분말 드링크(green powered drinks), 액상 영양보충제, 츄어블 정(chewable tablets)에서 인공감미료를 발견하곤 한다. 그러나 그 중에는 영양소가 풍부하고 100 % 천연성분을 사용한 제품도 있으므로, 라벨을 꼼꼼히 읽어 보기 바란다.

비타민은 체내에서 활성화되어야 효과가 있다

멀티비타민의 라벨에 아무리 훌륭한 성분이 인쇄되어 있더라도 당신의 몸이 그것을 활성화하지 않으면 무용지물이다. 예컨대 비타민 B12는 메틸 B12(methyl B12)나 메틸코발라민(methylcobalamine) 형태로 되어 있을 때 인체가 즉시 사용할 수 있으며, 생체이용률이 극대화될 수 있다. 따라서 독자들은 내 멀티비타민에 포함된 성분이 '인체가 즉시 사용할 수 있는 형태(body-ready usable form)' 인지에 대해서도 관심을 가져야 한다.

비타민 외에도 많은 영양소들이 이러한 활성화 과정을 필요로 한다. 즉 모든 영양소는 세포에 흡수되기 전에 복잡한 과정을 거쳐 활성형으로 전환되는데, 이 과정에서 흡수율을 높이기 위해 위산을 필요로 하는 영양소도 있으며, 다른 영양소(보조인자)의 도움을 받는 영양소도 있다. 또 메틸코발라민, 비오틴, 비타민 K가 생성되려면 장내 미생물(intestinal flora)이 필요하다. 간단히 말하면, 인체는 분해, 흡수, 활성화, 미생물의 작용 등을 통하여 비타민을 생성하거나 비타민의 이용률을 극대화한다.

따라서 당신이 패스트푸드를 먹거나, 위장관 장애가 있거나, 위산분비 억제제를 복용한다면 비타민의 흡수 및 활성화가 억제될 수 있다. 이는 당신이 비타민을 복용하더라도 그 혜택을 제대로 누리지 못한다는 것을 의미한다. 이를 다른 각도에서 말한다면, 패스트푸드를 먹거나, 위장관 장애가 있거나, 위산분비 억제제를 복용하는 사람들은 일반인들보다 고용량의 비타민을 섭취해야 한다는 이야기가 된다. 물론 가장 이상적인 방법은 아예 활성형 비타민이 들어 있는 고품질 멀티비타민을 섭취하는 것이다.

복용 중인 멀티비타민의 라벨을 유심히 읽어보라. 비타민 B6가 활성형의 피리독살 5'-인산(P5P: pyridoxal-5'-phosphate)으로 표시되어 있는가, 아니면 그냥 염산피리독신(pyridoxine hydrochloride)으로 표시되어 있는가? 피리독신도 무난한 편이지만(사실은 필자도 피리독신을 복용한다), P5P의 품질이 한 단계 높다는 것을 알아 두기 바란다. 비타민 B12의 경우는 어떤가? 메틸코발라민으로 되어 있는가, 아니면 시아노코발라민으로 되어 있는가? 대부분의 브랜드들은 시아노코발라민을 함유하고 있지만, 시아노코발라민은 메틸코발라민보다 분해되기가 어렵다. 따라서 우리가 시아노코발라민을 복용하면, 우리 몸은 메틸코발라민을 복용할 때보다 더 많은 일을 해야 한다. 보다 자세한 사항을 알고 싶은 독자들은 15장을 참조하라.

필자는 14장에서 엽산(folic acid)을 설명하는 데 많은 시간을 할애했다. 그 이유는 엽산이 태아를 보호할 뿐 아니라, 심장을 보호하고 DNA 손상을 방지하여 항암효과를 발휘하기 때문이다. 독자들은 이 말을 들으면 엽산을 많이 섭취하고 싶겠지만, 너무 많이 섭취하는 것은 좋지 않다. 과량의 엽산을 섭취하면, 암을 예방하기는커녕 오히려 암에 걸릴 수 있기 때문이다. 그러므로 자신에게 적당한 엽산 복용량을 알고 싶은 독자들은 필자가 제공하는 정보를 참고하여 의사의 자문을 구하기 바란다. 필자가 1장에서 말하고자 하는 점은, 엽산 역시 체내에서 활성화되어야만 효과를 발휘한다는 것이다. 고품질의 브랜드에 포함된 엽산은 활성형 조효소(coenzyme)인 폴린산(folinic acid)이나 가장 활성인 높은 형태인 5-메틸 테트라하이드로폴레이트(5-MTHF: 5-methyl tetrahydrofolate)이다. 이러한 활성비타민들은 인체가 즉시 이용할 수 있기 때문에 세포에 통합되기가 용이하다. 고품질의 엽산을 포함하는 브랜드에 대해서는 14장을 참조하라.

어떤 미네랄을 고를 것인가?

대부분의 비타민 제조회사들은 원가를 낮추고 이윤을 극대화하기 위해 값싼 원료를 사용한다. 미네랄은 그 대표적인 예이다. 제조업체들은 미네랄을 고체 상태로 유지하거나 정제나 캡슐로 제형화하기 위해, 미네랄을 약물운반체(carrier)에 화학적으로 결합하여 「약물운반체 + 미네랄 복합체」를 형성시킨다. 이 복합체는 인체 내로 들어간 다음 분해되어 미네랄을 방출한다. 그런데 문제는 대부분의 제조업체들이 저렴한 약물운반체를 사용하며, 이들 중 일부는 인체에 해로운 영향을 미친다는 것이다.

칼슘은 많은 뼈영양제(bone-building formula)에 단골로 첨가되는 미네랄이다. 그러나 이러한 제품에 들어가는 칼슘은 원가가 저렴하며, 탄산염(carbonate)과 결합되어 있는 경우가 많다. 당신은 뼈영양제의 라벨에서 탄산칼슘(calcium carbonate), 또는 골분(bone meal, 뼛가루), 굴껍질, 백운석(dolomite)이라는 원료를 본 적이 있을 것이다. 그러나 이러한 원료에 포함된 칼슘들은 인체에 흡수되기가 매우 어렵기 때문에, 뼈를 강화하는 데 별로 도움이 되지 않는다. 먼저 이러한 칼슘들이 분해되려면 많은 위산이 필요하기 때문에, 위산이 부족한 사람들에게는 부적당하다. (예컨대 위산분비 억제제를 매일 복용하는 사람들은 위산 분비가 억제된다.) 칼슘 원료 중에서 가장 저렴한 것은 탄산칼슘인데, 이것은 우리가 칠판에 글씨를 쓸 때 사용하는 분필의 주성분과 동일하다. 칼슘에 대해 좀더 자세히 알고 싶거나, 좋은 브랜드를 추천받고 싶은 독자들은 16장을 참조하라.

칼슘제의 구입에 적용되는 원칙은 쇼핑의 원칙과 똑같다. 사람들은 옷을 구입하면서 취향에 따라 거기에 어울리는 모자나 벨트, 액세서리 등을 함께 구입하게 되는데, 칼슘이나 기타 미네랄 보충제를 구입할 때도 마찬가지다. 당신은 칼슘을 구입하면서 뼈 이외에 다른 부분의 건강을 함께 고려할 수 있다. 일부 미네랄 제조업체들은 소비자들의 취향을 고려하여, 다양한 영양소와 화학적으로 결합된 칼슘제품을 내놓고 있다. 이들이 주로 사용하는 영양소는 구연산(citrate), 말산(malate), 아스파르트산(aspartate), 글루콘산(gluconate) 등과 같은 유기산이다. 이중에서도 구연산이 가장 많이 사용되고 있는데, 구연산 칼슘을 복용하면 칼슘은 뼈로 가서 뼈를 튼튼하게 하는 데 쓰이고 유기산은 에너지를 생성하는 데 사용된다. 구연산 칼슘은 생리활성과 생체이용률이 높지만, 예민한 사람에게 두통과 피로를 유발할 수 있다.

칼슘과 유사한 미네랄로는 마그네슘을 들 수 있다. 마그네슘은 혈압을 낮추고 기분(mood)을 상승시키는 역할을 하는데, 산화마그네슘(magnesium oxide)의 형태로 대부분의 멀티비타민에 첨가된다. 그러나 산화마그네슘은 설사를 초래할 수 있으며, 설상가상으로 세포에서 분해될 때 항산화제를 소모한다는 문제점이 있다. "산화마그네슘 따위의 하찮은 영양소를 분해하기 위해 귀중한 항산화제를 소모하는 것이 아깝다."고 생각하는 독자에게는 말산마그네슘(magnesium malate)이나 구연산-말산 마그네슘을 권한다. 말산은 에너지를 증가시키고 근육통을 완화시키기 때문에, 말산마그네슘을 복용하면 마그네슘의 효능 외에 말산의 효능까지 덤으로 체험할 수 있다.

그밖에 권장할 만한 미네랄로는 아미노산 킬레이트 미네랄(amino acid chelate mineral)이 있다. 독자들은 미네랄 보충제의 라벨에서 마그네슘 킬레이트(magnesium chelate)나 글리신산마그네슘(magnesium glycinate)과 같은 성분을 본 적이 있을 것이다. 마그네슘에 민감한 사람들은 아무리 질좋은 마그네슘이라도 과량 복용하면 설사를 하는 경우가 있다. 그럼에도 불구하고 필자는 구연산마그네슘과 글리신산마그네슘을 강력히 추천한다. 미네랄 보충제를 구입할 때는 미네랄 자체의 효능은 물론 미네랄에 결합된 염(salt)의 효능까지 추가적으로 누릴 수 있는 제품을 선택하는 것이 좋다. 이것은 마치 쇼핑몰에서 덤으로 주는 사은품과 같은 것이다.

생약은 추출방법이 중요하다

식물에서 약리학적 활성성분이 존재하는 부위는 식물에 따라 다르다. 예컨대 쏘팔메토의 경우* 활성성분은 열매가 아닌 뿌리에서 추출되며, 생강의 경우 가장 활성이 높은 부분은 뿌리 부분이다. 대부분의 소비자들은 어떤 생약제품의 라벨에 특정성분의 이름이 적혀 있으면, 실제로 그 제품 안에 그 성분이 정량만큼 들어 있을 것이라고 믿는 경향이 있다. 또 그 생약의 성분들이 식물의 적절한 부위에서 적절한 방법으로 추출되었으리라는 것을 의심하는 소비자는 거의 없다.

일명 '젊음의 샘'이라고 불리는 DHEA 제품의 경우도 마찬가지다. 일부 제품의 경우 라벨에 야생얌(wild yam)이라는 성분표시만을 해 놓고 DHEA와 동일한 효과가 있다고 선전한다. 그러나 야생얌은 DHEA와 프레그네놀론(pregnenolone)을 합성하기 위한 선도물질일 뿐, DHEA와 같은 작용을 하지는 않는다. 그리고 야생얌을 DHEA로 전환하는 작업은 실험실에서 이루어진다.

추출방법이 중요한 건강기능식품의 또 다른 예로는 멜라토닌이 있다. 멜라토닌은 수면 호르몬으로 알려져 있는데, 식물이 아닌 동물에서 추출된다. 보다 정확히 말하면, 천연 멜라토닌은 소의 뇌에서 추출되지만, 많은 사람들이 천연 멜라토닌에 알러지 반응을 보이기 때문에 합성 멜라토닌이 선호된다. 한편 관절염 환자들에게 큰 인기를 끄는 건강기능식품인 MSM(methylsulfonylmethane)은 DMSO(dimethyl sulfoxide)에서 유래한 것이 아니면 효과가 없다.

건강기능식품 제조업자들은 소비자들의 무지를 악용하여, 식물의 엉뚱한 부위에서 추출한 성분이나 (거의 무시해도 좋을 만큼) 극미량 성분을 라벨에 버젓이 표시한다. 예컨대 엉터리 제품의 경우 '은행나무 추출물'이라고 두루뭉술하게 표시하는 데 반하여, 고품질의 건강기능식품은 '은행나무(잎) 추출물 40 mg, 총 깅고플라본배당체로서 24 %' 라고 추출부위와 함량을 정확히 표시한다.

건강기능식품에 들어 있는 기타 첨가물

색소 : 독자들이여 놀라지 마시라. FDA의 승인을 받은 색소 중에는 '연지벌레를 빻아 만든 분말(ground-up powdered red beetles)' 이라는 섬뜩한 이름이 포함되어 있다. 그러나 제품의 라벨에 이 이름을 그대로 적은 업체들은 없고, 카민(carmine) 또는 코치닐 추출물(cochineal extract), C.I. 75470, 크림슨 레이크(crimson lake), 천연 적색 4호, E120, 또는 '천연색소'라는 다양한 표현을 쓰고 있다. 이 색소는 립스틱의 핑크색과 붉은색을 내는 데도 사용된다. 심지어 '천연제품' 이라고 선전되는 제품에도 이 색소가 사용된다. 물론 곤충으로 만든 것이니 천연색소가 맞지 않느냐고 항변한다면 할 말은 없다. 드링크, 아이스크림, 아이스팝, 캔디, 요구르트 중에서도 붉은색을 띠는 것에는 모두 카민이 들어간다.

필자는 핑크색 요구르트를 마시고 싶을 때는 카민이 든 요구르트를 마시느니 차라리 딸기를 넣어 마시겠다. 내 숟가락으로 연지벌레 가루를 떠먹고 싶지는 않다. 'FD&C' 또는 'Lake' 로 시작되는 이름의 인공색소들 중 일부는 신경을 흥분시키는 부작용이 있는 것으로 밝혀져 FDA에 의해 사용이 금지되었다. FD&C Yellow #5(타트라진이라고도 불림)와 FD&C Blue #1, #2는 천식, 두드러기, 또는 치명적 알러지 반응을 일으킬 수 있다. 참고로 천연색소에는 엽록소, 베타카로틴, 포도껍질, 아나토(annatto), 엘더베리 추출물 등이 있다.

향료 : 바나나향이나 버블껌 향을 풍기는 인공향료는 아기들에게 쓴 약을 먹일 때 사용된다. 자연은 인간에게 민트, 레몬, 초콜릿, 바닐라와 같은 천연향료를 주었다. 그밖에 필자가 추천하는 천연감미료에는 스테비아, 코코넛 넥타, 용설란 시럽, 당밀 등이 있다. 그러나 대부분의 건강기능식품들은 이러한 천연감미료보다는 설탕, 만니톨, 자일리톨, 소르비톨 등을 사용한다. 그중에서도 가장 우려스러운 것은 아스파탐(aspartame)이나 수크랄로스(sucralos)와 같이 실험실에서 만들어진 감미료다. 일부 과학자들에 의하면, 이 인공감미료들은 뇌세포를 파괴하고 사고력을 손상시키며 편두통을 유발할 수 있다고 한다.

결합제 : 결합제란 정제를 만들 때 알약의 형태를 이룰 수 있도록 첨가하는 물질을 말하는데, 대표적인 결합제로는 덱스트로스(dextrose)와 폴리에틸렌글리콜(PEG)이 있다. 만일 디에틸렌글리콜(DEG)이 포함된 제품을 발견한다면 폐기하기 바란다. DEG는 부동액의 원료로 사용되는 독성 유기용매인데, FDA는 DEG가 포함된 기

침시럽과 치약을 리콜하도록 지시한 바 있다. DEG가 포함된 제품의 완전한 목록은 http://www.fda.gov/oc/opacom/hottopics/toothpaste.html에 게시되어 있다.

습윤제 : 습윤제(보습제)는 수분이 상실되거나 피부가 건조해지는 것을 막하기 위해 사용되는 물질이다. 습윤제가 첨가된 로션이나 크림은 부드러운 느낌을 준다. 습윤제 중의 하나인 PEG는 치약의 끈적거림을 방지하기 위해 사용되는데, 건강기능식품을 부드럽고 균일하게 해 준다. PEG는 유명한 변비약인 미라락스(MiraLax)에도 사용되며, 관장약인 콜라이트(CoLyte)나 골라이틀리(GoLytely)에도 들어 있다.

습윤제 중의 하나인 프로필렌글리콜(PG)은 약품, 샴푸, 바디로션, 방취제(데오도란트)는 물론 페인트나 산업용 부동액에서도 발견된다. 일부 학자들에 의하면, PG가 신경계와 신장을 손상시키고, 간에 문제를 일으키며, 피부 발진을 초래할 수 있다고 한다. PG에 첨부되어 있는 안전성 데이터를 읽어 보면 PG가 피부에 닿지 않도록 주의하라고 쓰여 있다. 그러므로 머리를 감을 때는 샴푸가 피부에 닿지 않도록 주의하는 것이 좋겠다.

윤활제 : 가장 대표적인 윤활제는 스테아린산마그네슘으로 대표되는 스테아린산염(stearates)이다. 이것은 정제에서 가장 많이 발견되

지만, 캡슐에서도 종종 발견된다. 스테아린산마그네슘은 영양소 중의 하나인 마그네슘과는 다르다. 스테아린산마그네슘은 분말의 유동성을 향상시키므로, 정제나 캡슐의 생산속도를 빠르게 해 준다. 스테아린산마그네슘은 생산라인을 활발하게 가동시킬지는 모르지만, 약품이나 건강기능식품 중에 포함된 활성성분의 흡수를 지연시킬 수 있다. 이 점에 대해서는 이 장의 앞부분에서 자세히 언급한 바 있다.

붕해제 : 붕해제는 정제의 붕괴를 촉진시키는 성분인데, 가장 널리 사용되는 붕해제는 식물에서 유래하는 셀룰로오스다. 최근 라우릴황산나트륨(SLS: sodium lauryl sulfate)이라는 붕해제가 신장 및 방광을 손상시키고 암을 유발할 수 있다는 이유로 집중 포화를 맞고 있다.

SLS는 각종 퍼스널케어 제품을 비롯하여 바닥 청소제, 엔진 기름때 제거제 등에 포함되어 있으며, 간혹 샴푸나 비누 중에도 SLS를 포함한 것이 있다. 미국 독성학회에서 발표한 1983년의 최종보고서는 "SLS는 단백질 변성작용을 통하여 세포막을 망가뜨리며, 피부 침투능력이 뛰어나 매우 낮은 농도에서도 피부를 관통할 수 있다. 따라서 피부에 적용하는 제품은 1~2 %의 이상의 SLS를 포함해서는 안 된다."고 경고하고 있다. 실제로 전세계의 과학자들은 임상실험에서 피부염을 인위적으로 유도하기 위해 SLS를 사용하고 있다. 그러나 시중에 출시된 많은 샴푸, 비누, 바디워시, 크림, 로션들은 10~20 %의 SLS를 함유하고 있다.

보존료 : 파라벤(프로필-, 메틸-, 부틸-, 에틸-)으로 대표되는 보존료는 제품의 신선도를 유지해 주는 역할을 한다. 파라벤에 대해서는 찬반양론이 첨예하게 대립되어 있다. 일부 연구자들은 파라벤이 안전하다고 주장하지만, 최근 파라벤이 인간의 호르몬을 교란하고 암을 유발한다는 연구결과들이 속속 발표되고 있다. 그밖에 건강기능식품에서 종종 발견되는 보존료로는 BHA, BHT, 소르빈산(sorbic acid), 소르빈산칼륨 등이 있다. 이 보존료들은 멀티비타민의 원료에도 포함되는 경우가 있지만, 제조업자들은 이 사실을 라벨에 표시하지 않는다.

불소 : 많은 치약과 수돗물에는 불소가 포함되어 있지만, 필자는 불소가 건강에 이롭다는 사실을 확신하지 못하고 있다. 많은 치과의사들이 치아를 보호하고 충치를 예방한다는 이유로 어린이들에게 불소를 처방하기도 한다. 혹시 독자들은 거의 모든 치약들이 불소를 포함하고 있다고 생각하지는 않는가? 그러나 그렇지 않다. 대부분의 치약들이 불소를 함유하고는 있지만, 불소가 포함되지 않은 치약들도 상당수 있다. 1997년 4월 7일, 미 FDA는 미국에서 판매중인 치약 중에서 불소를 포함하고 있는 모든 치약의 라벨에는 다음과 같은 경고사항을 첨부하라고 지시했다 :

> "경고: 6세 이하 어린이의 손이 닿지 않는 곳에 보관하십시오. 부주의로 양치질에 사용되는 양 이상의 치약을 삼켰을 때는 즉시 전문가의 도움을 받거나, 독극물 관리센터에 전화로 신고하십시오."

많은 바퀴벌레 살충제와 목재 보존용 약품(wood preserving compounds)에는 불소가 포함되어 있다. 독자들은 이것이 무엇을 의미한다고 생각하는가?

그렇다면 도대체 어떤 제품을 골라야 하나?

이 책을 읽고 있는 독자들은 지금쯤이면 매우 혼란을 느끼고 있을지도 모른다. 그렇다면 용서하시라. 필자의 의욕이 좀 과했던 것 같다. 필자는 "사람은 모름지기 자기의 입으로 들어가는 것에 대해서만큼은 확실한 정보를 갖고 있어야 한다."는 신념에 따라, 독자들에게 보다 많은 문제의식을 갖게 하고 싶었을 뿐이다. 필자는 지난 몇 년 동안 건강기능식품 시장의 규모가 수십억 달러 규모로 팽창하는 것을 바라보며 착잡함을 금할 수 없었다. 건강기능식품 제조업체들은 막대한 마케팅 비용을 지출하여 소비자를 공략한다. 그러나 필자가 보기에, 소비자들이 건강기능식품을 고를 때 들이는 시간은 레스토랑에서 식사를 주문할 때 들이는 시간보다도 적은 것 같다. 그러다 보니 건강기능식품 업자들은 소비자를 '봉'으로 보고 엄청난 폭리를 취하고 있는 실정이다.

건강기능식품 제조회사들이 고품질의 제품을 생산하여 당신의 건강을 지켜 줄 것이라고 생각한다면 큰 오산이다. 그들은 비즈니스의 원리에 충실하게 생각하고 행동할 뿐이다. 개중에는 품질이 우수하고 동질성과 순도가 높은 제품을 만드는 우량업체들이 있는가 하면, 싸구려 저질 제품을 만들어 팔려고 하는 불량업체들도 많다. 따라서 현명한 소비자라면 건강기능식품에 대한 기본지식을 습득한 다음, 예산의 범위 내에서 최고의 제품을 선택해야 한다. 대부분의 업체들은 라벨을 화려하게 장식하여 어수룩한 소비자들을 유혹한다. 그러나 중요한 것은 라벨의 형식이 아니라 내용이다. 빈 수레가 요란한 법이다. 라벨이 화려한 제품 치고 제대로 된 제품 못 봤다.

믿을 수 있는 업체의 제품을 선택하라

먼저, 지금까지 필자가 알려 준 새로운 지식으로 무장하고 라벨을 꼼꼼히 읽어 보라. 무엇보다도 인공 색소, 감미료, 충전제(filler), 보존료, 기타 불필요한 성분이 포함되지 않은 순수한 제품을 선택하라. 어쩌면 이런 제품을 생산하는 업체들은 매우 예외적인 업체일지도 모른다. 그러나 세상에는 순수하고, 제대로 된 제품만을 만드는 것으로 평판이 자자한 회사들도 있다. 필자는 이 분야에 다년 간 종사해 온 전문가로서, 독자들을 위해 많은 발품을 팔아 왔다. 이 책의 각 장 말미에는 필자의 깐깐한 평가기준을 충족하는 우량제품의 이름들이 제시되어 있다. 물론 우량업체임에도 불구하고 필자의 레이더망에 포착되지 않은 업체들이 있을 수 있다. 그럴 경우에는 이 책을 통해 연마된 실력을 바탕으로 하여 당신의 판단력과 직관을 이용해 보고, 여의치 않다면 주변의 신뢰할 만한 의사나 약사에게 조언을 구하라. 이 책의 27장에는 최선을 다해 고품질의 건강기능식품을 만들어내는 창의적인 회사들의 이름이 수록되어 있다.

모든 약은 증상을 완화시킬 뿐이며,

질병 자체를 치료해 주지는 않는다.

간질환 치료제를 복용하면서 계속 술을 마시다가

췌장과 간이 망가진 사람에게,

의사와 약사는 더 이상 해 줄 것이 없다.

| 2 |

하루 표준 섭취량(RDI)의 함정

하루 표준 섭취량이란 무엇인가

미국인들 중에는 비타민의 하루 권장 섭취량(USRDA: United States Recommended Daily Allowance)을 지키지 않으면 큰 일이라도 나는 줄로 생각하는 사람들이 많다. 아마도 그들은 (US)RDA의 100 %를 - 더도 말고 덜도 말고 - 정확히 채우는 것을 건강의 척도로 삼고 있는 듯하다. 그러나 RDA는 시대에 뒤떨어진 개념이다. RDA는 한때 많이 사용되었지만 최근에는 별로 사용되지 않고 있다. 최근 과학자들은 RDA 대신 하루 표준 섭취량(RDI: Reference Dietary Intake) 또는 하루 섭취량(DV: Daily Value)이라는 보다 포괄적인 개념을 사용하고 있다. 차제에 이 두 가지 개념들에 대해 좀더 자세히 알아 보기로 하자.

RDI

RDI는 미국 농무부(USDA: U.S. Department of Agriculture)가 정한 '건강한 사람이 하루에 섭취해야 하는 비타민과 미네랄의 최소 기준량'을 의미한다. RDI는 모든 미국인들에게 적용되는 기준으로서, 비타민 부족으로 인한 결핍증을 예방할 수 있는 정도의 수준이다. 예컨대 비타민 C의 RDI는 하루 100 mg인데, 하루 100 mg의 비타민 C를 섭취하는 사람은 괴혈병(비타민 C 결핍증)의 위험에서 벗어날 수 있다.

DV

DV는 하루 2,000 칼로리의 식사를 한다는 것을 전제로 하여 계산한 RDI 값이다.

기본적으로 RDA, RDI, DV는 미국 정부의 관리 몇 명이 FDA에 모여 정한 하나의 기준치일 뿐이다. 물론 이들 중에는 영양학 전문가도 포함되어 있긴 했다. 그러나 이 기준치들은 몇 명의 사람들이 큰 테이블에 앉아 커피와 도넛을 먹으면서 결정한 숫자에 불과하다.

RDA, RDI, DV의 역사

USRDA는 2차대전 중(1940년대 초)에 미군들을 대상으로 하여 개발된 권장량이지만, 민간인이나 외국인들에게도 적용될 수 있었다. 이상하게 들릴지 모르지만, 전시에는 물자가 부족하여 군인은 물론 민간인에게도 식량을 배급해야 하는데, 그 기준이 될 수 있는 영양학적 근거가 필요했던 것이다.

1950년대에 이르러 FDA는 식품 섭취에 대한 새로운 가이드라인을 제정하였다. 이 가이드라인에는 각 영양소의 권장량을 만족시키기 위해 섭취해야 하는 각종 식품군(food group)의 단위수(number of servings)가 포함되었다. 그후 USRDA는 진화에 진화를 거듭하여, 마침내 1990년대 후반이 되자 RDI 또는 DV라는 보다 광범위한 가이드라인의 일부로 편입되었다.

하루 표준 섭취량, 무엇이 문제인가?

언뜻 보기에 '하루 섭취량(DV)의 100 %에 해당하는 영양소가 포함되어 있다.' 는 라벨의 기재사항은 매우 인상적인 것처럼 보이지만, 특정한 사람들에게는 매우 불충분하게 보일 수도 있다. 모든 인간의 유전자에는 비타민의 활용에 대한 정보가 내장되어 있다. 즉 어떤 사람은 다른 사람에 비해 특정 영양소를 더 많이 필요로 할 수 있

Supplement Facts

Serving Size 1 Tablet

	Amount Per Serving	% Daily Value
Vitamin A (as retinyl acetate and 50% as beta-carotene)	5000 IU	100%
Vitamin C (as ascorbi acid)	60 mg	100%
Vitamin D (as cholecalciferol)	400 IU	100%
Vitamin E (as dl-alpha tocopheryl acetate)	30 IU	100%
Thiamin (as thiamin mononitrate)	1.5 IU	100%
Riboflavin	1.7 IU	100%
Niacin (as niacinamide)	20 mg	100%
Vitamin B_6 (as pyriddoxine hydrochloride)	2.0 mg	100%
Folate (as folic cid)	400 mcg	100%
Vitamin B_{12} (as cyanocobalamin)	6 mcg	100%
Biotin	30 mcg	10%
Pantothnic Acid (as calcium pantothenate)	10 mg	100%

Other ingredients:Gelatin, Lactose, magnesium stearate, microcrystalline cellulose, FD&C Yellow No. 6, propylene glycol, propylparaben, and benzoate.

는데, 이것은 사람마다 보유하고 있는 유전자 코드가 다르기 때문이다. 따라서 유전자에 '나는 다른 사람보다 10배나 많은 엽산이 필요하다.'고 기록되어 있는 사람은 RDI의 10배에 해당하는 엽산이 필요한 것이다. 이러한 개인적인 유전적 다양성의 실체를 단일염기다형(SNP: Single Nucleotide Polymorphism), 일명 스닙(snip)이라고 하는데 이에 대한 자세한 설명은 이 책의 범위를 넘어서기 때문에, 여기서는 다음과 같은 간단한 논거만 제시하고 넘어가기로 한다: "당신에게 적당하다고 하여 내게도 적당하다고 생각해서는 안 된다. RDI는 단지 숫자놀음일 뿐이다."

이제 DV에 눈을 돌려 보자. 많은 멀티비타민의 라벨에 기재된 성분표시(supplement fact)를 보면 DV란이 모조리 100%로 채워진 경우가 많다. 이는 소비자로 하여금 마치 대단한 영양가치가 있는 비타민제를 구입한 것 같은 착각에 빠지게 한다. 과연 그럴까? 예컨대 앞에서 제시된 멀티비타민의 성분표시 사례에서 비타민 E의 함량을 보면 30IU밖에 안되지만, DV의 100 %를 충족하는 것으로 되어 있다. 그러나 30IU의 비타민 E로는 당신의 뇌와 심장을 보호할 수 없다. 많은 연구들은 인간에게 하루 200IU의 비타민 E가 필요하다는 것을 보여주고 있으며, 특정 질환의 경우 800IU의 비타민 E가 필요하다고 한다. 더욱이 1장에서 언급한 바와 같이, 합성 비타민 E의 효과는 천연 비타민 E의 절반밖에 안된다는 사실을 명심하라. (천연 비타민 E와 합성 비타민 E를 구별하는 방법은 간단하다. 알파토코페롤 앞에 dl이라는 접두사가 붙어 있으면 합성 비타민이며, d라는 접두사가 붙어 있어야만 천연 비타민이다.) 따라서 설사 당신이 100 %의 합성 비타민 E을 섭취한다 하더라도, 천연 비타민 E의 기준에서 보면 15 IU를 섭취한 것에 불과하다.

앞에서 사례로 제시된 성분표시에서 비타민 B12란의 DV란을 보면, 시아노코발라민이 DV의 100 %만큼 포함되었다고 기재되어 있다. 그러나 같은 비타민 B12라도 시아노코발라민보다는 메틸코발라민의 효능이 더 우수하다. (비타민 B12에 대해 보다 자세히 알고 싶은 독자는 15장을 참고하라.) 더욱이 6 mcg의 비타민 B12는 너무 적은 양이다. 이 정도의 양으로는 우리의 몸에 아무런 영향도 미칠 수 없다. 비타민 B12의 효과를 보려면 최소한 100 mcg(메틸코발라민 기준)은 복용해야 하는데, 시아노코발라민 6 mcg을 어디에 쓰겠는가? 그럼에도 불구하고 100 %라는 숫자를 보면 - 어이없게도 - 왠지 든든한 기분이 들지 않는가? 신경학(Neurology) 2008년 9월호에 기고된 논문에 의하면, 비타민 B12가 부족하면 뇌가 수축될 수 있다고 한다. 그러나 필자의 신디케이트 칼럼 사이트(www.DearPharmacist.com)에 가입한 독자들은 이미 8년 전부터 이 사실을 알고 있었다.

사례로 소개된 성분표시를 다시 한번 살펴보면 몇 가지 불필요한 첨가제가 포함되어 있는 것을 알 수 있는데, 그중의 하나는 프로필렌 글리콜(PG)이다. 1장에서 언급한 바와 같이 PG는 부동액에 사용되는 성분이다. 문제의 소지가 있는 또 한 가지 첨가제는 FD&C Yellow #6라는 색소다. 이 색소는 황색 5호(Yellow #5)보다는 덜 해롭지만(황색 5호는 피부염, 천식, 두드러기를 초래할 수 있다), 나름대로 몇 가지 문제점이 있는 것으로 알려져 있다.

내친 감에 황색 5호의 문제점을 좀 더 알아 보기로 하자. 황색 5호는 타트라진(tartrazine)이라고도 불리며 아침식사용 시리얼, 소다, 케이크믹스와 프로스팅, 버터스카치 쿠키, 캔디, 파이, 마시맬로 등 다양한 식품에 노란 빛깔을 내기 위해 사용된다. 필자는 기본적으로 모든 인공물질을 믿지 않는다. 천연물질이 아닌 인공물질이 당신의 몸 안으로 들어가면, 당신의 몸은 이 '낯선 물질'을 어떻게 처리해야 할 지 모르기 때문에 체외로 배설하는 데 어려움을 느끼게 된다. 따라서 과학자들은 실험용 쥐에 인공 감미료, 색소, 지방대체물(fat substitutes) 등을 투여하고, 그것이 쥐의 생리에 어떤 영향을 미치는지 관찰하기도 한다. 그러나 나는 실험용 쥐가 되고 싶지는 않다.

이제 본론으로 돌아가 문제의 황색 6호를 다시 검토해 보자. 과학자들은 황색 6호를 포함한 식용색소들이 암을 일으키는지의 여부를 알아내기 위해 실험을 계속하고 있다. 현재까지 황색 6호는 FDA의 승인을 받아 식용색소의 지위를 유지하고 있으며, 실험용 쥐를 대상으로 한 실험에서는 발암성이 없는 것으로 알려져 있다. 그러나 이에 대한 필자의 입장은 다음과 같다: "과학자들이 인공색소의 안전성에 대해 문제를 제기하고 있고, 현재 인공색소의 유해성을 확인하기 위한 실험이 계속되고 있는데, 내가 굳이 앞장서서 그들의 실험대상이 되어 줄 필요는 없다." 필자가 너무 깐깐하다고 생각하는가? 사례분석은 이 정도로 마감하기로 하자.

RDI가 그렇게 대단한가?

헬스케어 전문가의 입장에서 말한다면, 식품의 라벨에 기재된 RDI는 금과옥조가 아니며 단지 건강유지를 위한 하나의 출발점일 뿐이다. 다시 말해서, RDI에서 제시된 수치는 약물복용과 잘못된 생활방식으로 인한 드럭머깅 효과를 상쇄하여 최적의 건강상태를 유지하기에는 역부족이다. 솔직히 말하면, 필자는 RDI에 별로 신경을 쓰지 않는다. 왜냐하면 나는 라벨이 붙어 있는 식품(가공식품)을 별로 먹지 않기 때문이다. 나는 채식주의자로서 과일과 채소를 즐겨 먹는데, 과일과 채소에는 RDI가 표시된 라벨이 붙어 있지 않다. 식물성 식품은 건강에 이로울 뿐만 아니라, RDI를 확인해야 한다는 강박관념을 없애 주어서 마음에 든다. 무엇보다도 과일과 채소를 먹을 때는 제대로 된 것을 먹는다는 생각이 들어서 기분이 좋다. 새삼 강조하건대, 과일과 채소에는 RDI가 표시되어 있지 않지만, 아무도 과일의 영양가에 대해 시비를 걸지 않는다.

필자는 '영양가 있는 부엌' 을 유지하기 위해 노력하는 사람이다. 우리 집 부엌에서는 그 흔한 통조림 깡통을 찾아보기가 힘들다. 물론 예외는 있다. 나는 연로하신 아버지를 위해 식료품 저장실에 붉은콩 통조림 한 깡통과 라비올리를 항상 준비해 두고 있다. 아버지는 이런 것들을 즐겨 드시면서도 80년 동안 잘 살고 계시니 참 대단한 분이다. 그러나 깡통에 든 음식은 이 두가지가 전부다. 우리 집 부엌에서 이 깡통 두 개를 찾으려면 한 시간은 족히 뒤져야 할 것이다. 그러다 보니 요즘 필자는 한 가지 걱정이 있다. 플로리다에 허리케인이 들이닥칠 경우 통조림 캔 하나 없는 우리 가족은 큰 위험에 빠질 것이기 때문이다. 그럼에도 불구하고 우리 가족은 깡통이나 박스에 저장된 식품, 그리고 고도의 가공식품을 먹지 않으려고 노력한다. 물론 당신이 우리 집 구석구석을 샅샅이 뒤진다면 초콜릿을 듬뿍 바른 마카다미아 열매를 찾을 수는 있을 것이다. 그것은 긴급상황을 대비하여 내 책상 맨 윗서랍에 고이 모셔져 있다. 여기서 긴급상황이란 컴퓨터가 먹통이 되었다든지, 글을 쓰다가 막혔다든지, 스펠링을 잘못 입력했다든지 하는 등의 스트레스 상황을 뜻한다.

인간은 먹이사슬의 정점에 있으며, 고도로 발달된 뇌와 우수한 인지기능을 보유하고 있다. 따라서 인간은 어떤 식품을 먹을 것인지 말 것인지에 대하여 합리적으로 결정할 수 있다. 필자는 웬만하면 라벨이 붙어 있는 식품을 사지도, 먹지도, 저장하지도 않으며, 유기농 과일과 채소를 고집한다. 유기농 과일이나 채소를 먹는 사람은 질병에 잘 걸리지 않으므로 약 먹을 일이 별로 없다. 또 어떤 식품에 들어 있는 영양소가 RDI를 충족하는지 신경 쓸 필요가 없다. 모든 것은 자연이 다 알아서 해 주기 때문이다.

필자가 독자들에게 괜한 잔소리를 하는 것처럼 들리는가? 나는 독자들의 건강을 누구보다도 염려하는 사람이다. 나는 지난 몇 년 동안 독자들로부터 온 수천 통의 이메일을 읽어 보았기 때문에 독자들의 관심사가 무엇인지 잘 알고 있다. 사람들은 건강을 유지할 수 있는 식단, 체중 감량, 심근경색이나 당뇨병 예방 등에 관심이 많다. 그러나 많은 사람들은 마치 거대한 소용돌이의 한 가운데서 헤어나오지 못하고 있는 조각배와 같다. 그들은 너무나 많은 드럭머거에 둘러싸인 나머지 심신이 피폐해져 있지만, 이 문제를 어떻게 해결해야 할지, 누구와 의논해야 할지를 몰라 방황하고 있다.

필자는 가능한 한 많은 독자들을 올바른 방향으로 이끌고 싶다. 필자의 목표는 독자들을 건강하게 만들어 처방약의 복용을 줄이게 해 주는 것이다. 필자의 지론은 한 마디로 요약된다. 그것은 "식생활이 건전한 사람은 부족한 영양소를 채우기 위해 식품의 라벨을 일일이 챙길 필요가 없다."는 것이다. 비타민과 건강기능식품에 대해서도 똑같은 논리가 적용된다. 평소에 건강한 식단을 운영하는 사람이라면 RDI를 충족시키기 위해 야단법석을 떨 필요는 없다. 이들은 약을 많이 먹지 않아 드럭머거에 노출될 일도 별로 없다. 그러나 불건전한 식생활이나 약물복용으로 인하여 드럭머거에 노출되는 사람은 RDI 보다 더욱 많은 비타민이 필요하다.

여성의 비타민 B6를 앗아 가는 경구피임약

여기서 독자들의 이해를 돕기 위해, 필자의 상담사례 하나를 소개하기로 한다. 필자는 언젠가 손목굴증후군(carpal tunnel syndrome)을 앓는 한 여성에게 비타민 B6를 먹어 보라고 권한 적이 있었다. 그녀는 한 달 후 약국을 방문하여 경구피임약을 복용하기 시작했노라고 말했다. (경구피임약은 비타민 B6의 드럭머거이다.) 그녀는 자랑스럽게 자기가 먹고 있는 비타민 B6를 내게 보여 줬다. 그것은 유명회사의 멀티비타민으로서, 2 mg의 비타민 B6를 함유하고 있었다. 나는 경구피임약이 비타민 B6를 고갈시킨다는 사실을 지적하며, 2 mg은 그녀의 비타민 B6 필요량을 채우기에 턱없이 부족한 수준이라고 말했다. 그러나 그녀는 비타민의 라벨을 내게 들이대며 DV의 100 %를 만족시키지 않느냐고 우겼다. 나는 몇 분 동안에 걸쳐 그녀에게 자초지종을 설명한 다음, 비타민 코너로 가서 50 mg짜리 비타민 B6를 권하며 한 달만 먹어 보라고 말했다. 그로부터 한달 후 그녀는 약국에 찾아와 통증이 완전히 사라졌다고 말했다.

필자는 "RDI는 영양소 결핍증의 발생(또는 그로 인한 사망)을 예방할 수 있는 최소 필요량일 뿐이다." 라고 생각하는 헬스케어 전문가 중의 하나다. 예컨대 비타민 C의 RDI는 괴혈증, 비타민 B1의 RDI는 각기병, 비타민 D의 RDI는 구루병을 예방하기 위한 최소 필요량이다. 그렇다면 독자들 중에는 이런 의문을 품는 사람이 있을 것이다 : "결핍증에만 걸려 죽지만 않으면 되지, 그 이상으로 비타민을 섭취할 필요가 있을까?" 그러나 '생명을 유지하는 것' 과 '건강하게 생활하는 것' 사이에는 커다란 갭이 있다. 특별한 질병에 걸리지는 않았지만, 결코 건강하다고 볼 수 없는 사람들이 얼마든지 있을 수 있다. 학창시절을 예로 들어 보자. 대학생활을 하는 데는 두 가지 방법이 있다. 과락을 면할 정도의 성적에 만족하고 졸업에 필요한 최소학점만을 이수하면서 소극적인 학창시절을 보낼 것인가, 아니면 우수한 성적을 거두고 초과학점까지 이수하면서 적극적인 학창시절을 보낼 것인가? 필자라면 후자를 선택하겠다.

햇빛이 만드는 공짜 비타민: 비타민 D

필자는 메가비타민 요법의 신봉자는 아니며, 단지 일부 RDI 수치가 터무니 없이 낮다는 것을 독자들에게 알리고 싶을 뿐이다. 햇빛은 인체에서 비타민 D가 생성되는 것을 촉진한다. 하루에 30분 동안만 햇빛을 쪼이면 당신은 10,000 ~ 20,000 IU의 비타민 D를 얻을 수 있다. (이 숫자를 잘 기억해 두기 바란다.) 햇빛이 없다면 우리 인간은 모두 죽을지도 모른다. 그런데 문제는 하늘에 해가 멀쩡히 떠 있는데도 불구하고 비타민 D가 부족한 사람이 있다는 점이다. 왜 그런 일이 생길까?

자외선 차단제를 판매하는 사람들은 햇빛을 악마로 만드는 데 천부적인 재주를 갖고 있다. 그들은 햇빛으로 인하여 발생하는 피부암을 예방하기 위해 위험한 화학물질을 우리 몸에 덕지덕지 바르라고 한다. 그러나 그들은 햇빛에 의해 생성되는 비타민 D 역시 암을 억제하는 작용을 한다는 사실을 간과하고 있다. 또 자외선 차단제는 휴면 상태의 조류 바이러스(dormant algae virus)를 바닷물 속으로 방출시킴으로서 산호초를 죽음에 이르게 하기도 한다. 2008년 환경보건전망(Environmental Health Perspective)에 실린 논문의 내용을 소개하면 다음과 같다: 연구진은 대서양, 태평양, 인도양의 바닷물을 채취하여 자외선 차단제가 산호초에 미치는 영향을 분석해 보았다. 그 결과 사람들이 수영할 때 바르는 양보다 적은 양의 자외선 차단제가 4일 만에 산호초를 죽일 수 있는 것으로 밝혀졌다. 연구진이 실험에 사용한 유명 자외선 차단제 브랜드에 공통으로 포함된 성분은 파라벤(paraben), 신남산(cinnamate), 벤조페논(benzophenone), 장뇌 유도체(camphor derivative)였다.

유명 자외선 차단제에 들어 있는 일부 화학성분들은 FDA의 안전성 검사는 물론 사용승인도 받지 않은 것들이다. 이 성분들은 피부를 통해 직접 흡수되어 혈류로 들어가는데, 최근에는 암을 일으키는 것으로 의심받고 있다. 필자의 말이 좀 까칠하게 들리는가? 그러나 사실이다. 한편 피부암에 대한 공포를 일으키는 자외선 차단제 광고는 자외선 차단제 사용을 늘려 우리의 비타민 D 결핍을 초래하는 주범이다. 그런데 아이러니컬하게도 비타민 D가 결핍되면 암이 발생할 수 있다. 실제로 자외선 차단제 광고의 폐해는 현실로 나타나고 있다. 최근 비타민 D 결핍환자가 증가하면서 각종 암 환자의 수도 급격히 증가하고 있기 때문이다. 피부암을 쫓아내려다 다른 암을 불러들인 격이다.

비타민 D는 건강을 지키고, 암과 당뇨병을 예방하기 위해 절대적으로 필요하다. (필자는 칼럼을 통해 비타민 D의 중요성을 강조한 바 있는데, www.DearPharmacist.com에 가입하면 필자의 칼럼을 무료로 읽어 볼 수 있다.) 비타민 D의 중요성이 주요 언론을 통해 알려지기 시작한 것은 비교적 최근의 일이다. 많은 잘 설계된 임상실험들은 비타민 D 결핍증이 실제상황이며 매우 위험한 결과를 초래할 수 있다는 사실을 입증하고 있다. 나는 비타민 D를 제조하는 업체들과 아무런 이해관계가 없는 사람이며, 단지 독자들을 암으로부터 보호하고 비타민 D가 중요하다는 사실을 알리고 싶을 뿐이다. 비타민 D는 '얼마나 섭취하는가'도 중요하지만 '어떤 형태로 섭취하는가'도 중요한데, 보다 자세한 사항은 6장을 참고하기 바란다.

비타민 D는 인체 내에서 일련의 화학반응을 거쳐 칼시트리올(calcitriol)이라고도 불리는 1,25-디히드록시콜레칼시페롤(1,25-dihydroxycholecalciferol)로 활성화된다. 칼시트리올이 최종적으로 완성되는 곳은 신장이다. 신장기능이 정상인 사람은 끊임없이 칼시디올

(calcidiol)을 칼시트리올로 전환환다. 칼시트리올은 호르몬과 스테로이드로 작용하는데, 이는 비타민 D가 인체에서 일어나는 수백 개의 화학반응에 참가하여 인간의 생명을 유지한다는 것을 의미한다. 비타민 D의 중요한 역할 중 하나는 면역에 관여한다는 것이다. 최근 유방암, 전립선암, 결장암, 다발성 골수종(multiple myeloma)의 발생률이 증가하고 있는데, 연구에 의하면 비타민 D가 이러한 암들을 예방하는 역할을 한다고 한다. 이처럼 비타민 D는 면역계에서 중차대한 역할을 수행한다.

비타민 D는 뼈의 건강을 유지하는 데도 중요한 역할을 한다. 비타민 D는 소장에서 음식물 중의 칼슘과 인(P)이 흡수되는 것을 도와준다. 비타민 D가 없으면 당신의 뼈는 칼슘을 충분히 받아들일 수 없어 구루병에 걸리게 된다. 최근에 발표된 연구에 의하면, 한때 희귀병이었던 구루병이 미국에서 심각한 문제로 대두되고 있다고 한다. 이는 아마도 햇빛을 무서워한 나머지 화학물질이 가득 찬 자외선 차단제를 바르는 습성이 일상화되어 생긴 일이 아닌가 싶다.

그런데 어이 없는 것은, 40세 이상 성인의 비타민 D 권장 섭취량은 200 IU, 65세 이상 노인의 권장 섭취량은 400 IU밖에 안된다는 사실이다. 정말 우리가 비타민 D의 DV를 100% 섭취한다면 구루병에 걸리지 않을 수 있을까? 아마도 그럴 것이다. 하지만 건강하고 활기

찬 생활을 영위하려면 그 정도로는 어림도 없다. 필자는 앞에서 당신에게 어떤 숫자를 잘 기억해 두라고 한 적이 있다. 당신은 우리가 30분 동안 햇빛을 쪼일 때 몸 속에서 생기는 비타민 D가 얼마만큼 되는지 아는가? 정답은 10,000 ~ 20,000 IU다. 그러므로 비타민 D의 DV인 400 ~ 600 IU는 대부분의 사람들이 자연스레 햇빛에 노출될 때 생기는 비타민 D의 양에 훨씬 못미치는 수준이다. 그렇지만 자외선 차단제를 바르거나, 실내에서 일하거나, 북반구의 고위도지역에 사는 사람들은 비타민 D의 양이 매우 부족할 가능성이 높다.

의사들이 비타민 D를 함부로 권장하지 않는 이유

보통 사람은 RDI보다 훨씬 많은 2,000 ~ 5,000 IU의 비타민 D를 매일 섭취해도 무방하다는 것이 필자의 견해다. 실제로 필자는 많은 사람들에게 매일 이 정도의 비타민 D를 섭취하도록 권장하고 있다. 그러나 하루에 15,000 ~ 20,000 IU 이상의 비타민 D를 섭취한다면 과잉섭취로 인한 부작용이 발생할 위험이 있다.

고품질의 비타민제들은 400 ~ 600 IU를 초과하는 비타민 D를 포함하고 있는 것이 보통이다. 내가 환자들에게 600 IU 이상의 비타민 D를 섭취하라고 권하면, 그들은 의사나 약사가 그렇게 많은 비타민

D를 섭취하지 말랬다고 하며 고개를 절레절레 흔든다. 의사들은 전통적으로 "지용성 비타민은 인체 내에 축적되므로, RDI 이상으로 과잉섭취하면 위험하다."는 히스테리성 고정관념을 갖고 있다. 물론 맞는 소리다. 그러나 의사들이 생각하는 '과잉섭취'와 필자가 생각하는 '과잉섭취' 사이에는 엄청난 갭이 존재한다. 필자가 아는 '비타민 D의 독성'에 관한 사례보고서는 함량이 잘못 표기된 비타민제를 복용한 남성을 대상으로 하여 작성된 것이다. 그는 라벨에 표시된 2,000 IU보다 430배나 많은 콜레칼시페롤이 함유된 비타민제를 복용했다고 한다. 간단히 말해서, 그는 156,000 ~ 2,604,000 IU의 비타민제를 2년 동안 하루도 빠짐 없이 복용한 것이다. 이렇게 엄청난 양의 비타민 D를 복용하고서 무사하다는 것은 말이 안된다. 그런데 더욱 중요한 것은, 이 남성이 치료를 받은 후 완전히 회복되었다는 것이다.

결론적으로 말하면, 실제로 비타민 D의 독성이 나타나는 섭취량은 필자가 권장하는 용량보다 엄청나게 많은 양이며, 설사 독성이 발생하더라도 치료를 통해 회복될 수 있다. 즉 비타민 D는 생각보다 안전한 영양소인 것이다. 참고로, 세계 최고의 비타민 D 연구자 중 하나인 보스턴 의대의 마이클 홀릭(Michael Hollick) 박사가 오랫동안 주장해 온 비타민 D 섭취 권장량은 RDI보다 훨씬 많다.

숫자의 마력

그렇다면 메가도스(mega dose)가 정답인가? 필자는 메가도스 요법을 옳다고 생각하지 않으며, 환자들에게도 메가도스의 비타민 섭취를 권하지 않는다. 또한 필자는 많은 멀티비타민 제조업체들이 주장하는 '하루 한 알(one-pill-a-day)이면 OK'라는 개념도 지지하지 않는다. ('하루 한 알' 개념의 문제점에 대해서는 1장을 참조하라.) 필자의 입장은 "현재 주요 영양소에 대해 설정되어 있는 RDI는 턱없이 낮은 수준이므로, RDI 기준치를 만족시키는 것만으로는 당신의 건강을 증진하기가 어렵다." 는 것이다. 다시 말해서 DV는 절대적인 기준이 아니라 건강유지를 위한 최소한의 기준에 불과하므로, 신주단지처럼 떠받들 필요는 없다는 것이다.

숫자는 사람의 마음을 현혹시키는 마력이 있다. 사람들은 DV의 숫자와 퍼센트에 집착하는 경향이 있지만, 그럴 필요는 없다. 사실 RDI는 숫자놀음일 뿐이다. 숫자라는 것은 대기업의 편의에 의해 바뀔 수 있고, 당신에게 무언가를 판매하려는 세력에 의해 조작될 수도 있다. 따지고 보면 의학도 하나의 비즈니스이며, 모든 비즈니스는 고객을 필요로 하는 법이다.

10년 전의 표준이 오늘날의 표준이 될 수는 없다. 표준을 의미하는 수치는 끊임 없이 변한다. 콜레스테롤 수치가 그 대표적인 예다.

고지혈증의 표준이 되는 콜레스테롤 수치는 지난 몇 년 동안 계속 하향조정돼 왔으며, 그 덕분에 콜레스테롤 저하제인 스타틴의 매출은 폭발적으로 증가했다. 그런데 스타틴은 또 다른 제약회사들에게 비즈니스의 기회를 제공하고 있다. 낮은 콜레스테롤 수치와 스타틴의 남용이 새로운 질병을 초래할 수 있기 때문이다. 먼 훗날 인류는 오늘날을 '스타틴 광풍이 몰아쳤던 시대' 로 기억하며 회한에 잠기게 될 것이다. 스타틴은 코엔자임 Q10의 드럭머거이다. 이에 대한 자세한 사항은 4장을 참조하라. 코엔자임 Q10이 부족할 경우 당신의 심장에 어떤 일이 발생하는지 알게 될 것이다.

콜레스테롤 기준치의 하향조정은 많은 미국인들을 하루 아침에 '비정상' 으로 만들었다. 갑자기 고지혈증 환자로 분류된 후 어리둥절해 하는 미국인들의 모습은 마치 멋모르고 도살장에 끌려온 송아지를 연상시킨다. 콜레스테롤 기준치가 하향된 시점은 스타틴이 시장에 출시된 시점과 정확히 일치한다. 이제는 심지어 여덟 살짜리 어린이에게도 스타틴을 처방하려는 움직임이 일고 있다. 그러나 콜레스테롤 수치가 낮아지면 성호르몬의 생성도 감소한다는 사실을 명심해야 한다. 그렇다면 스타틴의 남용이 어떤 결과를 초래할지 생각해보라. 열여덟 살의 혈기왕성한 총각이 스타틴과 함께 비아그라를 처방받아야 할 날이 올지 모른다.

콜레스테롤 이야기를 하느라 잠깐 주제에서 벗어났던 것 같다. 요컨대 필자의 생각은 이렇다 : 건강 증진을 원하거나 질병 치료를 원한다면 RDI보다 훨씬 많은 용량의 영양소를 섭취해야 한다.

약 권하는 사회

우리는 "모든 질병을 치료하는 데는 반드시 약이 필요하다."고 세뇌되어 있다. 우리는 어떤 문제로 병원을 방문하든 의사가 약을 처방해 줄 것이라고 기대한다. 만일 의사가 "집에 가셔서 안정을 취하고, 매일 녹색 채소를 먹고, 운동을 하십시오." 라고 말한다면, 당신은 버럭 화를 내고 다른 의사를 찾아가 기어이 혈압약 처방을 받아 내고 말 것이다. 필자는 약사로 일하면서, 자신의 잘못된 생활방식을 고칠 생각은 안 하고 알약 하나로 모든 문제를 해결하려 하는 사람들을 많이 봐 왔다. 그러나 약국에 그런 약은 없다. 모든 약은 증상을 완화시킬 뿐이며, 질병 자체를 치료해 주지는 않는다. 간질환 치료제를 복용하면서 계속 술을 마시다가 췌장과 간이 망가진 사람에게, 의사와 약사는 더 이상 해 줄 것이 없다.

오늘날 미국사회의 분위기를 한 마디로 표현하면 '약 권하는 사회' 라고 할 수 있다. 물론 어린이들에게 '어른이 주는 약을 함부로 먹지 말라' 고 당부하는 캠페인이 곳곳에서 벌이고 있기는 하지만 실상은 그렇지 않다. ADHD(주의력결핍 과잉행동 장애) 치료제로 쓰이는 콘서타(Concerta)가 그 대표적인 예다. 어른들은 약을 먹지 않겠다고 손사레를 치는 어린들에게 이렇게 말한다. "얘야, 일단 이 약부터 먹고 나서 이야기하자. 이번이 마지막이야. 다음부터는 누가 약 먹으라고 하면 싫다고 말해라. 알았지?" 콘서타의 성분은 메틸페니데이트(methylphenidate)이며, 암페타민과 같은 계열의 중추신경 흥분제다. 암페타민은 '뒷골목 약물' 로 사용되는 스피드(speed)의 사촌뻘 되는 약이다.

오늘날 산업화로 인하여 우리의 토양은 완전히 황폐화되어 미네랄과 영양소가 고갈되었다. 산업화는 빗물과 강물도 오염시켜, 바다와 강에는 방사성 쓰레기, 중금속을 비롯하여 각종 화학물질이 가득하다. 황폐화된 토양에서 재배되는 식물은 풍부한 영양소를 공급해주지 못하며, 오염된 환경은 우리 몸 속에 각종 독소를 축적시킨다. 설상가상으로 무분별한 약물복용은 드럭머깅 효과를 일으켜 우리 몸에서 영양소를 빼앗아 간다. 한 마디로 우리의 몸은 사면초가의 상태에 빠져 있다. 그렇다고 하여 마냥 공포감에 사로잡혀 살거나, 아예 유리구슬 속에 들어가 세상과 고립되어 살 수는 없는 노릇이다. 그렇다면 난국을 타개할 방법은 없는 것일까? 한 가지 방법이 있다. 그것은 우리의 몸에 축적된 독소를 깨끗이 제거하고 고갈된 영양소를 보충해 주는 것이다. 올바른 식생활과 운동의 생활화, 그리고 가공식품을 피하는 것이 그 출발점이다. 고품질의 영양소를 공급하는 것이 중요한 것도 바로 이 때문이다. 신선하고 활성이 높은 비타민을 선택하는 것도 중요하다. 품질 좋은 건강기능식품과 멀티비타민을 선택하는 방법에 대해서는 1장을 참조하라.

필자는 이 책에 현재 통용되고 있는 '영양소별 RDI 표' 를 일부러 싣지 않았다. RDI는 독자들의 건강을 증진시키는 데 별 도움이 안 되므로, 이 책에 RDI표를 싣는 것은 한 마디로 지면 낭비라고 생각하기 때문이다. 그 대신 필자는 이 책의 각 장에서, 일반적인 건강 유지를 위해 필요하다고 판단되는 필자 나름의 영양소별 권장 섭취량을 제시하였다. 가능한 한 특정 질병에 걸린 사람에게 필요한 영양소별 섭취량도 함께 제시하고자 노력하였다. 이것들은 필자의 이론에 입각한 기준치이므로, 당신의 주치의가 다른 의견을 제시한다면 그 의견을 따르기 바란다.

결론 : 내가 DV를 믿지 않는 이유

1. 아무리 좋게 말해도 DV는 대략적인 가이드라인일 뿐이다. 그것은 '건강한' 사람의 '평균적인' 필요를 충족시키기 위한 기준치다.

그러나 많은 사람들은 건강하지 못하다. 그들은 동맥, 정맥, 세포, 장기(organ) 등에 문제를 안고 있다. 당신이 암으로 진단받기까지는 오랜 세월이 걸린다. 결핵과 같은 감염증 역시 오랜 시간 후에 찾아온다.

당신이 심근경색에 걸리기 오래 전부터, 당신의 동맥은 막히고 당신의 몸에서는 염증반응이 일어난다. 당신이 알츠하이머병으로 진단받기 오래 전부터 당신의 인지능력은 조금씩 쇠퇴해 간다. 당신이 넘어져 골절상을 입기 오래 전부터 당신의 뼈와 손톱은 푸석푸석해지기 시작한다. 내 친구 열 명 중에서 완벽하게 건강한 사람은 없다. 그렇다면 의사의 진단 결과 구체적인 병명이 밝혀지지 않았다고 하여 우리가 '평균적인 건강한 사람'이라고 할 수 있을까? 평소에는 건강했지만, 진단을 받고 난 다음 갑자기 건강이 나빠졌다고 말할 수 있을까?

2. DV는 노인, 어린이, 임신부, 수유부, 환자 등과 같은 다양한 사람들의 필요를 제대로 고려하고 있지 않다. 이러한 다양한 그룹들을 모두 고려한다면 엄청나게 다양한 기준치가 제시되어야 한다. 이것은 DV의 결정적인 결함이며, 필자가 DV를 신뢰하지 않는 중요한 이유이기도 하다. 요양시설에 수용된 80세 노인에게 필요한 영양소의 양이 열여덟 살 대학생과 별반 다르지 않다는 것은 넌센스다.

3. DV는 하루 2,000 칼로리의 식사를 한다는 것을 전제로 한 것이다. 그러나 빅맥(Big Mac) 하나의 열량만 해도 540 칼로리이며, '프리미엄 크립시 치킨 클럽 샌드위치'의 열량은 630 칼로리다 (감자튀김과 소다는 별도임). '하루 2,000 칼로리 식사'라는 가정이 얼마나 비현실적인지 알겠는가?

4. DV를 제정한 위원회조차 영양소 권정량에 대한 과학적 지식이 완전치 않다고 인정했다. 즉, 몇 가지 영양소의 경우 권장량이 확립되지 않았으며, 많은 영양소들이 DV 목록에서 빠져 있다. 또 위원회는 음식을 골고루 먹고, 비타민, 영양제, 가공식품 등을 삼가라고 권고했다. 옳은 말이다. 그러나 온 국민의 만성적 마그네슘 결핍이 문제되고 있는 오늘날, 마그네슘의 RDI가 420 mg(31세 이상 남성), 320 mg(여성)이라는 것은 도저히 납득할 수 없다.

마그네슘이 부족하면 고혈압, 당뇨병, 우울증, 심근경색이 발생할 수 있다. 어쩐지 오늘날 미국사회의 현주소를 보여 주는 것 같지 않은가? 밀의 껍데기를 벗기고 빻아 흰 밀가루로 만들면 마그네슘이 거의 소실된다. 더욱이 많은 혈압약, 심장약, 이뇨제들은 마그네슘의 드럭머거이다. 마그네슘은 심장의 박동을 정상으로 유지시켜 주기도 한다. 마그네슘 결핍의 초기증상은 피로, 무감각 (또는 저림), 경련, 과민성(irritability) 등이다. 마그네슘은 인슐린을 조절하는 데 도움이 되기 때문에, 마그네슘이 부족하면 당뇨병이 발생할 수도 있다. 당뇨병과 심장질환이 전염병처럼 만연해 있는 오늘날의 실정을 고려해 볼 때, 마그네슘의 권장섭취량을 상향조정하지 않는 정부의 태도는 납득하기 어렵다. 더구나 오늘날 우리가 먹는 식품은 중요 미네랄이 거의 고갈된 척박한 토양에서 재배된 식물에서 유래한다는 점을 잊어서는 안 된다.

5. DV를 자신의 '개인적 영양소 필요량' 과 혼동하는 사람들이 종종 있다. 그러나 DV와 당신의 개인적 영양소 필요량 사이에는 아무런 관련성이 없다. '내게 비타민이 얼마나 필요한지' 를 결정하는 것은 나의 유전자이다. 따라서 비타민의 필요량은 사람에 따라 다르다. 예컨대 선천적으로 엽산을 활용하기 어려운 유전자를 갖고 태어난 사람이 있을 수 있다. 이런 사람은 다른 사람보다 엽산 결핍증에 빠지기 쉬우므로, 우울증, 심장질환, 암에 걸릴 위험이 높다. 또 엽산이 결핍된 임신부는 기형아를 낳을 위험이 있는데, 엽산을 보충하면 태아의 신경관결손(neural tube defect)을 예방할 수 있다. 자세한 사항은 14장을 참고하라.

6. RDI는 정상적 여건 하에서 생활하는 사람들을 대상으로 한다. 그러나 불행하게도 우리의 현실은 그렇지 않다. 우리는 많은 질병

(암, 심장질환, 당뇨병, 자폐증)의 위험에 시달리고 있으며, 태어나는 순간부터 각종 독소의 위험에 노출된다. 신생아들은 태어난 첫 날에 여러 가지 예방주사를 맞는데, 이는 가뜩이나 취약한 신생아의 면역계에 부담을 줄 수 있다. (이것은 신생아의 위장관에 부담을 주지 않기 위해 생후 6개월까지 곡물을 먹이지 않는 원칙과 정면으로 배치된다.) 신생아에게 백신을 접종하는 문제는 신중하게 접근할 필요가 있다. 일부 백신은 수은중독 및 자폐증과 관련이 있다고 보고되어 있다. 또 젖먹이들에게 불필요한 예방주사를 맞히면 성숙하지 않은 면역계에 큰 충격을 줄 수 있다. 최근에는 자궁경부암 예방을 위해 10대 소녀들에게 가다실(Gardasil)을 접종하는 문제를 놓고 논란이 뜨겁다. 이러다가 자라나는 아이들의 몸에 큰 문제를 일으키지나 않을지 걱정이 된다.

우리는 많은 화학물질들에 둘러싸여 있다. 플라스틱에는 발암물질인 프탈레이트(phthalate), 수돗물에는 염소, 빵에는 브롬, 흰 밀가루에는 알록산(alloxan), 화장품과 샴푸에는 파라벤이 들어 있다. 또 방염가공된 의류에는 독성 화학물질이 묻어 있으며, 그밖에 인체 무해성이 입증되지 않은 살충제 등 우리를 둘러싸고 있는 독성 화학물질들을 열거하자면 끝이 없다. 이런 생각을 하면 머리가 지끈지끈 아파 오지만, 우리가 산업사회에 살고 있는 한 우리를 둘러싸고 있는 환경독소로부터 완전히 탈출할 방법은 없다. 그러나 곰곰이 생각해 보면 방법이 아주 없는 것도 아니다. 우리가 취할 수 있는 차선(次善)의 방법은, 각종 필수 영양소를 적절히 섭취함으로써 고갈된 영양소를 보충하고 독소에 오염된 우리의 몸을 해독하는 것이다. 그러기 위해서는 우리가 평소에 참고할 수 있는 어떤 기준, 즉 '주요 영양소별 적정 섭취량'에 대한 지침이 필요하다. 하지만 문제는 현재 널리 사용되고 있는 DV가 이러한 목적을 달성하는 데 적당하지 않다는 것이다. DV는 건강유지에 필요한 '최소한의 기준치'에 불과하기 때문에, 산업사회에 찌든 우리의 몸을 건강하게 유지하는 데는 부족한 점이 너무 많다.

지금부터 필자는 독자들에게 각종 독소의 위협으로부터 건강을 지키는 최선을 방법을 알려 주고자 한다. 아는 것이 힘이다. 당신이 좀더 신중하게 행동한다면 각종 드럭머거와 위험요인의 희생양이 되지 않을 수 있다. 우리 몸은 소중하다. 필자의 안내에 따라 우리의 몸을 소중히 가꾼다면 머지 않아 당신의 건강은 몰라보게 좋아질 것이다. 필자는 각 장의 말미에 필자가 엄선한 우수한 건강기능식품 목록을 제시할 것이며, 27장에서는 고품질의 건강기능식품을 만드는 우량업체 명단을 공개할 예정이다.

앞으로 남은 인생 동안 새로운 삶을 맞이할 준비가 되었는가? 그렇다면 이제 출발하기로 하자.

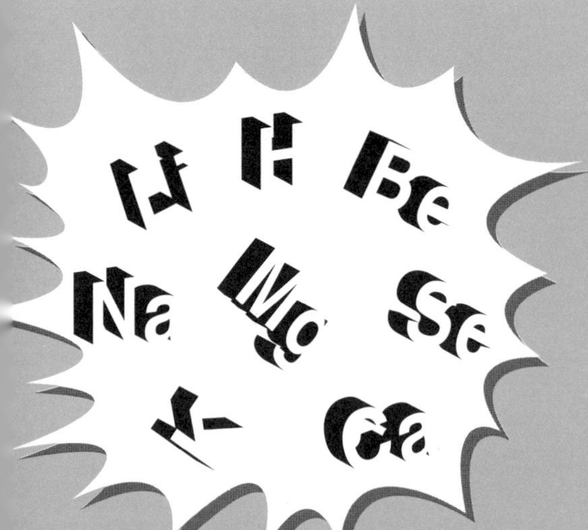
Fe
Na
Mg
Se
Ca

제2부

항산화제와 생균제제

Antioxidants and Probiotics

항산화제와 생균제제

베타카로틴(비타민 A)

코엔자임 Q10

비타민 C

비타민 D

글루타티온(NAC)

생균제제(probiotics)

| 3 |

베타카로틴

동물에서만 발견되는 강력한 항산화제인 비타민 A는 한 그룹의 지용성 비타민을 이르는 집합적 개념이다. 인체는 식물에서 유래하는 베타카로틴과 같은 전구물질을 이용하여 비타민 A를 만들 수 있다. 베타카로틴은 붉은 오렌지색의 화려한 염료로서, 많은 카로티노이드 계열 화합물 중의 하나다. 카로티노이드 계열의 영양소들은 단독으로 작용할 때 보다는 함께 작용할 때 더 좋은 효과를 나타낼 수 있다. 그것은 마치 오케스트라를 연상케 한다. 청중들은 플루트 하나의 소리보다는 모든 악기들이 어우러져 나오는 하모니를 듣고 싶어 한다. 베타카로틴은 식물의 잎과 적색/오렌지색의 채소(예: 고구마, 양배추, 토마토, 당근)에서 천연적으로 발견된다. 가을이 되어 온도가 내려가면서 나뭇잎의 엽록소가 파괴되면 남아있는 베타카로틴의 색깔이 드러나게 되는데, 가을의 산이 형형색색의 단풍으로 물드는 것은 바로 이 베타카로틴 때문이다.

그러나 베타카로틴은 비타민 A가 아니라 비타민 A의 전구체라는 사실을 기억하라. 베타카로틴은 인체 내에서 비타민 A로 전환되는데, 비타민 A는 지용성 비타민에 속하기 때문에 지방조직으로 침투할 수 있다. 여기서 지방조직이란 엉덩이나 배를 의미하는 것이 아니라, 당신의 심장, 뇌, 폐, 간, 피부 등에 있는 지방세포를 의미한다. 비타민 A는 인체 내에서 여러 가지 형태로 존재할 수 있는데, 그중의 하나는 레티놀(retinol)이다. 레티놀은 피부 깊숙이 침투하여 콜라겐과 엘라스틴층에까지 도달하는 강력한 피부 영양소로 알려져 있다. 피부 깊숙한 곳에 도달한 레티놀은 강력한 항산화기능을 발휘함으로써 더럽고 손상된 세포를 청소하고 피부에 축적된 찌꺼기들을 제거한다.

레티놀에 대해 좀더 자세히 알아 보자. 여성들은 주름살이 없고 아름다운 피부를 원하는데, 레티놀은 수많은 여성용 스킨케어 제품에서 발견된다. 여성 독자들은 크림을 구입할 때 합성 모조품이 아닌 천연 레티놀이 포함되어 있는지를 반드시 확인하기 바란다. 합성 비타민 A라는 말이 나온 김에 이소트레티노인(isotretinoin)이라는 경구

약물에 대해 잠깐 언급하고 넘어 가기로 하자. 이소트레티노인은 아큐탄(Accutane) 또는 소트렛(Sotret)이라는 상품명으로 출시되어 있는데, 독자들은 이 약물이 고용량 비타민 A의 변형판(morphed version)이라는 사실을 아는가? 이소트레티노인은 여드름 치료제로 종종 사용되는데, 아큐탄(그리고 고용량 비타민 A)의 가장 큰 부작용은 기형아 출산을 초래할 수 있다는 것이다. 최근에는 아큐탄이 자살과 관련이 있을 수도 있다는 뉴스가 보도된 바 있다. 비타민 A와 관련된 외용 크림으로서 약국에서 발견할 수 있는 것으로는 레틴 A(Retin A)가 있다. 이것은 의사의 처방이 필요한 값비싼 약품인데, 비타민 A에서 유래하기 때문에 레티놀과 작용기전이 유사하며, 주름을 제거하고 여드름을 치료하는 데 효과가 있다.

비타민 A를 과다하게 복용하면 독성을 일으킬 수 있지만, 베타카로틴은 안전하다. 인체는 베타카로틴으로부터 필요한 만큼의 비타민 A만을 생성하기 때문이다. 비타민 A는 시력, 생식능력, 면역기능, 치아, 뼈, 피부에 좋은 영향을 미친다. 베타카로틴은 인체의 천연 자외선 차단제로서, 피부를 햇빛으로부터 보호하는 작용을 하기도 한다. 또한 연구자들에 의하면 비타민 A가 피부암, 구강암, 방광암, 유방암, 위암, 폐암, 자궁경부암을 예방해 줄 수 있다고 한다.

비타민 A의 결핍증상이 맨 처음 나타나는 곳은 눈이다. 밤눈이 어

베타카로틴을 훔쳐 가는 드럭머거

성분명	상품명	비고
위산분비 억제제		
라니티딘(ranitidine)	잔탁	
시메티딘(cimetidine)	타가메트	
니자티딘(nizatidine)	액시드	
파모티딘(famotidine)	펩시드(Pepcid)	
오메프라졸(omeprazole)	프릴로섹(Prilosec)	
에소메프라졸(esomeprazole)	넥시움	
판토프라졸(pantoprazole)	프로토닉스(Protonix)	
라베프라졸(rabeprazole)	아시펙스(Aciphex)	
모든 제산제	알마겔 등	
담즙산 결합제		콜레스테롤 저하제
콜레스티라민 수지 (cholestyramine resin)	퀘스트란	
콜레세밸램(colesevalam)	웰콜(Welchol)	
콜레스티폴(colestipol)	콜레스티드(Colestid)	
콜키신(colchicine)	콜킨	통풍 치료제
광유(mineral oil)		변비약
네오마이신(neomycin)		점안제, 점이제, 항균연고
오르리스타트(orlistat)	제니칼, 알리(Alli)	비만 치료제
올레스트라(olestra)		감자칩에서 흔히 발견되는 지방 대체품(fat substitute)
지방 차단제(fat blockers)		OTC 다이어트 보조제로 쓰임 (예: 강낭콩 추출물, 전분 중화제)

베타카로틴, 식품을 통해 섭취하려면?

고구마, 당근, 버터호두호박(butternut squash), 피망, 토마토, 호박, 시금치, 콜라드(collards), 칸탈루프(cantaloupe), 살구, 복숭아, 익히지 않은 브로콜리의 꽃 부분.

☞ Tip: 베타카로틴은 다른 영양소와 마찬가지로 가볍게 요리해도 파괴되지 않으므로, 기름에 살짝 볶으면 흡수가 용이해 진다. 베타카로틴이 아닌 비타민 A 자체를 섭취하고 싶다면, 고기, 간, 공팥, 버터, 유제품, 계란을 섭취하면 된다.

둡거나, 눈이 건조해 지거나, 시력이 떨어지거나, 각막에 문제가 발생하면 비타민 A 결핍을 의심해 볼 수 있다. 비타민 A가 부족하면 피부가 건조해 지거나 거칠어지고, 눈의 흰자에 회색 반점이 나타날 수 있다. 이 반점을 '비토 반점(Bitot spot)' 이라고 한다. 비타민 A 결핍은 심한 경우 실명까지도 초래할 수 있다.

비타민 A는 면역계를 자유라디칼(free radical)의 손상으로부터 보호하므로, 비타민 A가 부족하면 감염과 암의 위험이 증가한다. 여성의 경우 비타민 A 결핍으로 인하여 자궁경부이형성(cervical dysplasia)이 발생할 수 있다. 비타민 A는 습진, 피부염, 기미, 건선 등 다양한 피부질환의 치료에 사용되기도 한다.

건강을 유지하려면 얼마나…

- 전반적인 건강을 유지하려면 : 하루 약 5 ~ 15 mg(8,333 ~ 25,000 IU)
- 드럭머거에 빼앗긴 영양소를 되찾으려면 : 하루 15 ~ 20 mg(25,005 ~ 33,340 IU)
- 임신부 : 담당의사와 상의해야 함. (일반적으로, 임신부는 하루 10,000 IU 이상의 비타민 A를 섭취하면 안됨.)

이것만은 알아 두자

반드시 천연 베타카로틴이 함유된 비타민제를 구입하기 바란다. 합성 베타카로틴은 항산화 효과를 발휘하지 못할 수 있기 때문이다. 일부 전문가들에 의하면, 합성 베타카로틴은 오히려 건강을 해칠 수 있다고 한다. 예컨대, 적어도 3건의 논문에 의하면, 흡연자가 합성 베타카로틴을 가끔 복용할 경우 암에 걸릴 위험이 증가한다고 한다. 합성 베타카로틴과 천연 베타카로틴을 구분하는 방법은 다음과 같다:

합성 베타카로틴의 라벨에는 '베타카로틴' 이라는 말과 함께 용량이 표시되어 있을 뿐이다. 그러나 천연 베타카로틴의 라벨에는 'D. 살리나에서 추출(from D. salina)', '조류에서 추출(from an algae source)', '천연 베타카로틴', '팜 오일에서 추출(from a palm source)' 등의 문구가 표시되어 있다.

베타카로틴을 과도하게 복용하면 설사를 하거나, 피부가 황색/오렌지색으로 변하거나, 가벼운 충격에도 쉽게 멍들거나, 관절통을 느낄 수 있다. (변한 피부색은 자연히 원상회복된다.) 예민한 사람은 하루 50 mg(100,000 IU)이하의 용량에서도 이 같은 부작용이 나타날 수 있다.

수지 코헨이 강력히 추천하는 베타카로틴 보충제

- 시게이트(Seagate)사의 당근 분말(Carrot Powder) : 이 업체는 순수한 당근을 통째로 동결건조하여 그 속에 함유된 모든 영양소들(베타카로틴 포함)을 고스란히 고농도의 분말에 담아 냈다. 원료로 사용된 당근은 화학물질과 살충제가 없는 토양에서 재배되어 영양가와 순도가 높고, 단맛이 난다. 약간의 분말을 덜어 물에 타 먹으면 100 % 순

수한 즉석 당근주스를 즐길 수 있다. (www.seagateproducts.com)

- NSI(Nutraceutical Sciences Institute)사의 천연식품 카로틴(Natural Food Carotenes) : 조류인 D. 살리나와 스피룰리나(spirulina)에서 추출된 천연 카로틴을 포함한다. 베타카로틴 이외에도 여러 가지 다른 영양소 및 미네랄을 함유하고 있기 때문에, 필자가 좋아하는 제품이다. 글루텐과 설탕이 포함되어 있지 않다.

- 솔가(Solgar)사의 바다 베타카로틴(Ocean Beta Carotene) : D. 살리나에서 추출한 천연 베타카로틴과 기타 중요한 카로티노이드 화합물이 혼합되어 있는 프로비타민 A 혼합물(blend of pro vitamin A)로서, 여러 카로티노이드 화합물 간의 시너지 효과를 거둘 수 있다. 연질캡슐 제형이며, 글루텐과 설탕이 포함되어 있지 않다.

- 퓨어인캡슐레이션(Pure Encapsulation)사의 베타카로틴(Beta Carotene) : 온라인이나 의사를 통해 구입할 수 있으며, D. 살리나에서 추출된 다양한 종류의 천연 카로티노이드를 포함하고 있다. 제아잔틴(zeaxanthin)과 루테인

(lutein)을 추가로 포함하고 있으며, 글루텐이 없고 채식주의자용이다. (www.purecaps.com)

- 노르딕내추럴스(Nordic Naturals)사의 북극 대구간유(Arctic Cod Liver Oil) : 베타카로틴이 아닌 천연 비타민 A 자체를 원하는 독자들은 대구간유를 선택하기 바란다. 대구간유는 비타민 A의 보고(寶庫)라 할 수 있다. 필자가 직접 맛본 것 중에서 가장 좋아하는 제품은 노르딕내추럴스사 제품이다. 필자의 어머니도 이 제품에 흠뻑 빠져 몇 년 동안 애용하고 계시다. 소프트젤(softgels) 형태로 되어 있어 먹기에 편리하며, 무미(無味), 딸기맛, 복숭아맛, 오렌지맛이 있다. 생선 비린내가 전혀 나지 않는다. 필자는 다발성경화증, 루게릭병(ALS: amyotophic lateral sclerosis), 관절염, 우울증, 기억력감퇴, 특히 심장질환 및 동맥경화 환자들에게 이 제품을 권한다. (www.nordicnaturals.com)

| 4 |

코엔자임 Q10

코엔자임 Q10(Coenzyme Q10)은 심장을 건강하게 하는 보조효소로 잘 알려져 있으며, 간단히 코큐텐(CoQ10) 또는 'Q'라고 줄여 부르기도 한다. CoQ10은 강력한 항산화제로서, 세포의 미토콘드리아에서 ATP의 생성을 촉진함으로써 에너지를 생성하게 해 준다. (ATP는 인체의 모든 세포가 생명을 유지하는 데 필요한 에너지 분자다.) CoQ10은 모든 세포의 산소와 에너지 수준을 관리함으로써, 혈당수준, 심장기능, 근육수축, 면역기능, 뇌의 건강 등을 적절하게 유지시켜 준다. CoQ10은 식물과 동물의 세포 어디에나 존재하는데, 이러한 의미에서 '유비퀴논(ubiquinone)'이라고 불리기도 한다. "모든 살아 있는 세포는 CoQ10이 필요하다."는 말은 CoQ10이 얼마나 필요한지를 나타내는 단적인 표현이다.

보조효소란 효소가 제 기능을 발휘할 수 있도록 도와 주는 역할을 하며, 효소는 보조효소의 도움을 받아 화학반응을 일으키게 된다. CoQ10이 부족하면 우리는 몇 분 내에 목숨을 잃고 말 것이다. 그런데 문제는 인간이 나이를 먹음에 따라 인체가 생성하는 CoQ10의 양이 감소한다는 것이다. 과학자들에 의하면 CoQ10이 심근경색, 부정맥, 고혈압, 고지혈증, 숨가쁨(shortness of breath), 심계항진(heart palpitation), 에너지 부족 등의 증상을 개선시킨다고 한다. 그러므로 만성 피로를 느끼는 사람이나, 심장질환, 섬유근통(fibromyalgia)을 앓는 사람의 경우 CoQ10을 복용하면 효과를 볼 수 있다. CoQ10은 뇌졸중을 겪은 환자에게도 큰 도움이 된다. 왜냐하면 CoQ10은 뇌졸중으로 인한 손상을 감소시키고 뇌졸중의 회복기간을 단축시키기 때문이다. 또 CoQ10은 파킨슨씨병의 위험을 감소시키는 것으로도 알려져 있다.

전세계의 과학자들이 CoQ10의 효능을 연구 중에 있으며, 많은 연구자들이 위약대조연구(placebo-controlled study)를 통해 CoQ10의 효능을 밝힌 바 있는데, 그들의 논문 중 상당수가 CoQ10이 심장질환에 효과가 있음을 입증하고 있다. 수백 건의 논문들이 이구동성으로 "CoQ10이 큰 부작용 없이 심부전을 치료한다."고 인정했는데, 그중에는 세계적인 CoQ10 전문가인 피터 랑스죈(Peter Langsjoen) 박사의 논문들이 다수 포함되어 있다. 그런데 참으로 어처구니 없는 일은, CoQ10이 울혈성 심부전을 예방・치료하는 기능이 있음에도 불구하고, 현재 고혈압 및 심장질환을 치료하기 위해 처방되는 전문약품들이 CoQ10을 고갈시키는 드럭머거로 작용한다는 사실이다.

CoQ10은 세포를 손상으로부터 보호하므로, 자연스럽게 항암작용과도 연결지어 생각할 수 있다. 사실 CoQ10이 항암작용을 한다는 주장에는 상당한 일리가 있다. CoQ10은 강력한 항산화제로서 인체의 모든 세포(뇌세포 포함) 안으로 들어갈 수 있기 때문이다. 따라서 CoQ10을 고갈시키는 드럭머거가 있다면, 그 약물은 암 발생 및 사망의 가능성을 증가시킬 수 있다. 이와 관련하여 최근에 매우 의미심장한 연구결과가 하나 발표되어 FDA를 바짝 긴장시키고 있는데, 그 내용은 "콜레스테롤 저하제인 바이토린(Vytorin)을 복용하는 환자들이 암에 걸려 사망할 위험이 높다." 는 것이다. 물론 이 연구의 타당성이 공식적으로 인정받은 것은 아니지만, 바이토린이 CoQ10의 드럭머거라는 점을 감안하면 충분히 개연성이 있다고 볼 수 있다. 한편 많은 연구들은 CoQ10이 여성의 유방암에 긍정적인 영향을 미칠 수 있다고 보고하였다.

CoQ10은 인체 내에서 수백 가지의 효소반응을 도와 주므로, 인체가 보다 효과적으로 가동될 수 있게 해 준다. 따라서 CoQ10은 전반적인 건강상태를 개선해 주며, 이는 인체의 약물에 대한 반응을 예민하게 해 준다. 예컨대, 혈압약을 복용하는 고혈압 환자가 CoQ10을 함께 복용하면 혈압약의 처방 용량을 감소시킬 수 있다.

CoQ10은 주로 동물의 내장, 즉 콩팥, 심장, 간에 많이 들어 있다. CoQ10이 많이 들어 있는 식품들은 필자의 입맛에 맞지 않기 때문에, 필자는 주로 건강기능식품을 이용하여 CoQ10을 보충하는 편이다. 오늘날에는 CoQ10이 들어 있는 제품을 구하기가 매우 수월해졌다. 전국의 건강기능식품점과 약국에서는 고품질의 CoQ10 브랜드들을 판매하고 있다. 필자가 이 장에서 가장 강조하고 싶은 점은 "CoQ10이 베타차단제와 스타틴의 부작용을 감소시켜 주며, 당신의 뇌, 간, 심장을 보호해 준다."는 것이다.

건강을 유지하려면 얼마나…

- 전반적인 건강을 유지하려면 : 30 ~ 50mg씩 하루 1 ~ 2번
- 드럭머거에 빼앗긴 영양소를 되찾으려면 : 하루 50 ~ 100mg씩 하루 1 ~ 2번

CoQ10을 훔쳐 가는 드럭머거

성분명	상품명	비고
베타차단제		
아세부톨롤(acebutolol)	쌕트랄	혈압약 (베타차단제의 보다 자세한 목록은 23장 참조)
아테놀올(atenolol)	테놀민	
프로프라놀롤(propranolol)	인데랄	
메토프롤롤(metoprolol)	로프레서(Lopressor), 토프롤 엑스엘(Toprol XL)	
소탈롤(sotalol)	베타페이스(Betapace)	
비소프롤롤(bisoprolol)	제베타(Zebeta), 지악(Ziac), 카디코(Cardico)	
카르베딜롤(carvedilol)	딜라트렌, 코레그(Coreg)	
나돌롤(nadolol)	코가드(Corgard)	
라베탈롤(labetalol)	트란데이트, 노모다인(Normodyne)	
베탁솔롤(betaxolol)	베톱틱 점안액	녹내장 치료제
스타틴(statin) 제제		
아토르바스타틴(atorva statin)	리피토, 아드비코(Advicor)	콜레스테롤 저하제
플루바스타틴(fluvastatin)	레스콜	
로바스타틴(lovastatin)	메바코	
프라바스타틴(pravastatin)	프라바콜	
로수바스타틴(rosuvastatin)	크레스토	
심바스타틴(simvastatin)	조코, 바이토린, 리펙스, 심코	
삼환계 항우울제 아미트립틸린(amitriptyline), 독세핀(doxepin), 데시프라민(desipramine), 이미프라민(imipramine), 노르트립틸린(nortriptyline), 클로미프라민(clomipramine)		
클로니딘(clonidine)	카타프레스(Catapres)	혈압약
드로페리돌(droperidol)	이납신(Inapsine)	진정제
페노피브레이트(fenofibrate)	트리코(TriCor)	지질 저하제
겜피브로질(gemfibrozil)	로피드(Lopid)	지질 저하제

(뒤에 계속)

CoQ10을 훔쳐 가는 드럭머거 (이어서)

성분명	상품명	비고
당뇨병 치료제		
글리메피리드(glimepiride)	아마릴	
글리피지드(glipizide)	글루코트롤(Glucotrol)	
글리부리드(glyburide)	다이아베타, 글리네이스, 마이크로네이스	
메트포르민(metformin)	글루코파지	
글리부리드/메트포르민	글루코반스	
피오글리타존(pioglitazone)	액토스	
로시글리타존(rosiglitazone)	아반디아	
레파글리니드(repaglinide)	노보넘, 프란딘(Prandin)	
클로르프로파미드(chlorpropamide)	다이아비네스	
히드로클로로티아지드(HCTZ)	다이크로짇	이뇨제
HCTZ을 포함하는 모든 약물 (혈압약) 아타칸 플러스, 유니바스크 플러스, 미카르디스 플러스, 코자 플러스		
인다파미드(indapamide)	로졸(Lozol), 후루덱스, 나트릭스	이뇨제
메틸도파(methyldopa)	알도메트(Aldomet),	혈압약
프로파페논(propafenone)	리스몰(Rhythmol), 리트모놈	부정맥 치료제
정신병 치료제 클로르프로마진(chlorpromazine), 치오리다진(thioridazine), 플루페나진(fluphenazine), 할로페리돌(haloperidol) 등		

CoQ10, 식품을 통해 섭취하려면?

소고기, 절인 청어, 닭고기, 콩기름, 무지개송어(rainbow trout), 땅콩, 참깨, 피스타치오 너트(pistachio nut), 브로콜리, 콜리플라워, 고등어, 정어리, 시금치

- 암/심장질환 환자: 100mg ~ 200mg씩 하루 2 - 3번(담당 의사와 상의)

이것만은 알아 두자

CoQ10은 오일(현미유, 올리브유)에 현탁되어 있을 때 세포 안으로 쉽게 침투할 수 있다. 연구에 의하면 건조된 분말캡슐은 생체이용률이 낮다고 한다. 따라서 캡슐 형태의 제품을 구입한 사람은 흡수율을 높이기 위해 음식물과 함께 섭취하는 것이 좋다. 이 경우 음식물 중에 포함되어 있는 지방이 CoQ10의 활성을 높여 줄 것이다. 일반적으로 중국산보다는 일본산의 품질이 우수하다. 원산지가 불분명할 때는 판매회사에 전화를 걸어 원산지를 확인해 보거나, '카네카 QH(Kaneka QH)' 라는 마크를 확인하라. 천연 CoQ10의 색깔은 밝은 오렌지색이다. 따라서 필자는 밝은 오렌지색의 소프트젤을

선호한다.

거의 드물지만, 과잉섭취의 부작용이 나타날 수 있다. 예민한 사람은 소화장애, 두통, 불면증, 어지럼증, 현기증이 발생할 수 있다. CoQ10은 간에 이롭지만, 장기간에 걸쳐 고용량(하루 300 mg 이상)을 복용하면 간수치가 증가할 수 있다. 간질환이 있는 사람으로서 고용량의 CoQ10을 복용하고 싶은 사람은 의사와 상의하기 바란다. 적정 용량의 CoQ10은 간에 이롭다는 사실을 기억하라.

수지 코헨이 강력히 추천하는 베타카로틴 보충제

- 노르딕내추럴스(Nordic Naturals)사의 얼티밋 오메가 & 코큐텐(Ultimate Omega and CoQ10) : 오메가-3 지방산과 CoQ10을 결합하여 저렴한 가격에 두 가지 영양소를 함께 섭취할 수 있다는 것이 장점이다. 이 두 가지 영양소는 마치 땅콩버터와 젤리처럼 서로 궁합이 잘 맞는다. 이 제품에는 CoQ10 60 mg, 오메가-3 지방산 1,200 mg, 약간의 비타민 E가 함유되어 있는데, 비타민 E 는 CoQ10을 신선하게 유지하기 위해 첨가되었다고 한다. 순도가 높아 웬만한 약품의 순도 기준을 능가하며, 글루텐, 유제

품, 중금속, PCB, 다이옥신이 포함되어 있지 않다. 드럭머거가 빼앗아 간 CoQ10을 보충함으로써 에너지를 증강시키고 심박동을 정상화하는 동시에, 콜레스테롤과 중성지방을 낮출 수 있다. (www.seagateproducts.com)

- 헬시오리진스(Healthy Origins)사의 코큐텐겔(CoQ10 Gels) : 이 제품에는 콩, 유제품, 글루텐, 이스트, 인공색소와 향료가 들어 있지 않다. 또한 순수한 올리브유에 현탁되어 있으며, 유전자 변형작물(GMO)로 만들어진 원료를 사용하지 않았다. 카네카(세계 최고의 순수 CoQ10 생산업체)에서 수입된 천연 CoQ10을 100 % 사용하고 있다는 것이 강점이다. 헬시오리진스사는 유비퀴놀(Ubiquinol)이라는 제품도 생산하는데, 이것은 CoQ10의 활성형이기 때문에 생체이용률이 높다. (www.healthyorigins.com 또는 1-888-228-6650)

- 엔지매틱테라피(Enzymatic Therapy)사의 코큐텐 100 (CoQ10 100) : 콩기름과 밀랍에 현탁된 소프트젤로서 100 mg의 코큐텐을 함유하고 있다. 글루텐이 포함되어 있지 않고 흡수가 매우 잘 되며 순도가 매우 높다. (www.enzy.com)

- 자이모겐(Zymogen)사의 코큐맥스 50mg(CoQMax 50 mg): 온라인이나 병원을 통해 판매된다. 현미경을 통해 관찰해 보면 결정이 발견되지 않는다. 특별한 액상 운반체(특허 출원중)를 사용하여 코큐텐의 생체이용률을 높인 것이 특징이며, 다른 소프트젤이나 캡슐제형보다 흡수가 잘된다. 소화장애가 있는 사람에게 적당하다.

- 카네카(カネカ)사의 카네카 QH(Kaneka QH): 세균이나 담배에서 발효되는 다른 제품들과는 달리 이스트에서 발효된다. 인간의 CoQ10과 생물학적으로 동등하고, 합성제품에서 종종 발견되는 불순물이 없다. FDA나 NIH(국립보건원)의 후원을 받는 임상시험에서 사용될 정도로 공신력이 높다. GMO를 사용하지 않고, 알러지를 유발하지 않는다.

| 5 |

비타민 C
(아스코르빈산)

비타민 C는 강력한 항산화제이며, 감기를 예방해 주는 것으로 유명하다. 비타민 C는 1970년대에 노벨상 2회 수상자인 라이너스 폴링(Linus Pauling) 덕분에 처음 유명세를 탔으며, 최근에는 마티아스 라스(Mathias Rath) 박사로 인해 다시 한번 큰 주목을 받았다. (라스 박사는 비타민 C와 심혈관계의 건강 사이에 밀접한 상관관계가 있다는 사실을 밝혀냈는데, 자세한 내용은 www.DrRathResearch.org를 참조하라.) 비타민 C는 자유라디칼을 제거함으로써 감염증과 암에 대한 면역력을 증강시켜 준다. 그러나 비타민 C의 효능은 여기에 그치지 않는다.

비타민 C가 부족한 사람은 우울증을 겪거나 피로감을 느낀다. 흡연자들은 비타민 C가 많이 필요한데, 이는 흡연이 비타민 C를 소모시키기 때문이다. 비타민 C는 심장판막, 동맥, 모세혈관을 보호해 줌으로써, 충분한 혈액이 심장을 드나들 수 있게 해 준다. 그뿐만이 아니다. 비타민 C는 - 마치 저용량의 스타틴처럼 - 천연 콜레스테롤 저하제로 작용한다. 제약회사들도 비타민 C의 콜레스테롤 저하작용을 잘 알고 있지만, 어찌된 일인지 TV에는 값비싼 스타틴 광고만을 내보낸다.

감귤류의 과일에는 비타민 C가 풍부하게 들어 있다. 그런데 비타민 C의 항암작용이 알려지면서, 자연히 감귤류의 항암작용에 관심을 갖는 사람들이 많아졌다. 감귤류의 항암작용을 연구한 대표적인 인물로는 아이삭 엘리아즈(Issac Eliaz) 박사가 있다. 그는 의사, 연구자인 동시에 통합의학(integrative medicine)의 개척자로서 수십 개의 논문을 발표한 바 있다(www.dreliaz.org). 엘리아즈 박사는 암과 그밖의 난치병을 정복하는 데 평생을 바쳤는데, 우리는 그를 의학계의 셜록 홈즈라고 불러도 좋을 듯하다. 그가 들여다보고 있는 현미경을 돋보기로만 바꾼다면 그는 영락 없는 명탐정 셜록 홈즈다. 그는 펙타솔 C(Pectasol C)라는 혁신적 제품의 개발을 막후에서 지휘한 장본인이다. 펙타솔에는 변형감귤펙틴(MCP: modified citrus pectin)이 들어 있는데, MCP란 쉽게 말해 '귤껍질을 캡슐에 넣은 것'이라고 보면 된다. 귤껍질에는 다양한 다당체(polysaccharide)가 듬뿍 함유되어 있는데, 다당체란 당을 길게 연결한 사슬로서 항암, 해독, 중금속 제거 등을 통해 인체를 지켜 주는 매우 중요한 영양소이다. 펙타솔이 특별한 것은 그 제형(formulation) 때문이다. 펙타솔의 미세한 입자는 인체의 깊숙한 곳에 숨어 있는 세포에까지 도달하여 치유효과를 발휘한다. 치명적 말기암 환자를 대상으로 한 연구에서 MCP는 환자의 통증을 감소시키고 삶의 질을 개선시키는 것으로 밝혀졌다. 그리고 진행성 전립선암 환자를 대상으로 한 연구에서 MCP는 전립선 특이항원(PSA) 수치를 50 % 감소시키고 각종 임상지표를 개선시키는 것으로 판명되었다. 필자는 엘리아즈 박사를 만나 비타민 C와 MCP의 중요성에 대해 이야기를 나눈 바 있다. 그는 필자와의 인터뷰에서 다음과 같이 말했다: "암으로 진단받는다는 것은 매우 두려운 일입니다. 그러나 우리는 한 가지 전략만으로 암과 싸울 필요가 없습니다. 세상에는 우리의 투병을 도와 주고 치료효과를 배가시킬 수 있는 다양한 자연요법이 있습니다." 필자는 엘리아즈 박사의 말에 전적으로 동감한다. 그는 수많은 자연요법 중 하나를 개발한 것뿐이다. MCP의 품질은 브랜드마다 다르므로, 펙타솔 C라는 마크를 확인하라. 펙타솔 C는 온라인에서 판매된다(27장 참조). 매년 MCP 한 병씩을 먹는 것은 당신의 소중한 생명을 암으로부터 지키는 매우 좋은 방법이다. 공연히 암의 공포에 시달릴 필요가 없다.

많은 동물들이 비타민 C를 스스로 생성하지만, 아쉽게도 인간만은 비타민 C를 자체적으로 생성하지 못한다. 따라서 인간은 식품이나 비타민제를 통해 비타민 C를 섭취해야 한다. 비타민 C는 우리의 기분을 좋게 하는데, 이는 비타민 C가 뇌에서 세로토닌이 합성되는 것을 도와 주기 때문이다. 그러므로 스트레스와 격무에 시달리는 사람은 비타민 C를 꼭 복용하기 바란다. 또 비타민 C는 치아와 잇몸을 건강하게 하고, 상처, 화상, 흉터의 치유를 도와 준다.

핫도그, 베이컨, 볼로냐 샌드위치를 먹을 계획이라면 비타민 C의 섭취량을 늘리는 것이 좋다. (신선한 오렌지주스든, 카무카무 열매든, 레몬즙이든 방법은 아무래도 상관 없다.) 필자는 가공육을 권장하지는 않지만, 가공육을 먹고 싶어 안달이 난 사람들에게는 식사 몇 분 전에 비타민 C를 뱃속에 채워 넣으라고 조언한다. 비타민 C는 가공육에 들어 있는 질소산화물(질산염, 아질산염)을 중화시켜, 건강한 세포와 DNA를 손상시키지 못하게 한다. (DNA가 손상되면 암에 걸릴 수 있다.) 이 경우 비타민 C가 큰 도움을 주는 것은 아니지만, 전혀 도움이 안 되는 것보다는 약간이라도 도움이 되는 게 낫다. 나는 이 방법을 내 친구인 '건강특공대' 마이크 애덤스(Health Ranger Mike Adams)로부터 배웠다. 마이크 애덤스는 내추럴뉴스닷컴(NaturalNews.com)의 창립자로서, 자연식품, 파이토케미컬(phytochemicals), 고품질의 건강기능식품 등을 권장하며, 건강에 관련된 글과 동영상을 지속적으로 포스팅하여 방문자에게 동기부여 기회를 제공한다. 그는 헬스케어 분야의 인디아나 존스라고 할 수 있다. 내추럴뉴스닷컴에 회원으로 가입하면 그의 뉴스레터를 무료로 받아볼 수 있는데, 이 뉴스레터에는 유익한 건강정보가 많이 담겨 있다. 필자는 내추럴뉴스닷컴을 최고의 건강사이트로 강추한다. 물론 필자가 운영하는 디어파머시스트닷컴(DearPharmacist.com)보다는 조금 못하지만 ;-)

비타민 C는 검버섯과 백내장을 예방해 준다. 비타민 C는 콜라겐의 생성을 도와 주기 때문에 피부 영양제로도 안성맞춤이다. 비타민 C가 부족하면 쉽게 멍들고, 잇몸과 코에서 피가 나며, 눈 밑에 다크서클이 생긴다. 비타민 C는 철분의 흡수를 증가시키며, 철분이 체내에 오랫동안 머물게 한다. 생리량이 많은 여성이나 출혈을 많이 한 환자의 경우 비타민 C가 풍부한 음식을 먹으면 철 결핍성 빈혈을 예방할 수 있다. 임신기간 동안 전자간증(preeclampsia)을 겪는 여성들을 분석해 보니 비타민 C가 부족한 것으로 밝혀졌다는 연구 결과도 나와 있다. 한편 비타민 C는 부신(adrenal gland)에 농축되므로, 비타민 C는 인체의 에너지 수준을 조절하는 데도 매우 중요하다. 비타민 C가 부족하면 쉽게 피곤하고 무기력해 지며, 감염증에 잘 걸리는 것은 바로 이 때문이다. 비타민 C가 많이 결핍된 사람은 괴혈병에 걸리게 된다.

비타민 C는 납과 같은 중금속을 체외로 배출하는 것으로도 알려져 있다. 비타민 C와 관련된 아이러니 하나를 소개하자면, "비타민 C

가 부족한 사람은 담석이 자주 생기지만, 그렇다고 하여 비타민 C를 너무 많이 섭취하면 신장결석의 위험이 증가한다." 는 것이다. 많은 약물들이 우리 몸에서 비타민 C를 빼앗아 가는데, 그 중에서 대표적인 것은 아스피린이다. 그밖에도 경구피임약, 스테로이드, 소염진통제, 항우울제 등도 비타민 C의 드럭머거로 알려져 있다. 담배를 피우는 사람들은 항상 많은 양의 비타민 C가 필요하다. 히스타민의 혈중농도가 높은 사람들(예: 알러지 환자)은 고용량의 비타민 C를 복용하면 항히스타민 효과를 누릴 수 있다. 가래나 호흡곤란으로 잠을 이룰 수 없는 환자들은 초저녁에 비타민 C를 복용해 보는 것도 하나의 방법이 될 수 있다. 담당의사의 승낙을 받아 취침 직전에 1,000 ~ 2,000 mg의 비타민 C를 복용해 보라. 웬만한 비강스프레이, 흡입제, 정제에 못지않은 효과를 볼 수 있을 것이다.

건강하게 살려면 얼마나…

- 전반적인 건강을 유지하려면 : 하루 100 ~ 300 mg을 2 ~ 3번에 걸쳐 나누어 섭취. (한번에 섭취하지 않고 여러 번에 나누어 섭취하면, 인체는 비타민 C를 하루 종일 대기상태에 두었다가 필요할 때 요긴하게 사용할 수 있다.)
- 드럭머거에 빼앗긴 영양소를 되찾으려면: 하루 300 ~

비타민 C를 훔쳐 가는 드럭머거

성분명	상품명	비고
니코틴 제품		담배, 시가, 씹는 담배, 니코틴 패치
알코올		
이뇨제		
아밀로라이드(amiloride)	미다모르(Midamor)	
스피로노락톤(spironolactone)	알닥톤(Aldactone)	
푸로세미드(furosemide)	라식스	
부메타니드(bumetanide)	부멕스(Bumex)	
토르세미드(torsemide)	데마덱스(Demadex)	
트리암테렌(triamterene)	맥스자이드, 디아자이드, 디레니움	
HCTZ및 이를 포함하는 모든 약물		
아스피린(aspirin)		
디피리다몰(dipyridamole)/아스피린	아그레녹스(Aggrenox)	항혈소판제
카리소프로돌(carisoprodol)/아스피린	소마컴파운드(Soma Compound)	근골격계 질환 치료제
메토카르바몰(methocarbamol)/아스피린	로박시살(Robaxisal)	근골격계 질환 치료제
옥시코돈(oxycodone)/아스피린	퍼코단(Percodan)	진통제
신경계 약물		
바비투레이트(barbiturates), 펜토바르비탈(pentobarbital), 세코바르비탈(secobarbital)		

(뒤에 계속)

비타민 C를 훔쳐 가는 드럭머거 (이어서)

성분명	상품명	비고
스테로이드 약물		
부데소니드(budesonide)	리노코트(Rhinocort)	
덱사메타손(dexamethason)	데카드론(Decadron)	
트리암시놀론(triamcinolone)	아즈마코트 흡입제, 아리스토코트 크림	
플루오시노니드(fluocinonide)	리덱스(Lidex)	
플루니소리드(flunisolide)	나사렐(Nasarel), 나사코트(Nasacort)	
플루티카손(fluticasone)	플로네이스(Flonase)	
기타 스테로이드 약물 메틸프레드니솔론(methylprednisolone), 프레드니손(prednisone), 프레드니솔론(prednisolone)		
여성호르몬제		
에스트로겐 포함 약물		호르몬대체요법, 피임약
에스트라디올(estradiol)	에스트레이스, 클리마라, 악티벨라	
에티닐 에스트라디올(ethinyl estradiol)		많은 피임약에서 발견됨
레보노르게스트렐(levonorgestrel)		대부분의 피임약에서 발견됨(응급피임약 포함)
대부분의 소염진통제		
이부프로펜(ibuprofen)	모트린(Motrin), 아드빌(Advil)	
인도메타신(indomethacin)	인도신(Indocin)	
케토프로펜(ketoprofen)	오루디스(Orudis)	
나프록센(naproxen)	알리브, 아나프록스, 나프로신	
디클로페낙(diclofenac)	볼타렌(Voltaren)	
에토돌락(etodolac)	로딘(Lodine)	
술린닥(sulindac)	클리노릴(Clinoril)	

비타민 C, 식품을 통해 섭취하려면?

카무카무 열매, 고추, 피망, 신선한 파슬리, 찐 브로콜리, 콜리플라워, 딸기, 레몬주스, 로메인 상추, 싹눈양배추, 파파야, 케일, 무우청, 키위열매, 오렌지, 토마토, 자몽, 산딸기, 아스파라거스, 신선한 셀러리, 파인애플, 수박, 크랜베리, 애호박, 블루베리, 당근, 마늘, 살구, 소간, 고구마, 자두, 양파, (껍질째) 구운 감자.

1,000 mg을 2 ~ 3번에 걸쳐 나누어 섭취.

이것만은 알아 두자

오늘날 다양한 형태의 비타민 C가 출시되어 있으며, 모든 업체들은 제각기 자사의 제품이 가장 우수하다고 주장하고 있다. 가장 흔한 비타민 C는 아스코르빈산인데, 이름 하나만 갖고서는 자연산인지 실험실에서 합성된 것인지 구분할 방법이 없다. 자연산과 합성 사이에 효능의 차이가 없다는 연구결과가 나와 있다. 그러나 개인의 취향에 따라 특정 비타민 C를 다른 것보다 선호하는 경우도 있다.

만약 소화불량, 설사, 복부팽만, 구리결핍, 신장결석의 증상이 나타난다면 비타민 C를 과잉섭취하고 있다는 증거이다. 임신부의 경우 하루 1,000 mg 이상의 고용량을 섭취하면 오히려 전자간증의 위험이 증가할 수 있다.

수지 코헨이 강력히 추천하는 비타민 C

- 블루보닛(Bluebonnet)사의 완충형 비타민 C 플러스 감귤 바이오플라보노이드(Buffered Vitamin C plus Citrus Bioflavonoids) : 신선한 오렌지, 귤, 자몽, 레몬에서 추출된 순수한 비타민 C와 바이오플라보노이드(헤스페리딘, 루틴)를 포함하고 있다. 캡슐 제형으로 되어 있으며, 글루텐, 설탕, 이스트, 유제품이 들어 있지 않다. (www.bluebonnetnutrition.com)
- 솔가(Solgar)사의 감귤 바이오플라보노이드 복합체 1,000 mg (Citrus Bioflavonoid Complex 1,000mg) : 전분, 글루텐이 없고 신선한 과일에서 추출된 바이오플라보노이드가 배합되어 있다. 채식주의자용 정제(vegetarian tablet)로 출시되어 있으며, 전국의 건강기능식품점에서 판매된다. 코셔 인증을 받았다.
- 손리서치(Thorne Research)사의 완충형 비타민 C 분말

(Buffered Vitamin C powder): 부형제가 첨가되지 않은 순수한 비타민 C 결정체(아스코르빈산 칼슘)로서, 물이나 주스에 타서 마실 수 있다. 필자는 이 제품을 스무디나 코코넛액에 넣어 먹는다. 알러지를 유발하지 않는다는 장점을 갖고 있다.

- NSI(Nutraceutical Sciences Institute)사의 고급 비타민 C와 감귤 플라보노이드(Advan-C with Citrus Bioflavonoids): 비타민 C와 바이오플라보노이드는 한 팀을 이루어 항산화작용 및 혈관 강화작용을 하기 때문에, 두 가지 영양소를 함께 섭취하면 시너지 효과를 거둘 수 있다. 이 제품의 특징은 아스코르빈산을 특수한 미네랄 복합체 및 비타민 C 대사체와 결합하여 자연 상태의 중성 pH로 만들었다는 점이다. 중성 비타민 C는 산성 비타민 C보다 소화관을 덜 자극하고 쉽게 흡수된다는 장점이 있다. www.gonsi.com이나 www.vitacost.com에서 구입할 수 있다.
- 에코뉴제닉스(EcoNugenics)사의 펙타솔 C MCP(Pectasol C MCP): 이 제품은 다양한 항암성분을 제공하는 동시에 중금속도 제거할 수 있어 일석이조의 효과를 거둘 수 있다. 현재 시중에는 여러 가지 변형감귤펙틴(MCP) 제품이 나와 있지만, 이 제품은 품질과 분자량에 있어서 타의 추종을 불허하며, 제품의 효능을 입증하는 연구결과도 상

당히 많이 축적되어 있다. 펙타솔에 들어 있는 MCP는 입자의 크기가 매우 미세하여 혈류 중으로 흡수되는 비율이 매우 높다. www.dreliaz.org를 방문하면 펙타솔과 그 개발자인 엘리아즈 박사에 대해 보다 많은 내용을 알 수 있으며, 제품은 www.econugenics.com/mcp에서 구입할 수 있다.

| 6 |

비타민 D

비타민 D는 오늘날 많이 언급되는 가장 매력적인 비타민이다. 미국인들은 전염병처럼 퍼지고 있는 비타민 D 결핍증의 시대에 살고 있다. 뼈가 물러져 다리와 척추가 휘어지고 키가 크지 않는 구루병은 오랫동안 미국인들의 뇌리에서 사실상 사라진 상태였다. 그러나 미 공중보건 당국자들에 의하면, 지난 몇 년 동안 미국에서 수백 명의 구루병 환자가 발생했다고 한다.

채식주의자나 비타민 D의 드럭머거를 복용하는 사람들은 비타민 D가 부족해 질 수 있다. 피부가 검은 사람들도 비타민 D가 부족하기 쉽다. 왜냐하면 피부가 검으면 비타민 D를 만들기 위해 더 많은 햇빛이 필요하기 때문이다. 간이나 신장에 질병이 있는 사람들도 비타민 D를 만들 수는 있지만, 이들이 만든 비타민 D는 활성이 없어 제구실을 하지 못한다.

우리는 피부에서 일어나는 화학반응을 통하여 비타민 D를 얻는데, 태양의 자외선은 인체가 비타민 D를 만들 수 있도록 도와 준다. 이러한 의미에서 비타민 D를 '햇빛 비타민'이라고도 부른다. 비타민 D는 호르몬으로 작용하여 전신에 광범위한 영향을 미치는데, 구체적으로 200개의 상이한 유전자에 영향을 미치는 것으로 알려져 있다. 여러 가지 사정으로 인하여 '햇빛 비타민'을 충분히 만들지 못하는 사람은 외부에서 보충해 줘야 한다. 또한 유전적 문제로 인하여 비타민 D를 충분히 활용하지 못하는 사람도 비타민 D를 추가로 공급받아야 한다. 비타민 D는 연어, 대구, 넙치 등과 같은 생선에 풍부하게 함유되어 있다. 사실 대구간유는 비타민 D를 공급하는 가장 좋은 원천이다.

비타민 D는 칼슘과 함께 행동하기 때문에 비타민 D의 결핍은 곧 칼슘의 결핍으로 이어진다. 따라서 비타민 D는 뼈를 튼튼히 하는 데 반드시 필요하며, 비타민 D가 없으면 뼈가 연해지기 때문에 골다공증의 위험이 증가한다. 또한 비타민 D는 치아를 튼튼히 하는 데도 필요하다. (칼슘결핍의 증상에 대해서 자세히 알고 싶은 독자는 16장을 참고

비타민 D를 훔쳐 가는 드럭머거

성분명	상품명	비고
위산분비 억제제		
라니티딘(ranitidine)	잔탁	
시메티딘(cimetidine)	타가메트	
니자티딘(nizatidine)	액시드	
파모티딘(famotidine)	펩시드(Pepcid)	
오메프라졸(omeprazole)	프릴로섹(Prilosec)	
에소메프라졸(esomeprazole)	넥시움	
판토프라졸(pantoprazole)	프로토닉스(Protonix)	
라베프라졸(rabeprazole)	아시펙스(Aciphex)	
모든 제산제	마록스, 암포젤, 개비스콘	
항전간제 페니토인(phenytoin), 페노바르비탈(phenobarbital), 프리미돈(primidone), 에토석시미드(ethosuximide), 카바마제핀(carbamazepine), 가바펜틴(gabapentin), 발프로산(valproic acid), 프레가발린(pregabalin)		
스테로이드제 부데소니드(budesonide), 플루니소리드(flunisolide), 플루티카손(fluticasone), 덱사메타손(dexamethasone), 히드로코르티손(hydrocortisone), 메틸프레드니솔론(methylprednisolone), 프레드니손(prednisone)		
부탈비탈(butalbital)을 포함하는 약물	피오리날(Fiorinal), 피오리셋(Fioricet)	진정제
칼슘채널 차단제 (혈압약) 베라파밀(verapamil), 암로디핀(amlodipine), 니페디핀(nifedipine), 딜티아젬(diltiazem), 펠로디핀(felodipine)		
콜레스티라민(cholestyramine)	퀘스트란	
콜레스티폴(colestipol)	콜레스티드(Colestid)	
케토코나졸(ketoconazole)		항진균제
이소니아지드(INH: isoniazid)		결핵 치료제

(뒤에 계속)

비타민 D를 훔쳐 가는 드럭머거 (이어서)

성분명	상품명	비고
리팜핀(rifampin)	리파딘(Rifadin)	결핵 치료제
변비약		
마그네슘을 포함하는 변비약, 광유, 자극성 하제(stimulant laxatives)		
올레스트라(olestra)		감자칩에서 흔히 발견되는 지방 대체품(fat substitute)
OTC 다이어트 보조제, 지방 차단제		예: 강낭콩 추출물, 전분 중화제
랄록시펜(raloxifene)	에비스타	골다공증 치료제

하라.) 어린이의 경우 비타민 D가 부족하면 안짱다리, 오다리(bowed leg), 척추만곡(spinal curvature), 그리고 치아의 이상이 발생한다. 어른의 경우 비타민 D가 부족하면 골다공증, 계절성 정동장애(SAD: seasonal affective disorder), 류마티스성 통증, 근육약화, 골반골절, 점진적 청력상실 등이 발생하고, 발암(특히 결장암, 전립선암, 유방암)의 위험이 높아진다.

많은 사람들은 비타민 D의 다양한 대사체들을 혼동하는 경향이 있다. 필자가 비타민 D라고 말할 때는 인체가 사용할 수 있는 활성형 비타민 D인 콜레칼시페롤, 즉 D3를 의미한다. 비타민 D가 함유

비타민 D, 식품을 통해 섭취하려면?

연어, 고등어, 참치, 정어리, 대구, 우유, 간, 계란 노른자, 강화시리얼(fortified cereal)

된 비타민제를 구입할 때는 '콜레칼시페롤' 또는 'D3'라는 문구가 표시된 제품을 선택하는 것이 좋다.

건강하게 살려면 얼마나…

- 전반적인 건강을 유지하려면 : 하루 4,000 ~ 5,000 IU
- 드럭머거에 빼앗긴 영양소를 되찾으려면 : 하루 5,000 ~ 10,000 IU
- 암, 자가면역질환 환자 : 하루 10,000 ~ 15,000 IU(담당의사와 상의)

자외선 차단제를 바르지 않고 하루 15 ~ 30분 동안 햇빛을 쪼이면 충분한 비타민 D를 공짜로 얻을 수 있다. (단, 대낮에 직사광선을 쪼이는 것은 위험하며, 이른 아침이나 늦은 오후 시간대를 이용하는 것이 좋다.)

햇빛을 쪼이기가 힘든 사람은 다른 방법을 이용해 하루 4,000 ~ 5,000IU의 비타민 D를 섭취해야 한다. 하루에 40 ~ 50잔의 우유를 마시겠다고 생각하는 용감한 독자들이 있을지도 모른다. 그러나 그보다는 콜레칼시페롤(cholecalciferol), 즉 D3를 섭취하는 것이 좋다. 우유에 대해서는 16장을 참조하라.

이것만은 알아 두자: 콜레칼시페롤(D3)

일부 건강기능식품이나 전문약품에 포함되어 있는 에르고칼시페롤(ergocalciferol), 즉 D2는 피하는 것이 좋다. 진균(fungus)에서 유래하는 D2는 순수 비타민 D가 아닌 '약품'에 속한다. 따라서 우리의 몸은 이 '이방인'을 알아보지 못한다. 약품으로 분류되는 또 다른 비타민 D에는 헥토롤(Hectorol)이 있다. 헥토롤은 실험실에서 합성된 비타민 D이며, 화학적 명칭은 독서칼시페롤(doxercalciferol)이다. 대부분의 처방약품에 포함된 비타민 D는 인체에서 생성되는 비타민 D와 형태가 다르므로, 헷갈리지 않도록 주의하기 바란다. 우리의 몸이 원하는 비타민 D, 즉 콜레칼시페롤(D3)은 전문약품이 아닌 OTC 브랜드 중에 포함되어 있다. D3는 인체에서 만들어지는 비타민 D이므로,

우리의 몸은 이것을 잘 인식하고 쉽게 받아들인다.

비타민 D를 과잉섭취하면 칼슘의 혈중농도가 지나치게 높아져, 무기력, 혼돈, 두통, 오심, 구토, 변비 또는 설사, 구갈(dry mouth) 또는 금속성 맛(metallic taste) 등을 초래할 수 있다. 기타 증상으로는 심장박동 이상, 갈증, 식욕저하 등이 발생할 수 있다. 비타민 D는 지용성 비타민이어서 지방조직에 축적되므로, 비타민 D 과잉섭취의 부작용은 1회용량이 아닌 누적용량(cumulative dosing)에 의해 좌우된다. 신장기능이 손상된 환자는 비타민 D의 부작용을 겪을 위험이 높다. 신장이 제기능을 발휘하지 못하면 비타민 D가 효과적으로 대사되지 않아 조직에 축적될 수 있기 때문이다. 따라서 신장기능이 약한 사람은 고용량의 비타민 D를 섭취하지 않는 것이 좋다.

햇빛을 쪼임으로써 비타민 D를 얻는 경우 - 자칫 일광화상(sunburn)을 입을 수는 있지만 - 용량과잉은 발생하지 않는다. 식품을 통하여 비타민 D를 섭취하는 경우에도 과잉섭취는 거의 불가능하다. 한편 특정 질병에 걸린 환자의 경우 비타민 D를 과잉섭취해도 안전할 수 있다. 예컨대 다발성경화(multiple sclerosis) 환자는 비타민 D가 부족한 경우가 많다. 이 경우 의사들은 다발성경화의 재발을 막고 신경을 건강하게 하기 위해 주당 50,000 IU의 비타민 D를 처방한다. 그런데 대부분의 의사들이 처방하는 비타민 D는 전문의약품인 에르고칼시페롤(D2)이며, 소프트젤 하나당 50,000 IU의 고용량을 포함하고 있다. 인체가 D2를 D3로 전환할 때는 용량의 일부가 손실된다.

일부 약물은 비타민 D의 활성을 증가시켜 용량과잉과 동일한 효과를 초래할 수 있다. 에스트로겐을 포함하는 약물, 이소니아지드(INH), 티아지드계열 이뇨제(HCTZ)가 그 대표적인 예다. 칼슘(하루 1,000 mg)과 비타민 D(하루 400 IU)를 함께 복용하는 폐경여성은 향후 몇 년 동안 신장결석의 위험이 증가한다. 이것은 유명한 여성건강이니셔티브(Women's Health Initiative)에서 발표된 내용이지만, 이 부작용이 영양소(칼슘과 비타민 D) 자체에 기인하는 것인지 아니면 질나쁜 영양소 때문인지는 분명하지 않다.

수지 코헨이 강력히 추천하는 비타민 D 보충제

- 리빙퓨얼(Living Fuel)사의 슈퍼이센셜즈(SuperEssentials) : 이 제품은 비타민 D와 비타민 A를 적절한 비율(대구간유에 포함된 것과 동일한 비율)로 함유하고 있지만, 생선 비린내는 나지 않는다. 또한 오메가-3 지방산, 비타민 E, 아스타잔틴(astaxanthin)을 함께 포함하고 있다. 아스타잔틴은 항산화제로서 자유라디칼을 제거함으로써 동맥경화를 예방하고 피부

를 아름답게 해 준다. 이 제품에 포함된 오메가-3 지방산은 중금속에 오염되지 않은 한류성 어류에서 추출된 100 % 자연산이다. 보다 자세한 사항은 27장을 참조하라. (www.livingfuel.com)

- 노르딕내추럴스(Nordic Naturals)사의 북극 대구간유(Arctic Cod Liver Oil): 다양한 향(레몬, 복숭아, 오렌지, 사과, 딸기)이 첨가되어 있어 생선 비린내가 나지 않는다. DHA와 EPA를 함유하는 고농도 필수지방산 혼합물로서, 천연 비타민 A와 D를 함께 포함하고 있다. 필자는 이미 3장에서 이 제품을 우수 비타민 A 제품으로 소개한 바 있다. 필자가 대구간유를 좋아하는 이유는, 비타민(A, D)과 필수지방산을 풍부하게 함유하고 있어서 뇌, 관절, 심장, 동맥, 신경계를 건강하게 해 주기 때문이다. 이 제품은 대구에서 직접 추출한 고순도의 제품으로서, 시력저하, 우울증, 월경불순을 개선하고 심장질환의 위험을 감소시킨다. 또한 관절을 부드럽게 하고 관절통을 감소시킨다. 보다 자세한 사항은 27장을 참조하라. (www.nordicnaturals.com)
- 알러지 연구그룹(Allergy Research Group)의 슈퍼 D3(Super D3): 이 제품 역시 자연산이지만, 특이하게도 바닷물고기가 아닌 양털의 라놀린(lanolin)을 원료로 하여 만들어졌다. 라놀린은 양의 피지선(sebaceous gland)에서 유래하는 지방질로서, 보습

제나 화장품에서 발견되기도 한다. 이 제품은 캡슐당 2,000 IU의 콜레칼시페롤과 함께 비타민 C와 E를 함유하고 있다.

| 7 |

글루타티온(NAC)

글루타티온은 강력한 항산화제인 동시에, 몇 순위 안에 드는 강력한 해독제이기도 하다. 글루타티온은 종종 GSH라고도 불리며, 다른 항산화제와 마찬가지로 위험한 자유라디칼을 제거하고 면역력을 증강시키며 암에 걸릴 위험을 감소시킨다. 글루타티온을 생각하면 으레 간이 연상된다. 왜냐하면 당신이 으깬 계란, 소시지 비스킷을 먹고 커피를 마실 때 당신의 간세포는 이것들을 분해하기 위해 많은 글루타티온을 필요로 하기 때문이다. 당신이 저녁식사에 반주를 곁들일 경우 간은 더욱 많은 글루타티온을 소모해야 한다. 게다가 당신이 드럭머거를 복용하거나 잘못된 생활방식을 고집하는 경우 엄청난 양의 글루타티온이 고갈된다는 것을 알아야 한다. 한 마디로 간은 당신의 몸에서 독소를 걸러내는 필터인 셈이다. 세밀하게 튜닝되고 잘 기능하는 간이 없다면 당신은 얼마 못 가서 죽고 말 것이다. 한편 글루타티온은 관절과 연골의 건강을 위해서도 필요하다. 이러한 의미에서, 관절통을 치료하기 위해 종종 사용되는 아세트아미노펜이 글루타티온을 고갈시킨다는 것은 아이러니가 아닐 수 없다.

글루타티온은 세포 안으로 쉽게 들어갈 수가 없다. 왜냐하면 세포의 관문인 수용체(receptor)를 통과하기에는 너무 덩치가 크기 때문이다. 예컨대 당신의 주먹을 당신의 입 안으로 집어넣는다고 생각해보라. 이것은 어메리카스 갓 탤런트(America's Got Talent)에 출연한 사람이 아니라면 도저히 불가능한 일이다. 따라서 글루타티온의 완제품을 외부에서 공급하는 것은 좋은 방법이 아니다. 그보다는 글루타티온을 세포 내부에서 만들 수 있도록 당신의 세포에 적절한 원료를 공급하는 것이 더 바람직하다. 다시 말해서, 당신이 세포의 수용체를 통과할 수 있는 작은 전구체(precursor)들을 복용한다면, 이 전구체들은 세포 안에서 합체하여 글루타티온을 합성할 수 있을 것이다.

글루타티온을 합성하기 위해서는 비타민 B 복합체(B6, B12, 니아신, 리보플라빈 등)와 다음의 세 가지 아미노산이 필요하다.

L-글리신(L-Glycine) : 전립선을 보호하고 근육의 생성을 도와 줌.

L-글루타민(L-Glutamine) : 소화기와 면역계에 도움이 됨.

L-시스테인(L-Cysteine) : 위벽을 보호하는 동시에, 인체의 독소를 제거해 줌.

위에서 언급한 아미노산 삼총사는 유청단백질(whey protein), 좀더 정확히 말하면 변성되지 않은 유청단백질에서 발견된다. (유청이란 우유로 치즈 또는 카세인을 제조할 때 생기는 부산물로서, 응고된 우유를 걸러 낸 뒤 남은 맑은 액체를 말한다.) 인체는 이 세 가지 아미노산을 원료로 하고 비타민 B의 도움을 받아 NAC를 합성하고, 최종적으로 글루타티온을 완성한다. 유청단백질에는 아미노산 삼총사가 모두 풍부하게 들어 있으므로, 유청단백질 하나만 있으면 세 가지의 아미노산을 각각 별도로 공급할 필요가 없다.

당신의 글루타티온 수준을 높이는 가장 빠른 방법은 유청단백질을 복용하는 것이다. 아미노산 삼총사 중에서 L-시스테인은 가장 중요하며, 가장 구하기 쉬운 아미노산이다. 특히 시스테인의 한 종류인 N-아세틸시스테인(NAC: N-acetylcysteine)은 대부분의 건강식품점에서 구입할 수 있다. NAC는 인체 내에서 십여 단계의 화학반응을 거쳐 환원형(reduced)의 글루타티온을 생성한다. (글루타티온이 제 기능을 발휘하려면 환원이 되어야 한다.) NAC와 글루타티온은 호흡기질환, 폐기종(emphysema), 울혈성 심부전, HIV, 간질, 심장질환, 중금속 중독 등으로부터 인체를 지켜 준다. NAC는 흡연에 대한 욕구를 해소하여 금연을 도와 주며, 쇼그렌 증후군(Sjörgen's syndrome) 환자에게도 도움이 된다. (단, 당뇨병 환자의 경우 과도한 NAC는 혈당을 상승시킬 수 있으므로 과잉섭취를 금한다.)

NAC는 체내에서 여러 가지의 화학반응을 거치는데, 그중의 한 가지 반응이 신장결석을 초래할 수 있다. 이 문제를 해결하려면 NAC의 2 ~ 3배에 해당하는 비타민 C를 함께 복용해야 한다. 비타민 C는 NAC와 작용하여 신장결석의 형성을 최소화할 수 있다. 꼭 신장결석 때문이 아니더라도, 비타민 C와 NAC를 함께 복용하는 것은 매우 매력적인 일이다. 두 영양소의 조합이 전립선암과 림프종의 진행을 중단시킨다는 사실이 동물실험을 통해 밝혀졌기 때문이다. 그러나 NAC는 킬레이트화제(chelator)로서 수은, 카드뮴, 비소 등의 중금속을 흡착하여 제거하지만, 이와 동시에 건강에 필요한 미량미네랄까지도 제거한다는 사실을 명심하라. 따라서 NAC를 장기적으로 복용하고자 하는 독자들은 아연, 구리 등의 미네랄이 고갈되지 않도록 미량미네랄 보급제 한 병을 구입하는 것이 좋다. NAC는 '좋은 금속'과 '나쁜 금속'을 구분하지 못하기 때문에, NAC를 30일 이상 복용하는 사람은 미량미네랄을 보충해 주어야 한다.

NAC와 글루타티온은 다른 항산화제를 재활용하여 제 2의 인생을 살게 해 준다. 이렇게 재생된 항산화제는 여러 번에 걸쳐 당신의 몸을 깨끗하게 해 줄 수 있다. NAC와 글루타티온은 비타민 C, A, E

를 재활용함으로써 암의 위험을 줄여 준다.

확실히 글루타티온은 우리 몸의 간을 사랑하는 것 같다. 글루타티온은 모든 형태의 간 손상과 간 감염을 회복시켜 준다. 글루타티온은 자폐증을 앓는 어린이에게 도움이 되며, 파킨슨씨병 환자를 위해 주사로 투여되기도 한다. 글루타티온은 혈류중의 도파민에 대한 감수성을 향상시키는데, 우울증이 심한 사람들이 유청단백질(또는 NAC)을 복용할 경우 경과가 갑자기 좋아지는 것은 바로 이 때문이다. 글루타티온은 - 다른 미네랄이나 비타민과 함께 - 위험하고 값비싼 처방약품에 비해 뇌기능과 기분을 안전하게 향상시키는 것으로 생각된다. 현재 널리 사용되고 있는 우울증 치료제들이 공격성향, 불면증, 심계항진, 자살충동 등의 부작용을 초래할 위험이 있다는 점을 고려할 때, 이는 매우 반가운 소식이다.

아래에는 글루타티온을 고갈시키는 드럭머거의 목록이 제시되어 있는데, 안타깝게도 다른 영양소에 비해 길이가 매우 짧다. 필자는 간에서 처리되는 수백 가지의 약물을 목록에 포함하고 싶지만, 이 책을 쓰고 있는 지금 현재 근거자료를 확보하지 못했다. 그러나 간에서 대사되는 약물이 글루타티온의 필요량을 증가시킨다는 것은 어찌 보면 지극히 당연한 일이다. 어떤 약물이 간으로 들어간다면 간이 부담을 느낄 것이고, 이렇게 되면 '간을 사랑하는 효소'인 NAC/글루타티온이 가만히 있을 리 없다. 사실 간에 부담을 주는 모든 것들(흡연, 커피, 알코올, 다이어트약, 생약 등)은 보다 많은 글루타티온을 필요하게 만들기 때문에, 우리는 우리 몸이 글루타티온을 만들 수 있도록 유청 단백질과 같은 영양분을 공급해 주어야 한다.

글루타티온을 훔쳐 가는 드럭머거

성분명	상품명	비고
알코올		
아세트아미노펜(acetaminopha), 파라세타몰	타이레놀	진통제
아세트아미노펜/코데인(codeine)	타이레놀 #3	진통제
삼환계 항우울제 클로미프라민(clomipramine), 데시프라민(desipramine) 등		
부탈비탈(butalbital)을 포함하는 약물	피오리날(Fiorinal), 피오리셋(Fioricet)	진정제
히드로코돈/아세트아미노펜	비콘딘(Vicodin), 로탭(Lortab), 노르코(Norco)	진통제
옥시코돈/아세트아미노펜	퍼코셋(Percocet), 엔도셋(Endocet), 록시셋(Roxicet), 타이록스(Tylox)	진통제
프로폭시펜(propoxyphene)/아세트아미노펜	다보셋(Darvocet)	진통제

글루타티온, 식품을 통해 섭취하려면?

글루타티온은 세포 안에서 생성되기 때문에, 우리는 글루타티온의 원료가 되는 아미노산을 섭취하여 우리의 몸이 글루타티온을 합성할 수 있게 해야 한다. 글루타티온의 원료가 되는 아미노산을 풍부하게 함유하고 있는 식품으로는 과일, 생선, 고기, 유청단백질이 있으며, 그밖의 식품들은 다음과 같다: 채소, 클로렐라, 아스파라거스, 브로콜리, 양배추, 싹눈양배추, 콜리플라워, 케일, 수박, 아보카도, 호두, 자몽, 오렌지, 칸탈루프, 도토리호박, 복숭아, 주키니(zucchini), 시금치, 계란. 이상의 식품에 강황(curcumin)을 곁들여 먹어도 좋으며, 신선한 실란트로(cilantro)나 파슬리를 날로 먹으면 글루타티온을 신속하게 보충할 수 있다.

건강하게 살려면 얼마나…

- 전반적인 건강을 유지하려면 : NAC로 하루 400 ~ 800 mg을 섭취한다.
- 드럭머거에 빼앗긴 영양소를 되찾으려면 : NAC로 하루 1,200 ~ 1,800 mg을 섭취한다.
- 화학요법을 받는 암환자 : NAC로 1,800 mg을 섭취하면 오심과 구토를 줄일 수 있다(의사와 상의할 것).

이것만은 알아 두자

체내의 글루타티온 수준을 신속히 상승시키는 가장 좋은 방법은 유청단백질을 복용하는 것이다. 용량은 한 숟갈씩 하루에 한두 번이면 적당하다. 그러나 독자들 중에는 채식주의자가 많기 때문에 글루타티온 수준을 상승시키기 위해 동물성 단백질을 많이 섭취하라고 권하고 싶지는 않다. 글루타티온을 증가시키는 또 하나의 방법은 NAC를 섭취하는 것이다. 그러나 소화불량 또는 신트림이 발생하거나 식욕이 증가한다면 NAC를 과잉섭취했다는 증거로 볼 수 있다.

수지 코헨이 강력히 추천하는 글루타티온 보충제

- 아이뉴트리셔널(iNutritional)사의 브레인 서스테인(Brain Sustain) : 400mg의 NAC와 비타민 C를 비롯한 다양한 영양소들을 함유하고 있다. 이 제품은 뇌의 건강은 물론, 간기능, 원기회복, 심장건강, 혈액순환에도 이로울 것으로 생각된다. 왜냐하면 이 제품의 라벨에 기재된 영양소들은 뇌세포뿐만 아니라 전신의 세포에도 영양을 공급해 주는 것들이기 때문이다. 이 제품의 설계자는 데이비드 펄머터(David Perlmutter) 박사인데, 세계적인 연설가로서 많은 건강서적을 저술했으며 펄머터 건강센터를 운영하

고 있는 인물이다. 이 제품과 펄머터 박사에 대해 보다 자세한 내용을 알고 싶은 독자는 27장을 참고하기 바란다.

- 리빙퓨얼 Rx 슈퍼베리(Living Fuel Rx Super Berry) : 1회분당 300mg의 NAC와 풍부한 비타민, 미네랄, 단백질, 필수지방, 효소, 보조효소, 생약, 식물추출물, 수용성 식이섬유 등을 포함하고 있는 고농축 종합식품이다. 리빙퓨얼은 다른 종합식품과는 달리 매우 광범위한 영양소를 포함하고 있기 때문에, 문자 그대로 '생명의 불을 지피는' 식품이라고 할 수 있다. 리빙퓨얼 1회분에는 채소와 120 mg의 유기농 장과류(블루베리, 딸기, 산딸기, 크랜베리) 등이 들어 있다. 리빙퓨얼을 먹으면 글루타티온의 재료가 되는 아미노산을 섭취할 수 있음은 물론 다른 건강식품들도 함께 섭취할 수 있다는 장점이 있다.

- 이뮤노텍(Immunotec)사의 이뮤노컬(Immunocal): 유기농 우유에서 추출된 생리활성 유청단백질로 만들어졌으며, 젖당(갈락토스)과 지방질을 포함하고 있지 않다. 이 제품은 당신의 몸에 시스테인을 공급하고, 당신의 몸은 이것을 NAC와 글루타티온으로 전환한다. 우유나 주스와 섞어 먹으면 되지만, 특히 오렌지주스에 섞어 마실 경우 비

타민 C의 혜택을 추가로 누릴 수 있다. (이 경우 믹서기보다는 거품기나 수동식 혼합기를 사용하는 것이 좋다. 거품이 좀 생길 수 있는데, 거품까지 마셔도 좋다.) 이 제품은 자가면역 질환, 우울증, 만성 피로, 섬유근통, 면역결핍증 등의 질환을 가진 환자들에게 도움이 된다. 다양한 온라인 판매점, 심지어 이베이(Ebay)에서도 구입할 수 있다. 메디케어(Medicare)나 메디케이드(Medicaid)의 보험적용을 받을 수 있으므로, 당신의 자격을 확인해 보기 바란다.

- 바이오파마시(Biopharmacy)사의 나노프로(NanoPro) : 천연 유청단백질로서, 초유(colostrum) 추출물, 폴리펩타이드, 환원형 글루타티온도 포함한다. 흡수가 매우 잘 되며, 물과 혼합되더라도 바닐라 셰이크 맛이 난다. 이 제품은 위 안의 극한조건에서도 견딜 수 있도록 나노공법으로 제조되었다. 프롤린 풍부 폴리펩타이드(proline rich polypeptide)가 함유되어 있어 면역계의 균형을 유지해주고, 성장인자를 공급하여 조직의 회복과 재생을 도와준다. 온라인(www.mybiopharmacy)이나 유선(1-877-772-4362)을 통해 구입할 수 있다.

- 시게이트(Seagate)사의 해양 미네랄(Marine Minerals) : 이 제품은 기본적인 미량미네랄을 모두 포함하고 있다. 이

장의 앞부분에서 언급한 바와 같이, NAC를 장기간(30일 이상) 복용하는 사람은 미네랄을 보충할 필요가 있다. 이 제품은 바닷물 속에 천연으로 존재하는 75가지의 미네랄을 제공하며, 채식주의자용 캡슐로서 약간의 생선 추출물도 포함하고 있다.

| 8 |

생균제제

독자 여러분은 요구르트 병에 쓰여 있는 '프로바이오틱(probiotic)'이나 '활성 생균 배양(live active culture)'이라는 문구를 읽어 본 적이 있을 것이다. 이 문구들은 모두 인간의 위장관 (GI: gastrointestinal tract)을 건강하게 유지해 주는 '생균', 즉 살아 있는 세균을 의미하는 표현으로서, 각종 식품과 건강식품에서 많이 발견된다. 인간의 장 속에 '좋은 세균'이 살고 있다는 것은 놀라운 사실이다. 우리가 어머니의 뱃속에서 처음 태어날 때는 면역력이 매우 약하며, 장(腸) 속에 아무런 세균도 보유하고 있지 않다. 그러나 성장하면서 모유와 (좋은 세균이 섞여 있는) 식품을 섭취함에 따라 우리의 면역력은 강해 진다. 좋은 세균은 우리의 장벽에 달라 붙어 생활하면서 '나쁜 세균'으로부터 우리를 보호해 주는데, 성인의 경우 수 조 마리의 좋은 세균을 장 속에 보유하게 된다.

건강기능식품 중에 들어 있는 생균 중에서 가장 유명한 세균 두 가지는 아시도필루스(acidophilus)와 비피도박테리아(bifidobacteria)이다. 이 세균들은 우리의 장 속에 들어가 비타민 B(비오틴, 엽산, 비타민 B6, 니아신 등)을 만들어 주기도 한다. 좋은 세균들은 당신의 장에 자리를 잡고 군집을 형성한다. 사실 이들은 당신의 장 표면 전체를 뒤덮은 상태에서 당신의 건강 하나하나에 영향을 미친다. 장 속에 좋은 세균을 충분히 보유하고 있는 사람은 위산과다, 복부팽만, 설사, 변비 등을 겪지 않아도 된다. 따라서 위장관 장애를 갖고 있는 사람들은 생균제제를 복용하는 것이 좋다. 누군가 필자에게 '매일 섭취해야 하는 건강기능식품을 딱 하나만 추천해 달라'고 한다면, 필자는 서슴없이 생균제제를 추천할 것이다.

생균제제에 대한 전문가의 의견이 궁금한 독자들은 더그 카우프만(Doug Kaufmann)의 저서를 읽어 보기 바란다. 카우프만은 「그것이 알고 싶다(Know The Cause)」라는 TV 프로그램을 진행하고 있으며(www.knowthecause.com), 「곰팡이의 비밀(The Fungus Link)」과 「당뇨병은 전염병이다(Infectious Diabetes)」를 비롯한 많은 책을 쓴 인물이다. 그의 책에는 건강을 지켜줄 수 있는 유익한 정보가 가득 들어 있다. 더그와 만나 1분만 이야기해 보면, 그가 우리의 건강을 진심으로 염려하고 있으며, 건강을 증진시켜 주고 싶어한다는 사실을 알 수 있다. 그의 웹사이트에는 TV쇼의 동영상이 업로드되어 있다. 그가 방송하는 모습을 보면 내 말이 뭘 의미하는지를 알 게 될 것이다. 필자가 이 책을 쓰기 위해 더그와 인터뷰했을 때, 그는 산불을 예로 들어 위장관과 생균제제의 중요성을 설명했다:

"산불이 숲을 황폐화시킨 다음에는 나무를 다시 심어야 합니다. 나무를 심으면 숲을 복원하고 야생동물을 살릴 수 있습니다. 위장관에도 산불이 나서 나무를 모두 태워버리는 경우가 있습니다. (이 경우 산불은 항생제를, 나무는 좋은 세균을 말합니다.) 항생제는 곰팡이가 만들어낸 독소로서, 장 속의 세균들을 - 좋은 세균과 나쁜 세균을 가리지 않고 - 무차별적으로 죽여 버립니다. 좋은 세균이 사라진 위장관은 황폐화되어 각종 질병을 일으킵니다.

그러나 사람들은 항생제에 의해 파괴된 위장관을 복원하려 하지 않습니다. 항생제를 복용한 이후 각종 질병에 시달리는 사람들은 30일 동안 생균제제를 복용하면서 '곡물 없는 식사(grain free diet)'를 병행해 보십시오. 그러면 위장관의 세균들이 부활하여 황폐화된 위장관을 복원시키고 질병을 치료해 줄 것입니다. 그리고 위장관이 황폐되는 것을 사전에 예방하려면 항생제를 처방받을 때마다 생균제제를 함께 복용해야 합니다."

항생제는 인간의 생명을 구하기 때문에, 필자는 항생제를 하나의 약물로서 존중한다. 그러나 다른 한편에서 보면, 항생제는 좋은 세균을 죽이는 최악의 드럭머거라고 할 수 있다. 항생제는 수류탄과 같다. 우리가 항생제를 복용하면, 그것은 위장관 안에서 폭발하여 적군과 아군을 구별하지 않고 모든 세균을 몰살시킨다. 그 결과 설사, 경련, 진균성 질감염증(vaginal yeast infection), 완선(jock itch) 등을 겪을 수 있다. 그렇다고 하여 항생제 복용을 중단한다면 위험한 감염증을 치료할 수가 없으니 참으로 답답한 노릇이다. 이러한 딜레마를 해결하는 방법은 항생제를 복용할 때마다 생균제제를 복용하여 손실된 정상세균총(normal flora), 즉 좋은 세균을 복구하는 것이다.

정상세균총은 음식물의 소화와 흡수를 도와 준다. 또 좋은 세균을 많이 보유하고 있는 사람들은 면역력이 매우 강하다. 왜냐하면 좋은 세균들이 다양한 위험물질과 발암물질들을 중화시켜 주기 때문이다. 더욱이 정상세균총이 버티고 있는 위장관에는 나쁜 세균들이 발을 들여놓을 틈이 없다. 정상세균총이 부족하면 진균(칸디다), 대장균, 기생충 등의 나쁜 세균들이 위장관 안에 득실거리게 된다. 따라서 정상세균총이 부족한 사람들은 진균감염, 요로감염, 피부질환, 피로, 완선, 과민성 대장증후군, 복부팽만, 설사, 위산과다 등의 질병에 시달리게 된다. 이런 사람들은 식사 후에 방귀를 심하게 뀌거나 복통을 경험하는 경향이 있다. 이런 증상들은 생균제제를 복용함으로써 쉽게 해결될 수 있지만, 대부분의 사람들은 매너리즘에 빠져 이를 식사습관 내지는 유전의 탓으로 돌리곤 한다.

그러나 이상과 같은 위장관의 불균형 현상은 반드시 항생제 복용에 의해서만 일어나는 것은 아니다. 예컨대 스트레스, 질병, 정크푸드, 단 음식, 알코올, 커피 등도 위장관을 바람직스럽지 않은 방향으로 몰아갈 수 있다는 점을 명심하라.

앞에서 언급한 바와 같이, 건강기능식품에서 가장 많이 발견되는 세균은 아시도필루스와 비피도박테리아이다. 이 세균들은 마그네슘, 철, 구리, 망간과 같은 미네랄의 생체이용률을 증가시킨다. 이러한 미네랄들은 기분향상, 면역개선, 에너지증강, 혈압과 심장박동의 안정화를 도와주는 중요한 영양소이다. 좋은 세균들은 위장관의 PH를 유지해 주며, 에스트로겐과 갑상선 호르몬의 처리를 도와줌으로써 폐경증상을 완화하고 유방암을 예방해 주기도 한다.

마지막으로, 최근 급성 췌장염에서부터 당뇨병에 이르기까지 췌장질환을 앓는 환자들이 증가하고 있다. 췌장염이 만성화되면 매우 위험하고 고통스러우며 불구를 초래할 수 있다. 과학자들은 동물실험을 통해, 생균제제가 위장관의 총체성(integrity)을 회복시켜 급만성 췌장염을 치료할 수 있다는 결론을 내렸다. 이는 췌장질환을 앓는 환자들에게 기쁜 소식이다. 이 경우 '좋은 세균'뿐만 아니라 '좋은 진

좋은 세균을 죽이는 드럭머거

성분명	상품명	비고
거의 모든 전문약품		
거의 모든 OTC약품		
모든 항생제		
일부 멀티비타민에서 발견되는 비타민 K(phylloquinone)		
모든 항바이러스제		
설폰아마이드(sulfonamide)		설파제, 일부 당뇨병 치료제
위장관의 총체성을 교란하는 많은 생약제품		

균', 예컨대 Saccharomyces boulardii를 섭취하는 것도 고려해 봄 직하다. 항생제는 세균과 진균을 가리지 않고 모든 정상균총을 죽여 버리기 때문이다. S. boulardii는 인간에게 우호적인 진균(이스트)로서 전국의 건강식품 전문점에서 구입할 수 있다. S. boulardii와 생균제제를 함께 복용한다면 항생제와 관련된 설사, 복통, 진균성 질감염증, 기저귀발진을 예방할 수 있다.

건강하게 살려면 얼마나…

- 건강기능식품에 포함된 세균의 양을 세는 단위는 CFU (colony forming units)이다. 일반적인 제품들은 10억 ~ 50

좋은 세균, 식품을 통해 섭취하려면?

요구르트, 가능하면 집에서 만들어 24시간 동안 배양한 것이 좋다. 이렇게 하면 젖당이 분해되어 유당불내증(lactose intolerance)을 방지할 수 있기 때문이다. 가게에서 파는 요구르트는 첨가제나 색소를 포함하는 경우가 많으며, 설탕이나 캔디류의 토핑이 유산균을 변질시킬 가능성이 있다. 요구르트에 첨가된 과일과 감미료는 가게에 진열되어 있는 동안 유산균을 죽일 수 있다. 따라서 요구르트에 과일을 곁들여 먹고 싶으면, 과일 요구르트를 구입할 것이 아니라 신선한 유기농 블루베리나 딸기를 직접 얹어 먹는 것이 좋다. 필자는 제조업체에서 생산한 요구르트를 추천하지 않지만, 여건이 허락하지 않아 이런 요구르트를 먹어야만 하는 독자들이 있다는 사실을 잘 알고 있다. 가게에서 파는 요구르트라도 '활성생균 배양' 이라는 문구가 표시되어 있고 인공감미료, 설탕, 색소, 캔디, 과일 등이 첨가되어 있지 않다면 괜찮다. 케피어(kefir)의 경우 '활성생균배양' 이라는 문구를 확인하고, 사우어크라우트(sauerkraut)의 경우 신선한 유기농 제품을 선택하기 바란다.

억 CFU의 세균을 포함하지만, 100억 ~ 400억 CFU의 세균을 포함하는 제품들도 종종 눈에 띈다.

- 전반적인 건강을 유지하려면 : 공복에 하루 250억 ~ 500억 CFU를 섭취하며, 약(藥)과는 4시간, 음식과는 2시간의 간

격을 유지하는 것이 좋다. 취침 전에 섭취하면 가장 좋다.

- 드럭머거에 빼앗긴 좋은 세균을 되찾으려면 : 공복에 하루 1~3번 섭취한다.

이것만은 알아 두자

생균제제를 과잉섭취하는 것은 사실상 불가능하지만, 방귀가 심하게 나오는 등 위장관장애 증상이 발생한다면 과잉섭취를 의심할 수 있다. 그러나 모든 생균제제의 품질이 동일한 것은 아니며, 일부 제품의 경우 전분, 글루텐, 부형제를 포함하고 있을 수 있다. 따라서 위장관장애가 발생하는 경우에는 일단 다른 브랜드로 교체해 보는 것이 좋다. 또한 생균제제에 포함된 일부 세균은 민감한 사람에게 위장장애를 일으킬 수도 있다. 생균제제에 포함되는 세균의 종류는 5 ~ 15가지지만, 다음과 같은 세균 정도면 무난하다고 볼 수 있다 : Lactobacillus paracasei, Lactobacillus rhamonosus, Bifidobacterium lactis, Bifidobacterium bifidum.

수지 코헨이 강력히 추천하는 생균제제

활성생균을 포함하는 건강기능식품을 구입할 때는 신중을 기해야 한다. 살아 있는 세균이 아닌 죽은 세균을 구입하면 아무런 소용이 없기 때문이다. 생균제제는 매우 예민하고 연약하며, 열, 빛, 산소 수준, 시끄러운 소음(특히 랩음악)에 민감하다는 사실을 기억하기 바란다.

- 터틀 마운틴(Turtle Mountain)사의 맛있는 코코넛 밀크 요구르트(So Delicious Coconut Milk Yogurt) : 유제품, 콩, 인공감미료, 인공색소를 쓰지 않은 데다가 맛도 좋아 필자가 애용하는 제품이다. 여섯 가지의 활성생균이 들어 있는데, 그중에는 L. bulgaricus, S. thermophilus, L. plantarum이 포함된다. 자세한 사항은 27장을 참조하라.
- 엔지메티카(Enzymedica)사의 프로바이오(Pro-Bio) : 필자가 엔지메티카사의 제품을 추천하는 이유는 부형제가 없는 고품질의 제품을 생산하기 때문이다. 프로바이오는 장용코팅 캡슐(enteric-coated capsule)이며, 실온(room temperature)에서 활발하게 활동하는 세균들을 포함하고 있다는 것이 특징이다. (많은 건강기능식품들은 냉장보관을 요한다는 점을 상기하라.) 더욱이 캡슐의 크기가 작아 삼키기에 적당하다. 프로바이오는 바실루스 서브틸리스(Bacillus subtillus)라는 유명한 세균을 포함하고 있는데, 이 세균은 심장을 보호하고 혈액순환을 도와 주는 나토키나아제(nattokinase)라는 효소를 생성한다. B. subtillus

는 심장의 건강을 지켜 주는 것은 물론 장의 세균총(intestinal flora)도 개선해 준다. 프로바이오에 들어 있는 다른 세균들은 면역기능, 소화, 독소 해독에 도움을 주며, 필수 효소 및 비타민의 생성에 기여한다. (www.enzymedica.com 또는 1-888-918-1118)

- 오히라 박사의 프로바이오틱 12 플러스(Dr. Ohhira's Probiotic 12 Plus) : 일본의 세균학자인 오히라 박사에 의해 개발되었으며, 하나의 캡슐에 활성생균과 그 배양물, 다양한 아미노산, 비타민 B, 그리고 미네랄이 함께 포함되어 있어 시너지 효과를 내는 것이 특징이다. 이 제품의 구성 성분은 모두 자연산이며, 유아용, 어린이용, 성인용으로 구분된다. 이 제품은 채식주의자용이고 유제품과 GMO를 포함하고 있지 않으며, 위산에 분해되지 않고 장에 도달하여 성분을 방출한다. 미국 전역에서 판매되고 있다.
- 가든오브라이프(Garden of Life)사의 프라이멀 디펜스 프로바이오틱 포뮬라(Primal Defense Probiotic Formula): 「메이커스 다이어트(The Maker' s Diet)」라는 책의 저자인 조던 루빈(Jordan Rubin)이 개발한 생균 혼합물이다. 이 제품은 살충제, 제초제, 기타 화학물질이 없는 건강한 토양에서 유래하는 영양소와 14가지의 '좋은 세균'을 포함하

고 있다. 이 세균들은 유제품과 무관하며, 척박한 환경에 강하기 때문에 위산과 담즙 속에서도 살아남는다. 가든 오브라이프사에 대한 자세한 사항은 27장을 참조하라.

- 네이처스웨이(Nature's Way)사의 프리마도필루스 옵티마(Primadophilus Optima) : 채식주의자용 장용코팅 캡슐로서, 15가지의 다양한 '좋은 세균'을 포함하고 있다. 개별 세균들은 각각 독특한 장점을 지니고 있으며, 장용코팅은 세균들이 위를 통과하여 장에 도달하는 것을 보장한다.
- 와쿠나가(Wakunaga)사의 키오도필루스 위드 엔자임(KyoDol phius with Enzyme) : 키오도필루스는 수천 개의 병원 및 대학 연구센터에서 사용되는 제품이다. 와쿠나가사는 특별히 배양된 3가지의 '우호적 세균'을 이용하여 이 제품을 만드는데, 이 세균들은 열과 위산에 강하며 유제품과 무관한 것이 특징이다. 이 제품은 안정성이 뛰어나 다른 생균제제처럼 냉장고에 보관할 필요가 없다. 또한 활성세균은 물론 소화효소까지도 제공하기 때문에 비특이적 소화장애(non-specific digestive problem)를 가진 사람들에게 매우 유용하다.

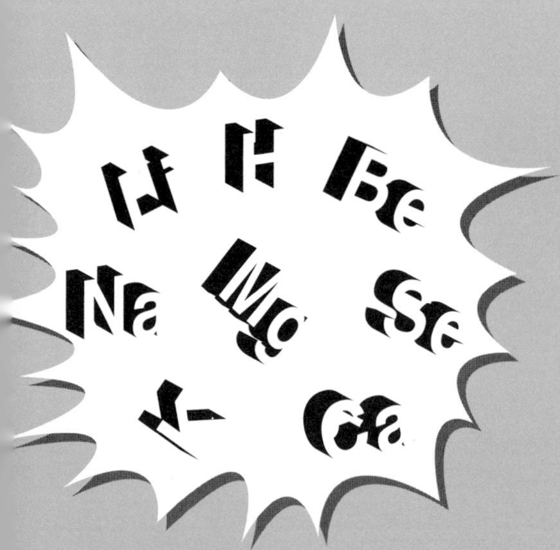
Fe
Na
Mg
Se
Ca

제3부

비타민 B군

The B Family

비타민 B군

티아민 (비타민 B1)

리보플라빈 (비타민 B2)

니아신 (비타민 B3)

피리독신 (비타민 B6)

비오틴

엽산 (비타민 B9)

메틸코발라민 (비타민 B12)

| 9 |

티아민
(비타민 B1)

티아민을 비타민 B1이라고 부르는 이유는 비타민 B 중에서 가장 먼저 발견되었기 때문이다. 티아민은 탄수화물, 지방, 단백질의 분해에 관여하기 때문에, 체중, 혈당, 콜레스테롤을 감소시키는 데 매우 중요한 역할을 한다. 따라서 티아민은 특정 연령대가 아닌 모든 사람들에게 필요한 영양소라고 할 수 있다. 티아민은 - 다른 비타민 B와 마찬가지로 - 혼자 행동할 때 보다는 사촌형제들(다른 비타민 B)과 함께 행동할 때 더욱 큰 빛을 발한다. 티아민은 수용성이기 때문에, 세포 안에 저장되지 않아 매일 보충해 줘야 한다. 티아민이 많이 부족하면 베리베리병(Beri Beri)이라는 결핍증이 발생할 수 있다. 그러나 이 병은 알코올 중독자나 만성설사 환자에게나 나타나는 희귀병이기 때문에, 미국에서 베리베리병 환자를 만나보기는 매우 어렵다. 오히려 티아민 결핍증은 눈에 띄지 않게 진행되는 경우가 많으며, 사람들은 이것을 '나이든 탓' 으로 치부하고 넘어가는 경향이 있다.

어떤 사람들은 티아민이 곤충을 쫓아내는 데 도움이 된다고 생각한다. 그들은 티아민이 피부를 통해 일부 배출된다는 점에 착안하여, 티아민을 많이 섭취하면 곤충에 물리지 않을 것이라고 생각하는 것 같다. 그러나 관련 문헌을 아무리 뒤져 봐도 티아민이 곤충을 쫓는다는 이야기는 나오지 않는다. 그러니 필자는 에쿠아도르에 여행갈 일이 있더라도 티아민에 의존하지는 않을 생각이다. (듣자 하니 에쿠아도르에는 폭스바겐 만한 곤충이 있다고 한다.) 다만 매우 흥미로운 정보이므로 일단 접수해 놓기는 하겠다. 또 어떤 사람들은 티아민이 동요병(멀미)을 예방해 준다고도 한다. 그러나 헬스케어 전문가임을 자부하는 필자에게도 티아민이 멀미를 예방한다는 말은 금시초문이다. 멀미 이야기를 하니 언젠가 유람선을 타고 카리브해를 여행했던 일이 생각난다. 식사 시간에 나와 같은 테이블에 앉은 여성이 뱃멀미를 호소하기 시작했다. (그러나 내가 보기에 배는 1 cm도 흔들리지 않고 있었다.) 그녀는 - 내가 약사인 줄 어떻게 알았는지 - 식사를 하는 동안 줄곧 치료방법을 알려 달라고 생떼를 썼다. 겨우 식사를 마친 나는 디저트로 치즈케이크 한 쪽을 먹으며 그녀에게 말했다. "식사 전에 마신 와인 두 잔이 문제였던 것 같네요." 이 여성의 경우에는 티아민을 보충해 주면 어지럼증 해소에 도움이 될 수도 있을 것이다. 알코올은 티아민을 빼앗아 가는 드럭머거니 말이다. 그러나 음주로 인한 어지럼증과 뱃멀미는 - 겉으로 나타나는 증상은 동일할지 몰라도 - 전혀 다른 차원의 문제다.

티아민 결핍은 식욕저하, 피로, 무기력증, 소화불량, 만성 변비, 체중감소, 정신적 피로를 초래할 수 있다. 또 우울증, 신경과민, 정신적 탈진, 불면증을 초래하기도 하며, 티아민 결핍이 지속되면 근육에 영향을 미쳐 다리 경련과 근무력증을 유발할 수도 있다. 마지막으로 언급한 근무력증은 매우 위험한 상황이다. 왜냐하면 우리의 심장 역시 근육에 속하며, 다른 근육과는 달리 한시라도 약해져서는 안되기 때문이다. 티아민이 부족하면 심근이 느리게 움직이기 때문에 펌프질을 제대로 할 수 없고, 이는 심장의 비대(hypertrophy)로 이어진다. 심장의 박동이 느려 지면 두피의 혈액순환도 영향을 받아, 머리칼이 빠지고 새로운 머리칼의 성장이 더뎌진다. 본래 티아민 결핍증은 매우 드문 현상이지만, 최근 가공식품의 범람과 정제당(refined sweets)의 소비 증가로 인하여 점차 증가하고 있다. 물론 티아민 결핍증의 가장 큰 주범은 알코올이다.

동맥경화 환자는 끈끈한 찌꺼기가 동맥의 벽에 축적되어 심장, 사지, 눈으로 가는 혈류가 막히게 된다. 티아민은 동맥경화를 예방하기 때문에, 티아민의 효과를 가장 크게 볼 수 있는 사람은 당뇨병 환자라고 할 수 있다. 물론 심장질환 환자도 티아민의 효과를 많이 볼 수 있다. 왜냐하면 티아민은 콜레스테롤 수치를 정상화시킬 뿐 아니라 약한 이뇨효과를 발휘하기도 하기 때문이다. (따라서 바쁜 업무 시간에 화장실에 달려가는 불상사를 막기 위해서, 치아민은 이른 아침에 복용하는 것이 좋다.)

티아민의 드럭머거를 복용하는 사람은 티아민 결핍증이 발생할 위험이 높다. 한 연구에 의하면, 울혈성 심부전(congestive heart failure)을 치료하기 위해 루프 이뇨제(loop diuretic)인 푸로세미드(furosemide)를 복용하는 환자 중에서 98 %가 티아민 결핍 증상을 나타내는 것으로 밝혀졌다.

티아민은 신경계에서 매우 중요한 역할을 한다. 티아민은 말초 신경병증(손발이 저리거나 감각이 둔해지는 증상), 다리/발목의 작열감(burning sensation)과 부종, 사지의 통증과 따가운 느낌, 두통을 완화해 준다. 따라서 티아민이 부족한 사람은 이상의 증상들을 모두 겪게 되며, 이와 더불어 피로, 우울증, 기억력 상실, 근육경직 및 무력증도 경험하게 된다.

티아민의 가장 큰 드럭머거는 알코올이다. 따라서 술을 마신 사람은 반드시 티아민을 보충해야 한다. 알코올 중독자는 영양실조에 걸리기 쉬운데, 이는 티아민 결핍증을 더욱 악화시킨다. 따라서 알코올 중독자는 정신혼돈, 갈지자걸음, 시각장애와 같은 뇌신경 관련 질환이 발생할 수 있는데, 이를 베르니케뇌병증(Wernicke's enceph-alopathy)이라고 한다. 물론 이러한 증상은 맥주 몇 잔을 마신 후에도 발생할 수 있지만, 만성 알코올 중독자의 경우에는 증상이 더욱 심각하게 나타난다는 점이 문제다. 티아민은 다른 숙취해소제(예: 오렌지주스, 날계란)보다 이 문제를 잘 해결해 줄 수 있다.

티아민은 알츠하이머병도 예방할 수 있다. 티아민은 뇌의 신경전달물질인 아세틸콜린과 유사한 작용을 하기 때문에, 기억력과 집중력을 향상시켜 알츠하이머병의 위험을 감소시킨다. 신경성 식욕부진(anorexia nervosa) 환자들은 티아민의 수준이 부족한 것으로 알려져 있는데, 티아민을 보충하면 이 질환을 치료하는 데 도움이 된다. 간 기능이 저하된 환자, 과민성 대장증후군, 크론씨병, 셀리악병 환자, 그리고 최근에 위우회수술(gastric bypass)을 받은 환자는 티아민이 부족한 경우가 많다. 고등학교 동창회에 나가 몸매를 자랑하기 위해 속성 다이어트에 돌입한 여성 독자들이여, 공연히 티아민 결핍증에 걸려 고생하지 말고 차라리 마음 편하게 스판엑스(보정속옷)를 이용해 보심이 어떨는지?

아무리 고용량을 복용하더라도 티아민 중독이 발생하는 경우는 매우 드물지만, 이론적으로 티아민 중독이 발생하는 것은 가능하다. 갑상선호르몬 수치가 정상 이하로 떨어지거나, 두통, 떨림(tremor), 과민성, 빈맥(rapid pulse), 불면증이 발생한다면 티아민 과잉복용을 의심해 볼 수 있다.

티아민을 훔쳐 가는 드럭머거

성분명	상품명	비고
알코올		
흡연		
위산분비 억제제		
라니티딘(ranitidine)	잔탁	
시메티딘(cimetidine)	타가메트	
니자티딘(nizatidine)	액시드	
파모티딘(famotidine)	펩시드(Pepcid)	
오메프라졸(omeprazole)	프릴로섹(Prilosec)	
에소메프라졸(esomeprazole)	넥시움	
판토프라졸(pantoprazole)	프로토닉스(Protonix)	
라베프라졸(rabeprazole)	아시펙스(Aciphex)	
모든 제산제	마록스, 암포젤, 개비스콘	
페니토인(phenytoin)	딜란틴(Dilantin)	항전간제
조니사미드(zonisamide)	조네그란(Zonegran)	항전간제
모든 항생제		
에스트로겐 포함약물		호르몬 대체 요법, 피임약
에스트라디올(estradiol)	에스트레이스, 클리마라, 악티벨라	

(뒤에 계속)

티아민을 훔쳐 가는 드럭머거 (이어서)

성분명	상품명	비고
결합형 에스트로겐 (conjugated estrogen)	프레마린(Premarin), 프렘프로 (Prempro)	
에티닐 에스트라디올 (ethinyl estradiol)		모든 피임약에서 발견됨
부메타니드(bumetanide)	부멕스(Bumex)	이뇨제
푸로세미드(Furosemide)	라식스(Lasix)	이뇨제
HCTZ	다이크로짇	이뇨제
커피와 홍차		카페인이 없는 커피와 홍차도 마찬가지임
디곡신(digoxin)	라녹신(Lanoxin), 디지텍(Digitek)	강심제
빈랑나무 열매(betel nuts)		타이완에서 인기
조개류, 해산물		굴이나 홍합 등을 날로 먹을 때
테오필린(theophylline)	유니필(Uniphyl), 테오-24 (Theo-24), 테오듀어(Theo Dur)	천식 치료제

티아민, 식품을 통해 섭취하려면?

로메인 상추, 아스파라거스, 시금치, 해바라기씨, 황다랑어, 셀러리, 그린피(완두의 한 품종), 토마토, 가지, 겨잣잎, 싹눈양배추, 양배추, 수박, 당근, 호박, 브로콜리, 옥수수, 케일, 파인애플, 귀리, 오렌지, 스플릿피(쪼개서 말린 완두콩), 땅콩, 렌즈콩, 통밀

건강하게 살려면 얼마나…

티아민의 하루 권장섭취량(USRDA)인 하루 1 mg은 대부분의 사람들에게 턱없이 부족한 수준이라고 생각된다.

- 전반적인 건강을 유지하려면 : 하루 약 5 ~ 10 mg 섭취
- 드럭머거에 빼앗긴 영양소를 되찾으려면 : 하루 20 ~ 50 mg 섭취
- 항전간제의 드럭머깅 효과를 상쇄하기 위해 티아민을 복용하는 사람은 항전간제와 2시간의 시간 간격을 두고 티아민을 복용하는 것이 좋다.
- 심장질환 및 당뇨병 환자, 알코올 중독자 : 하루 30 ~ 100 mg 섭취(담당의사와 상의해야 함)

이것만은 알아 두자
: 일부 암환자와 화학요법을 받는 환자의 경우

빠르게 증식하는 암(예: 백혈병)은 티아민 결핍증을 초래할 수 있지만, 이를 치료하기 티아민을 섭취할 때는 극소량을 사용해야 한다. 왜냐하면 고용량(하루 3mg 이상)의 티아민을 섭취할 경우 암의 증식을 촉진할 위험이 있다는 연구결과가 나와 있기 때문이다. 화학요법

역시 티아민 결핍을 초래하지만, 너무 많은 티아민을 섭취하면 암의 증식을 자극할 수 있다. 따라서 암환자의 경우 티아민 섭취 여부를 의사에게 문의해 보고, 의사가 승락할 경우 극소량만을 섭취하는 것이 좋다.

수지 코헨이 강력히 추천하는 티아민 보충제

비타민 B군은 상호 의존적이므로, 여러 비타민 B 사이에 불균형이 발생할 수 있다. 예컨대 티아민 하나만을 너무 많이 섭취하면 다른 비타민 B가 결핍될 수 있다. 따라서 하나의 비타민 B를 섭취할 때는 비타민 B 복합체를 함께 섭취하여 비타민 B군의 체내 균형을 유지해 주는 것이 좋다.

- 솔라레이 (Solaray)사의 비타민 B1 : 자연식품(whole food)을 기반으로 하여 순수 티아민을 함유하고 있다. 솔라레이사는 모든 제품에 천연 감미료와 천연향료를 사용하며, 자연보존료인 비타민 E와 로즈메리 추출물(rosemary extract)을 사용한다.
- 스완슨(Swanson)사의 비타민 B1: 작은 캡슐 안에 100 mg의 염산티아민이 들어 있으며, 쌀가루를 원료로 사용하

기 때문에 글루텐이 포함되어 있지 않다. 스완슨사는 티아민을 변형한 벤포티아민(benfotiamine)을 출시하고 있는데, 흡수율이 매우 높다고 한다. (www.swansonvitamins.com)

- 튄랩(Twinlab)사의 B1: 젤라틴 캡슐에 100 mg의 순수한 결정 티아민(crystalline thiamine)이 들어 있다. 이스트, 글루텐, 기타 알러지원이 포함되어 있지 않다. 코팅제, 결합제, 색소를 사용하지 않았다.

- 네이처메이드(Nature Made)사의 B-1 : 100 mg의 티아민을 포함하고 있으며, 인공 색소, 향료, 보존료를 사용하지 않았다. 물론 글루텐도 없다.

| 10 |

리보플라빈
(비타민 B2)

어린 시절 어머니가 주신 비타민 한 알을 꿀꺽 삼키고 몇 시간 후에 소변이 노랗게 된 것을 보고 놀란 적이 있지는 않은가? 절대로 몸에 해롭지 않으니 놀랄 필요는 없다. 그것은 멀티비타민 속에 들어있는 리보플라빈 때문이다. 리보플라빈은 염료에 속하며, 실제로 아기용 식품, 치즈, 시리얼 등에 색소로 사용되기도 한다. 한편 리보플라빈은 자외선을 비추면 형광을 발하기 때문에, 산업 현장에서 각종 누출검사에 이용하기도 한다. 그렇다면 혹시 리보플라빈을 먹은 사람이 어둠 속에서 자체발광하는 일이 벌어지지는 않을까? 그러나 자외선 없이 리보플라빈이 스스로 형광을 발하는 일은 없으니 안심하라.

리보플라빈은 과체중 여성이나 피곤한 여성들에게 큰 도움이 되며, 특히 두통이 있을 경우에는 더욱 그러하다. 왜냐하면 리보플라빈이 갑상선호르몬의 수준을 높여 에너지를 발산시킴으로써 칼로리를 연소시켜 주기 때문이다. 리보플라빈은 특정 형태의 두통과 편두통에도 효과가 있다. 9장에서 언급한 바와 같이, 리보플라빈 역시 비타민 B의 일종이기 때문에 다른 사촌형제들(비타민 B)과 힘을 합하여 우리의 건강을 지켜 준다. 리보플라빈은 에너지를 생성하고 신경을 보호하며 스트레스를 해소해 주는 역할을 한다. 리보플라빈이 부족하고 스트레스에 찌든 사람은 잠잘 때 이를 가는 경향이 있다. 따라서 이갈이로 고생하는 독자들이 있다면 리보플라빈을 복용해 보기 바란다. 리보플라빈은 부신의 기능을 향상시켜 항스트레스호르몬(코르티솔)의 분비를 증가시킨다.

리보플라빈을 소모시키는 드럭머거 중에서 대표적인 것은 '에스트로겐을 포함하는 약물'들이다. 따라서 피임약이나 여성호르몬제를 복용중인 여성들은 리보플라빈이 부족한 경우가 많다.

편두통 환자 중에는 리보플라빈이 부족한 사람이 많다. 필자가 약국에서 근무약사로 일하던 시절의 일화를 하나 소개한다. 어느 날 나는 이미트렉스(Imitrex, 편두통치료제) 를 처방받은 여성 환자에게 리보플라빈을 권한 적이 있다. 그와 동시에 나는 그녀에게 인공감미료가 들어 있는 다이어트 소다를 삼가라고 말했다. 그녀는 내 권고를 받아들여 즉시 리보플라빈 한 병을 구입했다. 며칠 후 나는 그녀에게서 한 통의 이메일을 받았다. 그녀는 리보플라빈을 복용하고 나서 6일 동안 한 번도 편두통을 겪지 않았는데, 이것은 최근 7년 동안 처음 겪어 보는 일이라고 말했다. 게다가 그녀는 전신에 에너지가 충만한 기분을 느끼고 있다고 했다. 그녀는 다음과 같은 말로 감사의 뜻을 전했다 : "나는 몇 년 만에 다시 인생을 즐길 수 있게 됐어요. 이제 아이들도 보살펴 주고 함께 놀아주고 싶어요. 이 모든 것이 약사님 덕분이에요. 감사합니다."

내가 가진 전문 지식으로 다른 사람들을 도울 수 있다는 것은 참으로 기분 좋은 일이다. 무엇보다도 그녀는 매달 이미트렉스를 처방받아야 하는 불편함을 덜 수 있게 되었다. 리보플라빈은 비오틴(13장 참조)과 함께 럭셔리한 머리칼, 아름다운 피부, 튼튼한 손톱을 갖게 해 준다. 그러나 리보플라빈 결핍증은 분간해 내기가 매우 힘들며, 각종 약물복용으로 인해 은폐되는 경우도 많기 때문에, 실제로 우리 주변에서 리보플라빈 결핍증 환자를 만나보기는 매우 어렵다. 그러나 특정질환(식욕부진, 거식증, HIV, 염증성 장질환(IDB: inflammatory bowel disease), 심장질환)에 걸린 환자들이나 노인들의 경우 리보플라빈 결핍증이 흔하게 나타난다. 에스트로겐이 포함된 약물을 복용하는 여성들의 경우도 마찬가지다.

임신부의 경우 리보플라빈을 복용하면 태아의 발육을 도울 수 있을 뿐만 아니라 임신성 경련도 예방할 수 있다. 리보플라빈이 부족한 임신부는 전자간증 (임신부의 5 ~ 8 %가 겪는 증상으로, 엄마와 아기 모두에게 고혈압을 초래할 수 있음)에 걸릴 위험이 다섯 배나 높은데, 리보플라빈을 섭취하면 전자간증을 예방할 수 있다. 임신부용 비타민(prenatal vitamin)에 리보플라빈이 단골메뉴로 포함되는 것은 바로 이 때문이다. 임신한 독자들은 복용중인 비타민제에 리보플라빈이 들어 있는지 꼭 확인해 보기 바란다.

리보플라빈은 음식물의 소화를 도와 주고, 다른 비타민 B(피리독신, 니아신)을 활성화시킨다. 고기를 많이 먹는 사람들은 지방과 단백질을 소화시키기 위해 많은 리보플라빈이 필요하다. 리보플라빈은 적혈구의 생성을 도와 주므로, 리보플라빈이 결핍되면 철결핍성 빈혈에 걸리고 쉽게 피로를 느끼게 된다.

우리는 눈이 심하게 충혈된 사람을 보면, '저 사람은 과음을 했거나 매우 피곤한 모양이구나.'라고 생각하는 것이 보통이다. 눈이 피곤하고 눈물이 많이 나거나 충혈된 사람은 - 밤늦도록 책을 읽어서 그런 것이 아니라면 - 리보플라빈 결핍을 의심해 보라. 리보플라빈 결핍은 눈에 영향을 미쳐, 시야불선명(blurred vision), 가려움증, 타는 듯한 느낌, 눈물, 광과민성(sensitivity to light) 등을 초래할 수 있다. 과격한 운동을 하거나 스트레스가 심한 사람은 보통 사람보다 많은 양

리보플라빈을 훔쳐 가는 드럭머거

성분명	상품명	비고
알코올		
모든 항생제		
삼환계 항우울제 아미트립틸린(amitriptyline), 독세핀(doxepin), 데시프라민(desipramine), 이미프라민(imipramine), 노르트립틸린(nortriptyline), 클로미프라민(clomipramine)		
에스트로겐 포함약물		
에스트라디올(estradiol)	에스트레이스, 클리마라, 악티벨라	
에스트라디올/테스토스테론	에스트라테스트(EstraTest), 데포 테스타디올 (Depo Testadiol)	
에티닐 에스트라디올(ethinyl estradiol)		모든 피임약에서 발견됨
레보노르게스트렐(levonorgestrel)		많은 피임약에서 발견됨(응급피임약 포함)
노르에틴드론(norethindrone)		많은 피임약에서 발견됨
정신병 치료제 트리플루오페라진(trifluoperazine), 클로르프로마진(chlorpromazine), 치오리다진(thioridazine), 플루페나진(fluphenazine), 할로페리돌(haloperidol)		
프로메타진(promethazine)	페너간(Phenergan)	항히스타민제

의 리보플라빈이 필요하다.

리보플라빈 결핍은 피부에도 영향을 미친다. 리보플라빈이 부족하면 전신의 피부가 건조해지거나 벗겨지기 시작하고, 혓바닥이나

리보플라빈, 식품을 통해 섭취하려면?

소간, 고기, 양송이, 시금치, 아스파라거스, 근대, 겨잣잎, 브로콜리, 콜라드 그린(collard green), 무우청, 계란, 요구르트, 껍질콩(green bean), 양배추, 딸기, 콜리플라워, 염소젖, 산딸기, 싹눈양배추, 애호박, 템페(tempeh), 자두, 익힌 콩(대두), 아몬드.

입술 귀퉁이에 염증과 균열이 발생할 수 있다. 발적(redness)과 발진(rash)은 리보플라빈의 매우 흔한 증상인데, 사타구니와 같은 매우 거북한 장소에도 생길 수 있다.

건강하게 살려면 얼마나…

- 전반적인 건강을 유지하려면 : '리보플라빈 5인산(R5P: riboflavin 5 phosphate)'으로 30 ~ 40mg씩 하루 1 ~ 3번 섭취
- 드럭머거에 빼앗긴 영양소를 되찾으려면 : 하루 200 ~ 400 mg 섭취
- 편두통 환자 : 60일 동안 200 mg씩 하루 두 번 섭취한 후, 유지용량으로 하루 25 ~ 50 mg 섭취

이것만은 알아 두자

비타민 B군은 함께 있을 때 효과가 크므로, 리보플라빈은 비타민 B 복합체(특히 B6)와 함께 복용하는 것이 좋다. (특정 비타민 B와 비타민 B 복합체를 함께 복용하더라도 권장섭취량을 초과할 가능성은 거의 없다.) 리보플라빈은 체내에 들어가 활성형(R5P)으로 전환되므로, 인체가 바로 사용할 수 있는 리보플라빈을 원하는 독자들은 활성형 리보플라빈을 구입하는 것이 좋다.

리보플라빈은 시력을 개선시켜 주지만, 과잉섭취할 경우 역효과를 일으켜 오히려 백내장이나 야맹증을 초래할 수 있다. 리보플라빈 과잉섭취의 다른 부작용으로는 피부 가려움증, 무감각증, 따끔거리거나 타는 듯한 느낌, 광과민성 등이 있다.

수지 코헨이 강력히 추천하는 리보플라빈 보충제

비타민 B군은 상호 의존적이므로, 여러 비타민 B 사이에 불균형이 발생할 수 있다. 다시 말해서, 예컨대 리보플라빈 하나만을 너무 많이 섭취하면 다른 비타민 B가 결핍될 수 있다. 따라서 하나의 비타민 B를 섭취할 때는 비타민 B 복합체를 함께 섭취하여 비타민 B군의 체내 균형을 유지해 주는 것이 좋다.

- 손리서치(Thorn Research)사의 R5P(riboflavin 5 phosphate): 활성형 리보플라빈이므로, 인체는 리보플라빈을 R5P로 전환시키는 데 필요한 에너지를 소모할 필요가 없다. 생체이용률이 높으므로, 위장관 장애가 있는 사람, 약을 많이 복용하는 사람, 위산이 부족한 사람, 장(腸)의 정상세균총이 부족한 사람에게 유용하다.
- 더글러스랩(Douglas Labs)사의 R5P: 손리서치사의 제품과 마찬가지로 활성형 리보플라빈이다. 건강기능식품점이나 약국에서 판매하지 않으며, 의사를 통해서만 구입할 수 있다. 의사를 경유하여 더글러스랩사에 팩스로 주문서를 보내면 된다.
- 블루보닛(Bluebonnet)사의 B2 : 100 mg의 리보플라빈을 함유한다. 코셔(Kosher) 인증을 받았으며, 알러지원(우유, 계란, 생선, 밀, 콩, 옥수수, 글루텐, 설탕 등)이 전혀 포함되어 있지 않다. (www.bluebonnetnutrition.com)

| 11 |

니아신
(비타민 B3)

니아신은 세 번째로 발견된 비타민 B이기 때문에 비타민 B3라고 불린다. 니아신은 혈관과 모세혈관을 확장시켜 주는 효능을 가진 것으로 유명하다. 모세혈관은 인체에서 가장 가느다란 혈관으로, 피부를 비롯하여 온몸 구석구석에까지 혈액을 공급해 준다. (어떤 모세혈관은 폭이 너무 좁은 나머지 혈구세포가 일렬로 늘어서야 겨우 통과할 정도이다.) 그런데 여러 가지 사정으로 인하여 모세혈관이 점차 좁아지다 보면, 결국에는 완전히 막혀 혈액이 통과하지 못하는 불상사가 발생하게 된다. 그러나 니아신이 나타나 혈관을 넓혀 주면 혈액이 다시 원활하게 통과할 수 있는데, 이러한 현상을 혈관확장(vasodilation)이라고 한다. 독자들은 어린 시절에 친구와 팔을 두 손으로 꽉 쥐었다

놓는 장난을 쳤던 경험이 있는가? 친구가 꼭 쥐었던 손을 갑자기 놓으면, 피부가 불그스레해 지면서 화끈거리고 따끔거리는 느낌이 들었던 기억이 난다. 이는 막혔던 혈관이 별안간 확장되면서 많은 피가 한꺼번에 흘러들어 생기는 현상이다. 시도 때도 없이 얼굴이 화끈거리는 경험(어떤 여성들은 이것을 '전기가 들어 온다' 고 표현한다)을 해 본 폐경여성들은 이 말이 무슨 뜻인지 쉽게 납득할 수 있을 것이다.

폐경여성들에게 나타나는 전신열감(hot flash)과 유사한 개념으로, 니아신 홍조(niacin flush)라는 말이 있다. 니아신을 복용하면 한 시간 이내에 얼굴이 벌겋게 달아오르는데, 전문가들은 이것을 니아신 홍조라고 부른다. (보다 민감한 사람이라면 마치 폭죽이 터지는 듯한 느낌이 들 것이다. 니아신 홍조 때문에 불편한 사람은 아스피린 한 알(81 ~ 325 mg)을 먹으면 뜨거워진 열기를 잠재울 수 있다.) 니아신의 이러한 혈관확장 · 혈액순환 개선 효과는 '니아신이 혈압과 콜레스테롤 수치를 낮추고 심장에 많은 혈액을 공급하는 데 도움이 될 것' 이라는 추측을 가능케 한다. 실제로 많은 연구자들이 '니아신이 고혈압, 고지혈증, 심장질환을 개선한다' 는 사실을 입증하는 연구결과를 내놓고 있다.

니아신은 우리 몸에 축적된 독소를 해독하는 역할을 한다. 니아신이 모세혈관의 혈액순환을 증가시키면, 증가된 혈액이 조직으로 들어가 지방세포와 조직에 축적된 독성 노폐물을 씻어내는 역할을 하기 때문이다. 이때 당신은 일시적으로 가려운 증상을 경험할 수 있는데, 이것은 전혀 문제가 되지 않는다. 물론 체내에 축적된 독소를 제거하는 방법이 니아신 하나만은 아니다. 당신이 식단을 바꾸어 신선한 채소와 과일을 섭취하고 집에서 만든 주스를 마신다면, 니아신에 못지 않은 효과를 볼 수 있을 것이다. 무엇보다도 중요한 것은, 트랜스지방 섭취를 줄이는 것이다.

니아신은 니코틴산(nicotinic acid)으로도 알려져 있는데, 어떤 사람들은 니코틴산이라는 말만 들으면 덜컥 겁부터 집어먹는다. 그들은 아마도 담배에 들어 있는 니코틴과 니코틴산을 동일시하는 것 같다. 그러나 니코틴산은 담배의 니코틴과는 달리 인체에 전혀 해를 끼치지 않는다. 오늘날 니코틴산을 니아신이라고 부르게 된 것도, 이처럼 불필요한 오해를 불식시키기 위한 것이다. 니아신(niacin)이라는 말은 'NIcotinic ACid vitamIN' 에서 굵은 대문자만을 따서 만든 신조어이다.

니아신은 우리 몸속 심장을 보호하고 혈압을 적정한 수준으로 유지시키기 위해 많은 일을 한다. 그런데 필자는 니아신/니코틴산이 니아신아미드(niacinamide)나 니코틴아미드(nicotinamide)와 혼동되어 잘못 사용되는 예를 종종 본다. 니아신아미드/니코틴아미드는 니아신/니코틴산과 철자와 발음이 비슷하여 모두 같은 작용을 할 것이라는 오해를 불러 일으킨다. 그러나 니아신아미드/니코틴아미드는 니아신/니코틴산과는 달리 혈관을 확장시키거나 콜레스테롤 수치를 저하시키는 효능이 떨어진다는 점을 명심하기 바란다.

니아신을 이용하여 고콜레스테롤혈증(hypercholesterolemia)을 치료하는 것은 자연요법의 하나로 확립되어 있다. 로바스타틴(메바코)와 니아신을 1:1로 비교한 연구에 의하면, 니아신이 로바스타틴의 효능을 능가하는 것으로 밝혀졌다고 한다.* 예컨대, 니아신은 '좋은 콜레스테롤(HDL 콜레스테롤)'을 33% 증가시킨 데 반하여, 로바스타틴은 HDL을 7 % 증가시키는 데 그쳤다는 것이다. 더욱이 니아신은 심장과 순환기계를 보호하는 효과가 스타틴보다 훨씬 탁월했다고 한다. 니아신이 이처럼 우수한 성적을 거둘 수 있었던 것은, HDL 콜레스테롤 수치를 증가시키는 동시에 Lp(a)와 피브리노겐(fibrinogen)의 수치를 낮추기 때문인 것으로 밝혀졌다. 나아가 니아신은 '나쁜 콜레스테롤(LDL 콜레스테롤)' 수치까지도 소폭 낮추는 것으로 밝혀졌다.

---

* 독자들은 의사들로부터 HDL이나 LDL에 관한 이야기는 많이 들어 봤어도, Lp(a)에 대한 이야기는 별로 들어 보지 못했을 것이다. Lp(a)란 지단백-a(lipoprotein-a)를 뜻하는 말로서, 피브리노겐과 함께 심장질환의 위험을 나타내는 매우 중요한 지표이다. Lp(a) 수치가 높은 사람은 LDL 수치가 높은 사람에 비해 심장질환이 발생할 위험이 10배나 높다고 한다. 따라서 Lp(a)는 모든 사람들이 무서워하는 LDL보다 훨씬 더 버거운 상대라고 할 수 있다. 니아신과 로바스타틴을 1:1로 비교한 연구에서, 니아신은 Lp(a)를 35 %나 저하시키는 데 반하여 로바스타틴은 Lp(a)에 아무런 영향을 못 미치는 것으로 나타났다.

또 다른 연구에 의하면, 니아신은 두 개의 블록버스터 스타틴제제(리피토, 프라바콜)에 비하여 CRP 수준을 낮추는 효과가 탁월한 것으로 밝혀졌다고 한다. (CRP란 C-반응성 단백질(C-reactive protein)을 뜻하며, 심장질환의 지표로 사용된다.) 제약회사들은 이러한 니아신의 효과에 자극받아, 니아신을 단독성분으로 포함(Niaspan)하거나 스타틴과 결합(Advicor, Simcor)한 처방약품을 출시하기에 이르렀다.

니아신은 손발이 차가운 사람들에게 도움이 된다. 말초조직, 특히 손과 발에 혈액순환이 제대로 되지 않아 발생하는 질병을 레이노드병(Reynaud's disease)이라고 하는데, 니아신은 레이노드병 환자의 증상을 개선시켜 준다. 또한 영국 임상실습저널(British Journal of Clinical Practice)에 실린 논문에 의하면, 니아신은 간헐성 파행증(intermittent claudication)에 도움이 된다고 한다. 그런데 이 연구에서 연구진이 사용한 니아신의 용량은 '한 번에 2,000 mg씩 하루 두 번'으로, 필자가 권고하는 섭취량보다 훨씬 많다.

월경통이 심한 80명의 여성을 대상으로 한 실험에 의하면, 니아신이 월경통을 현저하게 감소시키는 것으로 밝혀졌다고 한다. 이 여성들은 월경이 시작되기 7 ~ 10일 전부터 100 mg의 니아신을 하루 두 번씩 복용하기 시작하여 월경 중에는 같은 용량을 하루에 여러 번씩 복용했는데, 그중 90 %의 여성이 현저한 효과를 보았다고 응

답했다고 한다. 이 여성들이 복용한 니아신은 '이노시톨 헥사니아시네이트(inositol hexaniacinate)' 라는 길고 복잡한 이름을 갖고 있는데, 독자들은 이 이름을 잘 기억해 두었다가 나중에 건강기능식품 전문점에서 찾아 보기 바란다. 이노시톨 헥사니아시네이트는 니아신 홍조를 유발하지 않는 장점이 있다고 하니 말이다.

니아신이 약한 진정제(tranquilizer)로 작용한다는 흥미로운 연구결과도 발표되어 있다. 일부 연구자들에 의하면 니아신이 벤조디아제핀(benzodiazepine) 계열의 항불안제(예: 바리움, 자낙스, 아티반)와 유사한 메커니즘으로 작용한다고 하며, 실제로 이탈리아의 연구진은 한 연구논문에서 "니아신을 이용하여 탐닉성 없이 불안장애(anxiety disorder) 환자들을 치료할 수 있었다."고 발표하였다. 더욱이 니아신은 금단증상도 일으키지 않았는데, 이는 니아신의 항불안 작용이 마일드하기 때문으로 풀이된다. 그러나 독자들이여, 너무 흥분할 필요는 없다. 니아신이 부부간의 불화나 자녀와의 의견충돌을 근본적으로 해결해 주는 것은 아니기 때문이다. 니아신은 단지 당신의 마음에 평화를 가져다 줄 뿐이다.

니아신을 과잉섭취하면 혈당상승, 위장장애, 간손상, 그리고 호모시스테인(homocysteine) 농도 상승을 초래한다. (호모시스테인은 심장질환을 초래하는 염증성 화합물이다.) 문제를 더욱 복잡하게 만드는 것은, 니아신의 유효용량이 개인별로 다르다는 것이다. 즉, 내게 부작용을 일으키는 '과잉용량'이 다른 사람에게는 '낮은 용량'이 될 수 있다는 것이다. 따라서 니아신이 아무리 저렴하고 대중화된 영양소일지라도, 니아신을 복용하고자 하는 환자들은 반드시 의사와 상의를 거쳐야 한다. 사실 많은 심장질환 환자들이 니아신을 복용하고 있으며, 상당수의 의사들은 환자들에게 니아신을 권하기도 한다. 니아신은 눈과 뇌에 혈액공급을 늘림으로써 황반변성(macular degeneration)과 알츠하이머병을 예방하기도 한다.

니아신 결핍증을 펠라그라(pellagra)라고 부르는데, 술을 많이 마시는 사람이나 니아신의 드럭머거를 복용한 사람에게 발생하기 쉽다. 또는 니아신의 모화합물인 트립토판(trypthphan)을 충분히 섭취하지 않아도 펠라그라에 걸릴 수 있다. (트립토판을 많이 함유하는 식품으로는 귀리, 초콜릿, 바나나, 유제품, 고기, 칠면조, 생선, 병아리콩, 해바라기씨, 호박씨, 견과류, 스피룰리나가 있다.) 인체는 음식 속에 포함된 트립토판을 이용하여 니아신을 생성하며, 이렇게 만들어진 니아신은 '니아신 홍조'를 초래하지 않는다.

펠라그라의 증상은 설사, 식욕부진, 피로, 과민성, 두통, 잦은 기분변화(mood swings), 기억력상실이다. 니아신 결핍이 오래 지속되면 만성 설사, 탈수, 치매, 알츠하이머병, 피부질환, 피부염으로 이

니아신을 훔쳐 가는 드럭머거

성분명	상품명	비고
모든 항생제		
페니실린(penicillin)	Pen VK	항생제
트리메토프림(trimethoprim)	프롤로프림(Proloprim)	항생제
부메타니드(bumetanide)	부멕스(Bumex)	이뇨제
클로르탈리돈(chlorthalidone)	하이그로틴(Hygrotin)	이뇨제
HCTZ(hydrochlorothiazide)	다이크로진	이뇨제
인다파미드(indapamide)	로졸(Lozol)	이뇨제
푸로세미드(furosemide)	라식스(Lasix)	이뇨제
메톨라존(metolazone)	자록소린(Zaroxolyn)	이뇨제
셀레콕십(celecoxib)	쎄레브렉스(Celebrex)	소염진통제
에스트로겐 포함약물		호르몬 대체요법, 피임약
에스트라디올(estradiol)	에스트레이스, 클리마라, 악티벨라	
결합형 에스트로겐 (conjugated estrogen)	프레마린(Premarin), 프렘프로(Prempro)	
에티닐 에스트라디올(ethinyl estradiol)		모든 피임약에서 발견됨
이소니아지드(isoniazid)		결핵치료제
프로베네시드(probenecid)	베네미드(Benemid), 콜베네미드(Colbenemid)	통풍치료제
완하제(laxatives)		변비약

니아신, 식품을 통해 섭취하려면?

양송이, 살코기, 간, 계란, 유제품, 가금류, 닭, 자연산 연어, 황다랑어, 콘그릿츠(corn grits), 모든 견과류, 땅콩버터, 강화시리얼

어질 수 있다. 니아신이 부족하면 리보플라빈(10장), 피리독신(12장)을 비롯한 다른 비타민 B들도 부족해 진다. 모든 비타민 B군은 함께 행동하기 때문에, 그중의 한 가지만 부족해도 비타민 B 복합체를 섭취해야 한다.

건강하게 살려면 얼마나…

- 전반적인 건강을 유지하려면 : 하루 50 ~ 100 mg 섭취
- 드럭머거에 빼앗긴 영양소를 되찾으려면 : 하루 100 ~ 1,000 mg 섭취

이것만은 알아 두자:

니아신의 개인별 용량은 100 mg에서부터 2,000 mg에 이르기까

지 다양하다. 따라서 본인에게 적당한 용량을 결정하기 위해서는 적은 용량으로부터 시작하여 서서히 용량을 늘려 나가는 것이 좋다. 이런 방식으로 용량을 결정하면 피부자극과 같은 흔한 부작용을 피할 수 있다. 니아신 홍조를 일으키지 않는 이노시톨 헥사니아시네이트(inositol hexaniacinate)가 출시되어 있는데, 이것은 위장자극도 덜하다. 처방용 제품인 서방형 니아신(extended-release niacin)은 간손상을 초래할 수 있으므로 주의해야 한다.

수지 코헨이 강력히 추천하는 니아신

- 엔지매틱 테라피(Enzymatic Therapy)사의 헥사니아신 플러시프리(Hexaniacin Flush Free) : 니아신 홍조를 유발하지 않는 이노시톨 헥사니아시네이트를 포함하고 있다. 캡슐제로서, 글루텐, 유제품, 기타 알러지원을 포함하지 않는다.

- 와쿠나가(Wakunaga)사의 키오-크롬(Kyo-Chrome) : 니아신 외에도 숙성마늘, 크롬을 포함하고 있으며, 콜레스테롤을 안정화시킨다. 엄격한 품질관리를 통해 생산되며, 이 제품에 포함된 마늘은 유기농 마늘로서 냄새가 나지 않

는다.

- 엔지매틱 테라피(Enzymatic Therapy)사의 콜레스테롤 포뮬라 비타로직(Cholesterol Formula VitaLogic) : 엔지매틱 테라피사가 제공하는 두 가지 혁신적 포뮬라 중의 하나로, 콜레스테롤 수치를 낮추고 심장을 보호하는 것으로 알려진 다양한 생약성분과 비타민을 함유하고 있다. 제품에 포함된 주요 성분은 안면홍조를 유발하지 않는 니아신을 비롯하여, 구굴리피드(guggulipid), 냄새 없는 마늘, 올리브잎 추출물, 붉은 고추 추출물, 오메가-3 지방 등이 있다.

- 바이오에너지(BioEnergy)사의 코발렌(Corvalen): 이 제품은 니아신을 전혀 포함하고 있지 않지만, 많은 독자들이 심장질환과 활력부족으로 고통을 받고 있다는 점을 감안할 때 이 장에서 설명하지 않을 수 없다. 이 제품에 들어 있는 리보스(5탄당)는 ATP의 생성을 도와 심장세포에 에너지를 공급함으로써 심장에 힘을 불어넣는다. 리보스는 고혈압 및 심근경색 환자에게 안전하게 추천할 수 있으며, 심부전 환자에게도 이롭다. 섬유근통 환자에게 도움을 주는 코발렌 M도 나와 있다. 코발렌 M의 주요성분은

리보스, 마그네슘, 말산(malic acid)이다. (www.bioenergy.com 또는 1-866-267-8253)

- 엔지매틱 테라피(Enzymatic Therapy)사의 HDL 부스터(HDL Booster) : 하나의 캡슐에 니아신아미드, 비타민 C, 엽산, 천연 비타민 E, 아르기닌이 포함되어 있다. (아르기닌은 동맥을 확장시켜 혈액순환을 개선하는 작용을 한다.) 그 밖에 산사나무(hawthorne), 마늘, 포도씨 등의 생약도 포함되어 있다. 이 제품은 심장을 건강하게 하고 콜레스테롤 수치를 정상화하기 위해 설계되었다.

| 12 |

피리독신
(비타민 B6)

피리독신이라고도 불리는 비타민 B6는 우리를 행복하게 만드는 비타민이다. 그것은 세로토닌과 도파민의 수준을 증가시킴으로써 기분을 향상시키고, 잠을 잘 자게 하며, 신경계 전체에 영양을 공급해 준다. (세로토닌과 도파민은 뇌에서 분비되는 신경전달물질로서, 인간의 행복에 중요한 영향을 미친다.) 비타민 B6는 우리 몸이 적혈구를 만들고 에너지를 생성하도록 도와 주기 때문에, 가장 중요한 비타민 B 중의 하나로 꼽힌다. 독자 여러분 중 상당수는 빈혈 진단을 받는 수가 있는데, 이 경우 진정한 빈혈, 즉 철 결핍성 빈혈이 아니라 피리독신 결핍 증상을 빈혈로 오인한 것일 수도 있다.

비타민 B6는 신경을 치유할 수 있지만, 너무 많이 섭취하면 오히려 신경을 손상시킬 수도 있다. 비타민 B6는 말초신경병증(peripheral neuropathy)과 손목굴증후군(carpal tunnel syndrome)에 효과가 있으며, 월경전증후군(PMS: pre-menstrual syndrome)의 증상, 그중에서도 특히 우울증과 까닭모를 슬픔을 가라앉히는 데 도움이 된다. 비타민 B6는 섬유낭성 유방통(fibrostic breast pain)과 피로를 완화하는 데도 효과가 있다.

비타민 B6는 - 다른 비타민 B와 마찬가지로 - 수용성인 관계로 인체에 저장되지 않기 때문에, 꾸준히 공급해 줄 필요가 있다. 비타민 B6가 부족하면 무기력증, 정신적 혼돈, 우울증, 불면증, PMS를 겪을 수 있다. 앞에서도 말한 바와 같이, 피리독신은 적혈구의 생성을 돕기 때문에 피리독신이 부족하면 빈혈 증상이 나타날 수 있다. 피리독신이 부족한 사람은 입안과 혀가 헐고 아프거나 변색되고, 피부질환 또는 지루성 피부염이 발생할 수 있다.

비타민 B6는 니아신(11장)과 마찬가지로 약한 진정제로 작용한다. 비타민 B6가 부족하면 신경과민이 되거나 공연히 짜증을 낼 수 있고, 밤에는 잠이 잘 안 올 수 있다. 밤에 잠을 제대로 자지 못하면 그 다음날 피로가 누적되어 신경과민과 불면증을 악화시키는 악순환의 고리가 형성된다. 비타민 B6는 신경안정 효과가 뛰어나므로,

의사들은 PMS가 심한 여성 환자에게 비타민 B6를 권하기도 한다. 필자 역시 PMS 환자들에게 비타민 B6를 권한 결과, 많은 환자들로부터 유방의 압통(tenderness)이 사라지고 기분이 좋아졌다는 말을 들었다. 피리독신이 여성의 가슴통증을 완화해 준다는 것은 많은 연구들이 입증하는 사실이다. 피리독신의 효과를 직접 체험해 보고 싶은 여성들은 월경이 시작되기 2주 전부터 매일 50 ~ 100 mg의 피리독신을 복용해 보기 바란다.*

비타민 B6는 호모시스테인(homocysteine) 수치를 낮춤으로써 간접적으로 심장을 보호한다. 호모시스테인은 관상동맥을 손상시키고, 혈전 생성을 촉진하여 동맥을 막히게 하는 물질이다. 비타민 B6는 호모시스테인의 농도를 낮추므로, 심장질환이나 동맥경화의 위험이 높은 사람들에게 도움이 된다. 이와 반대로, 비타민 B6를 고갈시키는 드럭머거는 심장질환의 발병위험을 증가시킨다.

필자는 육식을 별로 좋아하지 않지만, 일주일에 몇 번씩 스테이크를 먹어야 직성이 풀리는 육식 애호가들에게 꼭 전해주고 싶은 말이 하나 있다. 피리독신은 고기와 유제품 속에 들어 있는 단백질을

* 유방통에만 국한해서 말한다면, 프로게스테론 크림과 요오드 보충제(iodine supplement)를 추천하지 않을 수 없다. 이 두 가지 제품은 섬유낭성 유방통을 완화해 주고, 제대로 된 제품을 선택만 한다면 유방암의 위험을 감소시킬 수 도 있다.

피리독신을 훔쳐 가는 드럭머거

성분명	상품명	비고
알코올		
모든 항생제		
시클로세린(cycloserine)	세로마이신(Seromycin)	결핵치료제
이소니아지드(isoniazid)		결핵치료제
부메타니드(bumetanide)	부멕스(Bumex)	이뇨제
HCTZ(hydrochlorothiazide)	다이크로짇	이뇨제
푸로세미드(furosemide)	라식스(Lasix)	이뇨제
에날라프릴/HCTZ		
트리암테렌/HCTZ		
히드랄라진(hydralazine)	아프레솔린(Apresoline)	혈관확장제
에스트로겐 포함약물		호르몬 대체요법, 피임약
에스트라디올(estradiol)	에스트레이스, 클리마라, 악티벨라	
결합형 에스트로겐 (conjugated estrogen)	프레마린(Premarin), 프렘프로(Prempro)	
에티닐 에스트라디올(ethinyl estradiol)		모든 피임약에서 발견됨
레보노르게스트렐 (levonorgestrel)		많은 피임약에서 발견됨(응급피임약 포함)
MAO 저해제(MAO inhibitors)		자세한 목록은 23장 참조
랄록시펜(raloxifene)	에비스타(Evista)	골다공증 치료제
면역억제제		

피리독신, 식품을 통해 섭취하려면?

시금치, 피망, 무우청, 마늘, 황다랑어 구이, 콜리플라워, 겨잣잎, 콩, 바나나, 신선한 셀러리, 양배추, 아스파라거스, 찐 브로콜리, 강황가루, 케일, 콜라드 그린, 싹눈양배추, 수박, 대구 구이, 근대, 견과류

분해하는 데 필요하다. 따라서 동물성 단백질을 많이 섭취하는 사람은 피리독신이 더 많이 필요하다는 사실을 명심하기 바란다.

건강을 유지하려면 얼마나…

- 전반적인 건강을 유지하려면 : 피리독신으로 하루 10 ~ 25 mg 섭취(피리독살 5'-인산으로 섭취할 경우: 하루 5 ~15 mg)
- 드럭머거에 빼앗긴 영양소를 되찾으려면: 50 mg씩 하루 한두 번 섭취(피리독살 5'-인산으로 섭취할 경우: 15 ~ 30 mg씩 하루 한두 번)

이것만은 알아 두자

피리독신은 거의 모든 영양제에 포함되어 있다. 대부분의 사람들은 피리독신을 P5P(피리독살 5'-인산)로 활성화시킬 수 있는 능력을 보유하고 있기 때문에 문제가 없다. 그러나 피리독신 대신 P5P를 포함하고 있는 고급제품도 출시되어 있다.

피리독신은 다른 비타민 B와 같이 소변을 통해 배설되기 때문에 과잉섭취로 인한 부작용이 드물지만, 이론적으로는 과잉섭취가 가능하다. 꿈이 생생하게 느껴지거나(vivid dreaming) 악몽을 꾼다면 피리독신 과잉섭취를 의심해 볼 수 있다. 손, 팔, 다리에 신경학적 증상(감각이 없거나 따끔거리는 느낌)이 발생하는 경우도 마찬가지다. 그밖에 모든 종류의 신경학적 증상은 피리독신 과잉섭취를 암시한다고 볼 수 있다.

수지 코헨이 강력히 추천하는 피리독신 보충제

비타민 B군은 상호 의존적이므로, 여러 비타민 B 사이에 불균형이 발생할 수 있다. 다시 말해서, 예컨대 피리독신 하나만을 너무 많이 섭취하면 다른 비타민 B가 결핍될 수 있다. 따라서 하나의 비타민 B를 섭취할 때는 비타민 B 복합체를 함께 섭취하여 비타민 B군의 체내 균형을 유지해 주는 것이 좋다.

- 메타볼릭 메인티넌스(Metabolic Maintenance)사의 P5P (Pyridoxal 5'-Phosphate) : 활성형 피리독신을 제공하므로, 우리의 몸이 쉽게 흡수하여 바로 사용할 수 있다. 캡슐에 담겨 있으며, 부형제와 보존료를 포함하고 있지 않다.

- 버몬트(Vermont)사의 P5P : P5P이므로 간에서 활성화되지 않고 바로 사용된다. 인공색소, 부형제, 글루텐이 포함되어 있지 않으며, 채식주의자용 캡슐에 담겨 있다.

- 손리서치(Thorn Research)사의 B-콤플렉스 #6(B-Complex #6): 고단위 P5P를 포함하는 완벽한 비타민 B 복합체이다. P5P는 물론 다른 비타민 B 역시 활성형이기 때문에 인체 내에서 바로 사용될 수 있다.

- 노르딕내추럴스(Nordic Naturals)사의 오메가 우먼(Omega Woman) : 필자는 이 장에서 여성의 PMS에 대해 많은 사항을 언급했다. 이제 노르딕내추럴사의 오메가 우먼에 대해 말할 때가 온 것 같다. 이 제품은 북극산 생선에서 채취한 순수한 어유(fish oil)와 달맞이꽃 종자유를 배합한 제품이다. 달맞이꽃 종자유는 PMS의 증상(잦은 기분

변화, 과민성, 우울증)을 완화해 주는 것으로 유명하다. 독자들 중에는 이 제품을 복용하느니 차라리 북극에서 잡은 한류어를 직접 먹겠다고 생각하는 분이 있을지도 모른다. 일리 있는 말이다. 그러나 한 배 가득한 분량의 물고기를 다 먹더라도 이 제품과 동일한 효과를 볼 수는 없다. 필자는 개인적으로 해산물, 특히 스시(초밥)를 좋아한다. 그러나 필자가 청어, 멸치, 연어, 대구, 고등어 등 온갖 생선을 다 먹는다 하더라도, 그것만으로는 부족하다. 중요한 것은 필수지방산(EFAs: essential fatty acids)을 섭취해야 한다는 것이다. 필수지방산은 관절통, 월경질환, 신경손상, 우울증을 완화하고, 기억력, 뇌기능, 면역기능을 증강시켜 준다. 지금 당장 구글이나 쿨(Cuil)에서 '필수지방산'이라고 입력하고 검색해 보라. 그러면 필자가 말하고자 하는 것이 무엇인지를 깨닫게 될 것이다. 많은 과학자들이 필수지방산의 효과를 과학적으로 입증한 바 있다. 그러나 오메가 우먼에는 피리독신이 포함되어 있지 않으므로, 피리독신을 필요로 하는 독자들은 피리독신을 별도로 섭취해야 한다.

| 13 |

비오틴
(비타민 B7)

비오틴은 당신의 아름다움을 지켜 주는 호르몬이라고 해도 과언이 아니다. 과학자들에 의하면 비오틴은 다른 비타민 B들과 합세하여 머리칼의 자연적인 색깔을 복원해 줄 수 있다고 한다. 그러나 이러한 효과는 합성 비오틴으로는 불가능하며, 식품에 포함되어 있는 천연 비오틴과 동일한 형태를 가진 비오틴(D-비오틴)으로만 가능하다. 비오틴은 비타민 B7으로 알려져 있지만, 종종 비타민 H라고 불리기도 한다. (여기서 H는 '피부'를 뜻하는 독일어 Haut의 이니셜이다.) 사실 비오틴이 비타민 H라고 불리는 것은 전혀 이상한 일이 아니다. 비오틴은 피부, 머리칼, 손톱을 보다 젊게 만들어 주기 때문이다. 그러므로 손톱이 푸석푸석하거나 머리칼이 잘 자라지 않는 사람은 비오틴 부족을 의심해 볼 필요가 있다.

비오틴은 비타민 B군에 속하는 다른 비타민들과 마찬가지로 물에 잘 녹으며 지방조직에는 녹지 않는다. 인간은 비오틴을 자체적으로 만들 수 없지만, 인간의 장(腸)에 공생하는 '좋은 세균'들(8장 참조)은 비오틴을 합성할 수 있다. 따라서 우리가 충분한 비오틴을 확보하기 위해서는 장내 미생물의 역할이 절대적이다. '좋은 세균'이 없다면 비오틴도 없다. 장내 미생물 부족이나 만성 설사 등으로 인하여 위장관의 기능이 부실한 사람은 비오틴이 부족하게 된다. 항생제가 생균제제와 비오틴의 드럭머거 목록에 모두 올라 있는 이유는 바로 이 때문이다. 사실 비오틴은 모든 미생물, 예컨대 세균, 진균, 조류에 의해 생성되며, 일부 식물도 비오틴을 생성하는 것으로 알려져 있다.

비오틴은 머리칼이 잘 자라는 데 필요할 뿐만 아니라, 음식물을 소화시키고 혈당을 관리하는데도 필요하다. 즉 비오틴은 식품 중에 포함된 탄수화물, 지방, 단백질이 분해되는 것을 돕는 역할을 하는데, 이를 통하여 콜레스테롤과 혈당을 조절한다.

비오틴 결핍의 주요 증상으로는 탈모, 고지혈증, 고혈당증, 간 비대, 우울증, 피부감각 이상, 근육통 등이 있다. 비오틴은 크렙스회로

비오틴을 훔쳐 가는 드럭머거

성분명	상품명	비고
알코올		
니코틴		
모든 항생제		
항전간제(anticonvulsant)		
카바마제핀(carbamazepine)	테그레톨, 카바트롤	
조니사미드(zonisamide)	조네그란(Zonegran)	
옥스카르바제핀(oxcarbazepine)	트리렙탈	
페노바르비탈(phenobarbital)		
프리미돈(primidone)	마이솔린(Mysoline)	
페니토인(phenytoin)	딜란틴(Dilantin)	
에스트로겐 포함약물		호르몬 대체 요법, 피임약
에스트라디올(estradiol)	에스트레이스, 클리마라, 악티벨라	
결합형 에스트로겐(conjugated estrogen)	프레마린(Premarin), 프렘프로(Prempro)	
에티닐 에스트라디올(ethinyl estradiol)		모든 피임약에서 발견됨
부탈비탈(butalbital)을 포함하는 약물	피오리날(Fiorinal), 피오리셋(Fioricet)	진정제
설폰아마이드(sulfonamide)		설파제, 일부 당뇨병 치료제
날계란		날계란의 흰자에는 비오틴의 흡수를 저해하는 아비딘(avidin)이 포함되어 있음

비오틴, 식품을 통해 섭취하려면?

땅콩, 개암, 아몬드, 콩단백질, 계란 노른자, 치즈, 소간, 콜리플라워, 양조용 효모, 계란, 맥아, 캐슈(cashew), 요구르트, 고구마, 시금치, 근대, 콩과식물, 해덕(haddock), 연어, 토마토 소스, 견과류, 아보카도, 바나나, 참치캔

(Krebs cycle)에 직접 작용하기 때문에, 비오틴이 부족하면 피로를 느낄 수 있다. 지루성피부염 환자들은 비오틴을 복용하면 좋은 효과를 볼 수 있다. 당뇨병 환자들은 비오틴과 아연이 부족한 경우가 종종 있는데, 아연을 보충하면 두 가지 문제를 모두 해결할 수 있다. 왜냐하면 비오틴은 인체 내에서 아연의 수명을 연장시킴으로써 아연결핍증을 해결해 주기 때문이다.

건강을 유지하려면 얼마나 …

- 전반적인 건강을 유지하려면 : 하루 100 ~ 500 mcg 섭취

- 드럭머거에 빼앗긴 영양소를 되찾으려면 : 하루 1,000 ~ 4,000 mcg 섭취. 항전간제의 드럭머깅 효과를 상쇄하기 위해 비오틴을 복용하는 사람은 항전간제와 2시간의 시간 간격을 두고 비오틴을 섭취하는 것이 좋다.

이것만은 알아 두자

비오틴은 'D-비오틴(D-biotin)'이라고 이름 붙은 제품에서 흔히 발견되는 비타민이다. (비오틴의 거울상 이성질체 중에서 D-비오틴만이 활성을 갖는다.) 로열젤리나 양조용 효모에도 고농도의 비오틴이 함유되어 있다. 두피와 손톱용 포뮬라에는 2,000 ~ 5,000 mcg의 비오틴(하루 섭취량 기준)이 포함되어 있다.

비오틴은 가장 안전하고 효과 좋은 비타민 B 중의 하나라고 할 수 있다. 몸에서 사용되고 남은 비오틴은 소변으로 배설되므로, 고용량(하루 5 mg까지)을 섭취하더라도 독성은 발생하지 않는다. 실제로 비오틴의 과잉섭취로 인한 부작용은 보고된 바 없다. 비오틴은 다른 비타민 B들과 함께 존재할 때 가장 효과가 좋으므로, 비타민 B 복합체와 함께 복용하는 것이 좋다.

수지 코헨이 강력히 추천하는 비오틴 보충제

- 오히라 박사의 프로바이오틱 12 플러스(Dr. Ohhira's Probiotic 12 Plus) : 일본의 세균학자인 오히라 박사에 의해 개발되었으며, 하나의 캡슐에 다양한 활성생균, 비타민 B군(비오틴 포함), 미네랄, 아미노산이 함께 들어 있다. 비오틴은 장내 미생물에 의해 생성되므로, 이 제품에 들어 있는 활성생균은 인체의 비오틴 생성능력을 강화해준다. 이 제품은 GMO를 전혀 포함하고 있지 않다. (자세한 내용은 8장 참조)

- 블루보닛(Bluebonnet)사의 얼티밋 헤어 & 네일 포뮬라(Ultimate Hair & Nail Formula) : 채식주의자용 캡슐 하나에 모발과 손발톱을 아름답게 가꾸는 데 도움이 되는 모든 비타민, 미네랄, 아미노산이 함께 들어 있다. 하루 복용량(3캡슐)에는 비오틴(1,000 mcg)과 다른 비타민 B군이 적절한 비율로 배합되어 있다.

- 내추럴팩터스(Natural Factors)사의 비오틴(Biotin) : 한 정에 300 mcg의 비오틴이 들어 있다.

- 네이처스웨이(Nature's Way)사의 비오틴 구강정(Biotin

Lozenge) : 각 구강정(빨아먹는 정제)에는 1,000 mcg의 비오틴이 들어 있다. 비오틴은 피부와 두피를 정상화시켜 주므로, 이 제품을 복용하는 것은 아름다움을 지켜 주는 '맛있는 방법'이라고 할 수 있다. 이 제품은 건성두피(dry scalp)와 지루성피부염에 효과가 좋다.

| 14 |

엽산
(비타민 B9)

엽산(folate)이라는 이름은 '나뭇잎'을 뜻하는 라틴어 "folium"에서 유래한다. 자연계에 존재하는 엽산은 폴레이트(folate)라고 불리지만, 실험실에서 합성되는 엽산은 폴릭애시드(folic acid)라고 불린다. 합성 엽산(folic acid)은 인체 내에서 활성형 엽산으로 전환된다. 합성 엽산에는 OTC용과 처방용이 있는데, 처방용은 OTC용보다 훨씬 고용량이다.

엽산은 건강한 적혈구를 만드는 데 필요하지만, 건강한 DNA를 만드는 데도 필요하다. 한편 엽산은 항암효과를 갖는 것으로 알려져 있어, 다른 항암제와 함께 종양을 물리치는 데 사용되기도 한다.

엽산은 태아의 신경관결손(neural tube defect)을 예방하는 것으로 유명하기 때문에, 모든 임신부용 비타민에는 엽산이 필수적으로 첨가된다.

엽산은 여성의 생식기계 건강을 위해 매우 중요하다. 부인과에서 자궁경부암 검사(PAP smear)를 받아 '비정상' 판정을 받은 여성은 의사로부터 자궁경부암의 전단계, 즉 자궁경부 이형성(cervical dysplasia)이라는 진단을 받게 된다. 자궁경부 이형성을 치료하는 방법으로는 약물요법과 수술요법이 있다. 그러나 엽산이 부족한 여성들은 자궁경부암 검사에서 '비정상' 판정을 받을 수 있기 때문에, 많은 여성들은 엽산이 부족해서 그렇다는 사실도 모른 채 원추생검(cone biopsy)이나 자궁절제술(hysterectomy)을 받는 경우가 허다하다. 참으로 안타까운 일이다. 엽산을 복용하기만 했더라도 상당수의 여성들이 불필요한 수술을 피할 수 있었을 텐데…

남성 독자들이여, 사랑하는 여인이 있다면 이 책을 꼭 읽어 보라고 권해 주기 바란다. 엽산을 제대로 활용하지 못하는 유전자를 갖고 태어난 여성은 이로 인해 자궁경부암 판정을 받을 수 있는데, 필자는 이것을 '엽산의 비행(folate misbehaving)'이라고 부른다. (필자는 2007년에 발간한 「24시 약사(The 24-Hour Pharmacist)」에서 '엽산의 비행'에 대해 자세히 설명한 바 있다.) 하지만 현재 엄청난 광고공세를 벌이고 있는 가다실(Gardasil, 자궁경부암 백신)은 부족한 엽산을 보충해 줄 수 없다. 가다실의 제조회사는 여성들에게 잔뜩 겁을 주어 가다실을 접종하게 한다. 그리고 가다실 덕분에 인간유두종바이러스(HPV)와 자궁경부암의 위협에서 벗어났다고 안심하게 한다. 그러나 '엽산의 비행'은 가다실과는 관계 없이 발생하며 가다실은 엽산부족을 해소하는 데 아무런 역할도 하지 못한다.

엽산결핍은 동맥경화, 우울증, 민감성, 창백한 얼굴, 거대적아구성 빈혈(megaloblastic anemia, 적혈구의 크기가 커지거나 균일하지 않게 되는 질환)을 초래할 수 있다. 엽산이 소모되면 에너지 소진이 더욱 빨라지고, 혼돈, 건망증, 설사가 찾아 온다. 이 대목을 읽으면서 노인들의 일상적인 모습을 떠올리는 독자들은 없는가? 노인들은 방에 들어와 "내가 왜 이 방에 들어왔지?"라고 하거나, 기껏 말을 꺼내 놓고 "내가 무슨 말을 하려고 했더라?"라고 중얼거리는 경우가 많은데, 이 모든 것은 엽산결핍으로 인하여 발생하는 현상이라는 것이 필자의 지론이다.

엽산은 수용성이기 때문에 결핍현상이 나타나기 쉽다. 인체는 당장 필요한 만큼의 엽산만을 사용하고 나머지는 소변을 통해 배설해 버리기 때문이다. 인체는 엽산을 저장할 수 없기 때문에, 당신은 드럭머거가 엽산을 빼앗아 갈 때마다 빼앗긴 부분을 보충할 수 있도록 항상 경계를 늦추지 말아야 한다.

미 국립보건원(NIH: National Institute of Health)은 심혈관질환의 위험인자를 발표한 바 있는데, 그중에는 LDL 콜레스테롤 상승, HDL 콜레스테롤 저하, 고혈압, 비만, 당뇨가 포함되어 있으며, 최근에는 호모시스테인의 상승이 추가되었다. 우리는 여기서 호모시스테인을 주목할 필요가 있다. 왜냐하면 엽산은 비타민 B6 및 B12와 함께 호모시스테인 수준을 낮추는 작용을 하기 때문이다.

독자들이여, 엽산과 그밖의 비타민 B, 코엔자임 Q10은 당신의 심장을 보호해 준다는 점을 명심하라. 이 영양소 중에서 하나라도 부족하면 당신의 심장이 위험해 진다. 더욱이 드럭머거가 당신의 몸에서 이 영양소를 빼앗아 간다면, 당신의 심장은 고혈압과 심근경색에 취약하게 될 것이다. 억지논리라고? 절대로 그렇지 않다.

엽산의 드럭머거 목록을 한번 훑어 보라. 유명한 당뇨병 치료제인 아반디아(Avandia)가 눈에 번쩍 띌 것이다. 필자는 여기서 잠시 지면을 할애하여 2007년과 2008년 신문지상을 뜨겁게 달궜던 사건에 대하여 보다 자세히 다루고자 한다. 그것은 아반디아를 복용한 환자 여러 명이 목숨을 잃은 사건이었다. 이 책을 읽는 독자들이 아반디아를 복용하지 않는다 하더라도, 이것은 매우 중요한 문제라고 생각된다. 왜냐하면 많은 독자들이 몸소 당뇨병을 앓고 있거나 당뇨병 환자를 가족으로 두고 있을 것이기 때문이다.

아반디아는 당뇨병 치료제로, 아반디아와 같은 방식으로 작용하는 약물을 PPAR-감마 항진제(PPAR-γ agonist)라고 한다. 그런데 아반디아는 엽산, 비타민 B12, 코엔자임 Q10을 고갈시키는 드럭머거로 작용하며, 이 세 가지 영양소가 부족하면 심장과 간에 문제가 생길 수 있다. 실제로 2008년 7월 미국 의학협회지(JAMA)에는 "아반디아를 복용한 환자는 다른 당뇨병 치료제를 복용한 환자에 비하여 심부전의 위험이 60 %, 심근경색의 위험이 40 % 더 높다."는 내용의 논문이 발표되었다. 이 논문에 의하면 연구기간 동안 아반디아를 복용한 환자의 사망률이 다른 당뇨병 치료제를 복용한 환자들에 비해 30 %나 높았다고 한다.

그러나 JAMA에 발표된 논문은 아반디아의 문제점을 최초로 다룬 논문은 아니며, 당뇨약의 문제점을 최초로 다룬 연구는 더더욱 아니다. 1990년대 후반 다수의 사망자를 내고 시장에서 퇴출된 레줄린(Rezulin)은 간부전(liver failure)을 일으키는 것으로 알려진 바 있다. 그러나 레줄린을 발매한 제약회사는 이미 수백만 달러를 벌어들인 뒤였기 때문에, 리콜조치가 내려졌음에도 불구하고 큰 타격을 받지 않았다. (이것은 알 만한 사람은 다 아는 제약업계의 공공연한 비밀이다.)

아반디아는 2008년 7월 이전에도 논란의 대상이 되어 왔다. 2008년 5월 뉴잉글랜드 의학저널(NJEM)에는 JAMA의 논문보다 더 끔찍한 내용이 담긴 논문이 발표되었다. 아반디아가 심장에 부작용을 초래한다는 사실이 명백해 지자, FDA는 - 의사들이 '아반디아를 투여받을 환자'와 '아반디아를 투여받아서는 안되는 환자'를 가려낼 수 있도록 - 아반디아에 블랙박스 경고문(black-box warning)을 표시하라는 행정명령을 내렸다. (블랙박스 경고는 특정 약품이 시장에서 퇴출되기 직전에 내려지는 가장 강력한 경고다.) 그러나 곧이어 필자를 의자에서 굴러떨어지게 할 만한 사건이 발생했다. "과학자들의 객관적인 연구 결과, 아반디아가 심장 부작용을 일으킨다는 주장은 확실한 근거가 없는 것으로 밝혀졌다."는 뉴스가 발표된 것이다. 아반디아를 복용하다가 숨진 환자의 장례식장에 가서 "아반디아의 심장 부작용은 근거 없는 낭설이랍니다."라고 말해 보라. 환자의 유가족들은 제약회사와 보건당국의 뻔뻔함에 치를 떨 것이다.

그러나 더욱 큰 문제는 약물부작용의 문제가 아반디아와 당뇨병 치료제에만 국한된 문제가 아니라는 것이다. 사람들이 복용하는 모든 약물들은 크든 작든 부작용을 초래할 수 있다. 그리고 이 부작용의 근저에는 드럭머거가 도사리고 있다는 점을 한시도 잊어서는 안

된다.

아반디아를 복용하는 사람은 엽산, 비타민 B12, CoQ10이 고갈되기 때문에, 심장과 간에 타격을 받게 된다. 블랙박스 경고에는 '어떠어떠한 사람의 경우 아반디아를 복용하면 부작용이 발생할 수 있습니다'라고 쓰여 있지만, 이 정도의 경고만으로는 '실생활에서 어떻게 심장 부작용을 피할 수 있을 것인가?'라는 의문을 해결해 주지 못한다. 또 블랙박스 경고는 의사들이 읽어 보도록 만들어진 것이며, 환자용 약물정보(인서트)에는 나와 있지 않은 경우가 많다. 따라서 의사가 환자에게 설명해 주지 않는다면, 환자로서는 - 이 책을 읽어 보지 않는 한 - 아반디아의 부작용을 알 길이 없다.

아래에 제시된 엽산의 드럭머거 목록에는 피임약, 스테로이드, 항전간제, 이부프로펜 등 독자들의 눈에 익은 약물들이 몇 가지 포함되어 있다. 그러나 오해 말기 바란다. 필자는 독자들에게 '이러한 약물들을 절대로 먹지 말라'고 주장하는 것이 아니다. 아무런 대안 제시도 없이 질병의 치료에 꼭 필요한 약을 먹지 말라는 것은 무책임한 태도이다. 이 책의 집필 목적은 '독자들이 약물을 복용할 때 스스로 안전조치를 취할 수 있도록 참고목록을 제시하는 것'이다. 독자들은 약물을 복용할 때마다 이 책의 드럭머거 목록에서 해당 약물이 고갈시키는 영양소를 찾아 보고, 그 영양소를 보충해 주기만

하면 된다. 좀 깐깐한 독자들은 이처럼 문제가 많은 약물들을 복용하느니 차라지 자연요법이나 통합의학의 힘을 빌리겠다고 생각할지도 모른다. (통합의학은 자연요법과 전인치료를 아우르는 치료방법이다.) 그런 분들은 필자의 첫 번째 저서 「24시 약사」를 참고하기 바란다.

엽산을 훔쳐 가는 드럭머거

성분명	상품명	비고
알코올		
위산분비 억제제		
라니티딘(ranitidine)	잔탁	
시메티딘(cimetidine)	타가메트	
니자티딘(nizatidine)	액시드	
파모티딘(famotidine)	펩시드(Pepcid)	
오메프라졸(omeprazole)	프릴로섹(Prilosec)	
에소메프라졸(esomeprazole)	넥시움	
판토프라졸(pantoprazole)	프로토닉스(Protonix)	
라베프라졸(rabeprazole)	아시펙스(Aciphex)	
아밀로라이드(amiloride)	미다모르(Midamor)	이뇨제
모든 항생제		
항전간제		
페니토인(phenytoin), 페노바르비탈(phenobarbital), 프리미돈(primidone), 에토석시미드(ethosuximide), 카바마제핀(carbamazepine), 가바펜틴(gabapentin), 발프로산(valproic acid), 프레가발린(pregabalin)		
항우울제(SSRI)		
플루옥세틴(flupxetine)	푸로작	
서트랄린(sertraline)	졸로푸트	
파록세틴(paroxetine)	팍실	
플루복사민(fluvoxamine)	루복스(Luvox)	

(이어서)

엽산을 훔쳐 가는 드럭머거 (이어서)

성분명	상품명	비고
부탈비탈(butalbital)	피오리날(Fiorinal), 피오리셋(Fioricet)	진정제
대부분의 소염진통제		
이부프로펜(ibuprofen)	모트린(Motrin), 아드빌(Advil)	
인도메타신(indomethacin)	인도신(Indocin)	
케토프로펜(ketoprofen)	오루디스(Orudis)	
나프록센(naproxen)	알리브, 아나프록스, 나프로신	
디클로페낙(diclofenac)	볼타렌(Voltaren)	
에토돌락(etodolac)	로딘(Lodine)	
술린닥(sulindac)	클리노릴(Clinoril)	
카리소프로돌(carisoprodol)	소마(Soma)	근육이완제
셀레콕십(celecoxib)	쎄레브렉스	소염진통제
아스피린		소염진통제
히드로코돈(hydrocodone)/아스피린	로탭(Lortab) ASA, 알로(Alor)	진통제
히드로코돈/아세트아미노펜	로셋, 비코딘	진통제
옥시코돈(oxycodone)/아스피린	퍼코단(Percodan)	진통제
메토트렉세이트(methotrexate)	류마트렉스(Rheumatrex), 트렉솔(Trexall)	관절염 치료제
콜레스티라민(cholestyramine)	퀘스트란	콜레스테롤 저하제

(이어서)

엽산을 훔쳐 가는 드럭머거 (이어서)

성분명	상품명	비고
당뇨병 치료제		
글리메피리드(glimepiride)	아마릴	
글리피지드(glipizide)	글루코트롤(Glucotrol)	
글리부리드(glyburide)	다이아베타, 글리네이스, 마이크로네이스	
메트포르민(metformin)	글루코파지	
글리부리드/메트포르민	글루코반스	
피오글리타존(pioglitazone)	액토스	
로시글리타존(rosiglitazone)	아반디아	
에스트로겐 포함약물		호르몬 대체요법, 피임약
레보노르게스트렐(levonorgestrel)		많은 피임약에서 발견됨
트리암테렌(triamterene)	맥스자이드, 디아자이드, 디레니움	이뇨제
트리암테렌/HCTZ		이뇨제
스피로노락톤(spironolactone)	알닥톤	이뇨제
설파살라진(sulfasalazine)	아줄피딘(Azulfidine)	크론씨병, 궤양성 대장염 치료제
발프로산(valroic acid)	데파코트, 데파킨	항전간제
부탈비탈(butalbital)을 포함하는 약물	피오리날(Fiorinal), 피오리셋(Fioricet)	진정제
스테로이드제 베타메타손(betamethasone), 히드로코르티손(hydrocortisone), 플루티카손(fluticasone), 프레드니손(prednisone), 메틸프레드니솔론(methylprednisolone), 덱사메타손(dexamethasone)		

엽산, 식품을 통해 섭취하려면?

로메인 상추, 시금치, 아스파라거스, 무우청, 겨잣잎, 콜라드 그린, 브로콜리, 콜리플라워, 비트(beet), 렌즈콩, 핀토빈(얼룩덜룩한 강낭콩), 검정콩, 병아리콩, 애호박, 오이, 파파야, 리마콩, 딸기, 아마씨

건강을 유지하려면 얼마나…

- 전반적인 건강을 유지하려면 : 하루 400 ~ 800 mcg 섭취
- 드럭머거에 빼앗긴 영양소를 되찾으려면: 400 ~ 800 mcg씩 하루 2 ~ 3번 섭취

이것만은 알아 두자

엽산(folic acid)은 실험실에서 만들어진 합성물질이며, 인체 내로 들어가 활성형으로 전환된다. 많은 전문가들은 합성 엽산의 효능이 활성 엽산보다 열등하지 않다고 말하지만, 이미 활성화되어 있는 엽

산을 섭취하면 활성화에 소요되는 에너지를 절약할 수 있다. 활성 엽산은 식품에서 발견되는 엽산과 동일한 화학구조를 갖고 있다. 활성 엽산을 고르려면 5-MTHF(5-methyl-tetrahydrofolate), 칼슘 폴리네이트(calcium folinate), 폴린산(folinic acid)이라고 표시되어 있는 것을 찾으면 된다.

엽산은 다른 비타민 B와 마찬가지로 소변을 통하여 배설되기 때문에, 여간 해서는 과잉섭취로 인한 부작용이 나타나지 않는다. 필자는 하루 5 mg(5,000 mcg)의 엽산을 몇 달 동안 섭취하면서도 별 탈 없이 지내는 사람들을 종종 본다. (필자의 개인적 생각으로는, 하루 5 mg은 너무 많은 용량이며 다른 비타민 B와의 균형에 문제를 야기할 수 있다.) 실제로 엽산에 관대한 일부 의사들은 하루 5 mg의 엽산을 환자에게 처방하기도 하며, 심지어 암환자에게는 20 mg라는 엄청난 용량을 처방하기도 한다. 그러나 일반인들에게 하루 5 mg은 어마어마하게 많은 용량이다. 최근에 발표된 연구에 의하면, 암 치료를 위해 너무 많은 양의 엽산을 복용할 경우 오히려 암의 증식을 촉진할 수도 있다고 한다. 따라서 건강을 위해 엽산을 섭취하고자 하는 사람들은 자신의 목적에 알맞은 용량을 복용해야 한다.

앞에서 누누이 강조한 바와 같이, 엽산을 너무 많이 섭취하면 비타민 B군 사이의 균형이 깨지기 쉽고, 특히 비타민 B12 결핍이 발생할 수 있다. 비타민 B12 결핍은 많은 문제를 야기하는데, 이에 대한 자세한 사항은 15장을 참조하라. 오심, 방귀, 복부팽만, 신장결석이 발생하면 엽산 과잉섭취를 의심해 볼 수 있다.

수지 코헨이 강력히 추천하는 엽산 보충제

비타민 B군은 상호 의존적이므로, 여러 비타민 B 사이에 불균형이 발생할 수 있다. 예컨대 엽산 하나만을 너무 많이 섭취하면 다른 비타민 B가 결핍될 수 있다. 따라서 하나의 비타민 B를 섭취할 때는 비타민 B 복합체를 함께 섭취하여 비타민 B군의 체내 균형을 유지해 주는 것이 좋다.

- 솔라레이(Solaray)사의 엽산 800mcg(Folic Acid 800mcg) : 하나의 캡슐에 합성 엽산 800 mcg이 들어 있다.

- 메타볼릭 메인티넌스(Metabolic Maintenance)사의 인산화 B 콤플렉스(Phosphorylated B Complex) : 캡슐 하나당 엽산 800 mcg를 비롯한 모든 비타민 B군이 들어 있다. 이 제품에 들어 있는 비타민 B는 대부분 활성형이다. 예컨대 비타민 B12는 시아노코발라민이 아닌 메틸코발라민

이며, 리보플라빈은 R5P이다.

- 아이뉴트리셔널(iNutritional)사의 브레인 서스테인(Brain Sustain) : 분말의 형태로 되어 있으며, 뇌와 신경계의 건강을 지켜 주는 많은 영양소가 들어 있다. 1회용 분량에는 800mcg 의 엽산을 비롯하여, 메틸코발라민, 활성 피리독신(P5P), 티아민, 니아신아미드, 아스코르빈산 칼슘 등이 들어 있어, 뇌를 맑게 해 주고 중추신경계의 건강을 지켜 준다.

- 손리서치(Thorne Research)사의 5-MTHF : 5-MTHF는 엽산의 활성형이므로 인체에 의해 즉시 사용되며, 비타민 B12와 함께 복용하면 심혈관과 신경계를 모두 건강하게 할 수 있다. 손리서치사는 베이직 B 콤플렉스(Basic B Complex)라는 비타민 B 복합체를 시판하고 있는데, 이 제품 한 캡슐을 복용하면 모든 비타민 B를 활성 형태(200 mcg의 폴린산과 200 mcg의 5-MTHF 포함)로 섭취할 수 있다.

| 15 |

메틸코발라민 (비타민 B12)

비타민 B12는 에너지, 수면, 그리고 신경계에 도움을 주는 중요한 비타민이다. 비타민 B12는 너무도 중요한 비타민이기 때문에 필자는 가급적 빨리 본론으로 들어가고 싶지만, 그 전에 먼저 비타민 B12에 얽힌 몇가지 이야기들을 간단히 소개하고 넘어가기로 한다.

과학자들은 일찍이 1930년대부터 동물에서 발견된 물질(비타민 B12)이 악성빈혈(pernicious anemia)을 치료한다는 사실을 알고 있었지만, 비타민 B12의 완전한 분자구조가 밝혀진 것은 그로부터 30년이 지난 1960년대에 이르러서였다. 오늘날에도 비타민 B12는 악성빈혈 치료용으로 권장되고 있으며 OTC로도 구입이 가능하다. 현재 대부분의 건강기능식품에 들어 있는 비타민 B12는 시아노코발라민인데, 필자는 잠시 후 우리가 왜 시아노코발라민이 아닌 메틸코발라민을 섭취해야 하는지 그 이유를 설명하고자 한다.

비타민 B12와 관련된 가장 골치아픈 문제는 식물과 동물이 그것을 만들어내지 못한다는 사실이다. 대부분의 비타민은 식물과 동물에 의해 만들어지지만, 유독 비타민 B12만은 미생물(이스트, 곰팡이, 조류, 세균)에 의해 만들어진다. 그런데 인간의 장 속에는 다행히도 정상세균총이 서식하고 있다. 따라서 장 속에 '좋은 세균'을 많이 보유하고 있거나 생균제제(probiotics)를 정기적으로 복용하는 사람은 비타민 B12가 결핍될 우려가 없지만, 장내 미생물이 부족한 사람은 비타민 B12가 부족하게 된다.

비타민 B12가 하는 일 중에서 가장 흥미로운 것은 멜라토닌의 생성을 촉진한다는 점이다. 멜라토닌은 수면을 조절하는 호르몬이기 때문에, 이것은 비타민 B12와 수면과의 관계에 대하여 시사하는 점이 많다. 예컨대 노인들은 밤잠을 이루지 못하는 경우가 많은데, 이것은 비타민 B12 결핍과 깊은 관련이 있다. 젊은 사람이라도 비타민 B12가 부족하면 - 설사 멜라토닌이 부족하지 않더라도 - 잠을 이루지 못할 수 있다. 다시 말해서 당신이 비타민 B12의 드럭머거를 복용한다면 비타민 B12가 부족하게 되어 불면증을 경험할 수 있다.

의사들은 불면증 환자들에게 전통적인 수면제를 처방하는데, 이 수면제들은 탐닉성 때문에 또 다른 문제를 야기할 수 있다. 그러나 당신은 이제 더 이상 말썽많은 수면제를 처방받을 필요가 없다. 비타민 B12 (그리고 약간의 멜라토닌)를 복용하면 수면제 없이도 불면증을 간단히 해결할 수 있기 때문이다. 멜라토닌에 대해 보다 자세한 정보를 얻고 싶은 독자들은 22장을 참조하라. 필자는 이 책을 통해 독자들과 비타민 B12의 비밀을 공유할 수 있어 매우 기쁘게 생각한다. 실제로 많은 연구들이 "비타민 B12는 수면장애를 치료하고 수면의 질을 개선하며 아침에 깨어났을 때 상쾌한 기분을 느끼게 해 준다."고 밝히고 있다. 비타민 B12의 또 다른 중요한 기능은 적혈구가 생성되는 것을 돕는다는 것이다. 적혈구는 당신이 생명을 유지하는 데도 중요하지만, 에너지를 생성하는 데도 매우 중요하다.

많은 사람들은 드럭머거 때문에 비타민 B12 결핍을 경험하게 되는데, 그중에서 가장 악질적인 드럭머거는 위산과다와 역류성 식도염을 치료하기 위해 복용하는 위산분비 억제제이다. 이 약물들은 위장에서 만들어지는 내인자(intrinsic factor) 라는 단백질과 위산(염산)의 생성을 차단하는데, 내인자와 염산은 음식물 속에 들어 있는 비타민 B12를 흡수하는 데 필요하다. 따라서 위산분비 억제제를 오래 복용하는 사람은 비타민 B12 결핍증에 빠지게 된다. 정크푸드와 정백당(white refined sugar) 역시 비타민 B12의 생성과 흡수에 필요한 필수요소를 당신의 위장관으로부터 빼앗아 간다.

필자는 이 장의 첫 부분에서, 본론에 들어 가기 전에 비타민 B12에 얽힌 이야기 보따리를 먼저 풀어 놓겠다고 말했다. 이제 비타민 B12와 관련된 이야기들이 웬만큼 나왔으므로, 지금부터 필자의 마음 속에 담아 두었던 본론을 꺼내고자 한다. 필자는 자가면역질환에 초점을 맞추고 이야기를 전개해 나갈 예정이지만, 바늘로 찌르는 느낌, 무감각, 신경통(3차 신경통) 등의 신경계 증상으로 고통받는 독자들이 있다면 함께 귀기울여 주기 바란다.

자가면역질환(류머티스 관절염, 다발성 경화)이나 루게릭병(ALS: amyotrophic lateral sclerosis), 만성 신경통을 앓은 경력이 있는 사람들에게는 비타민 B12, 특히 메틸코발라민이 매우 필요하다. 이러한 질병들은 치료하기가 매우 어렵고 불구를 초래할 수 있기 때문에, 필자는 이 책을 통해 그 치료방법을 소개하게 된 것을 매우 기쁘게 생각한다.

먼저 다발성 경화(MS: multiple sclerosis)에 대하여 살펴 보자. MS는 수초(myelin sheath, 신경섬유를 둘러싸는 얇은 코팅)가 벗겨지는 질병인데, 시간이 갈수록 악화되는 것이 특징이다. 수초가 벗겨지는 것을 수초탈락(demyelination)이라고 하는데, 수초탈락의 원인에 대해서는 여러 가지 이론이 대립하고 있다. 수초가 탈락된 신경은 피복이 벗겨진 전깃줄과 같다고 보면 된다. 피복이 벗겨진 전깃줄은 합선과 누전으로 삽시간에 엉망이 되고 만다. 수초가 탈락된 신경도 마찬가지다. MS 환자들은 만성통증, 무감각, 따끔거리는 느낌, 타는 듯한 느낌, 기타 감각 이상을 경험하게 된다.

필자는 「24시 약사」에서 밀단백질(글루텐)이 인간으로부터 건강과 생명을 서서히 빼앗아 가는 과정을 설명한 바 있다. 필자는 MS에 대해서도 같은 생각을 갖고 있다. MS는 여러 가지 원인으로 인하여 발생할 수 있지만, 필자는 글루텐이 MS를 일으키는 범인 중의 하나라고 믿는다. 그러므로 나는 모든 독자들이 건강을 위해 글루텐을 멀리해야 한다고 생각한다. 글루텐을 피하려면 피자나 베이글(bagel)과 이별을 고해야 한다. 그러나 사실 글루텐 없이 사는 것은 그리 어렵지 않다. 글루텐 없이 사는 방법이 궁금한 독자들은 필자가 www.DearPharmacist.com에 포스팅한 글들을 참조하기 바란다. 몇몇 연구에 의하면, MS 환자들에게 글루텐 없는 식사를 하게 한 결과 증상이 현저하게 개선되었다고 한다. 그러나 MS 환자가 밀가루 음식을 계속 고집하면 병세가 신속하게 악화된다.

이유야 어찌됐든 수초탈락이 진행되면 당신은 통증, 따끔거림, 무감각, 타는 듯한 느낌 등을 경험하기 시작하며, 의사는 MS 또는 기타 신경퇴행성 질환이라고 진단할 것이다. 그러나 비타민 B12를 섭취하면 탈락된 수초를 회복시킬 수 있다. 대부분의 의사들은 신경학적 질환에 대해 약물을 처방할 때 부작용의 가능성을 염려한 나머지 매우 신중한 태도를 취한다. 그러나 비타민 B12(특히 메틸코발라민)를 이용하여 탈락된 수초를 회복시키는 경우에는 부작용을 염려하지 않아도 된다. 비타민 B12는 3차신경통, 대상포진, 신경병증, 자가면역질환 등 수초탈락과 관련된 모든 질환에 효과가 있다. 그러나 같은 비타민 B12라도 시아노코발라민은 메틸코발라민만큼 효과가 없으므로, 건강기능식품을 선택할 때는 반드시 메틸코발라민이 포함된 것을 선택해야 한다.

필자는 14장에서 엽산이 호모시스테인의 농도를 낮춤으로써 심근경색의 위험을 감소시킨다고 말한 바 있다. 비타민 B12도 마찬가지다. 그러나 모든 비타민 B12가 그런 것은 아니고, 메틸코발라민만이 호모시스테인을 감소시키는 효능을 발휘한다. 한편 비타민 B12는 우울증과 기억력 상실도 치료할 수 있는데, 필자는 이와 관련하여 필자의 친구인 빌 셰이퍼(Bill Shafer) 씨가 필자에게 들려 준 이야기를 소개할까 한다. 빌은 플로리다주 올랜도시에 있는 웨시 TV(WESH TV)의 뉴스에서 핵심 앵커로 일한 적이 있는 인물이다. 그는 유머감각이 뛰어나고 이해심이 많기로 정평이 나 있는데, 지금은 마크 미들턴(Marc Middleton)과 함께 베이비부머들을 대상으로 하는

www.GrowingBolder.com이라는 사이트를 운영하고 있다. 다음은 빌의 이야기를 그대로 옮긴 것이다:

"여든일곱 살 되신 장모님이 갑자기 치매 증상을 보이기 시작하셨습니다. 가족들이 미처 깨닫기도 전에 장모님은 알츠하이머병으로 진단받고 정신병원에 수용되신 겁니다. 장모님이 얼마나 놀라고 황당해 하셨을지 짐작이 가십니까?

나는 아내 메리에게 어머니를 모실 요양소를 구해 보라고 말했습니다. 그런데 다행히도 메리는 인터넷 매니아인 데다가 수지 코헨의 열렬한 추종자였습니다. 메리는 어머니의 비타민 B12 수치가 202라는 데 주목했습니다. 비타민 B12의 기준치는 200~900이지만, 900에 가까울수록 좋다는 것이 정설로 되어 있습니다. 그러나 모든 의사들은 비타민 B12 수치를 신뢰하지 않았습니다.

그러나 메리는 수소문 끝에 그녀와 의기투합하는 의사를 한 명 찾아냈습니다. 그리고는 그 의사로부터 처방을 받아 장모님에게 매주 한 번씩 메틸코발라민 주사를 맞혀 드렸습니다. 그러자 몇 주 만에 장모님의 정신병 증상과 치매증상이 완전히 사라졌습니다. 장모님이 건강한 모습으로 집으로 돌아오셨다는 소식을 전해 드리게 되어 매우 기쁩니다. 이 모든 것이 다 비타민 B12 덕분입니다."

비타민 B12가 부족하면 피로를 느끼며, 때로는 - 특히 팔과 다리에 - 심한 무력감을 느끼게 된다. 또 우울증을 느낄 수도 있으며, 입과 혀가 헐고 아프거나, 입술, 혀, 잇몸이 창백해 지기도 한다. 그 밖에 식욕이 떨어지고, 정신혼돈과 건망증을 경험할 수도 있다. 치매, 기억력 상실, 정신혼돈을 겪는 환자나 알츠하이머병 환자는 비타민 B12를 복용하면 증상이 개선될 수 있다. 비타민 B12가 부족하면 조그만 충격에도 쉽게 멍들고, 말초신경병증(peripheral neuropathy), 다리떨기, (마치 벌이 쏘는 것처럼) 손발의 따끔거리는 증상을 경험할 수 있다.

비타민 B12의 원천은 고기이므로, 채식주의자들은 비타민 B12이 결핍되기 쉽다. 술을 많이 마시는 사람, 스트레스를 많이 받는 사람, 위장관 수술을 받은 사람, 신경통이나 만성피로에 시달리는 사람, 소화기장애가 있는 사람은 비타민 B12를 섭취하면 큰 도움을 받을 수 있다.

건강을 유지하려면 얼마나…

- 전반적인 건강을 유지하려면: 메틸코발라민으로 하루 250 ~ 500 mcg 섭취

비타민 B12를 훔쳐가는 드럭머거

성분명	상품명	비고
알코올		
모든 항생제		
위산분비 억제제		
라니티딘(ranitidine)	잔탁	
시메티딘(cimetidine)	타가메트	
니자티딘(nizatidine)	액시드	
파모티딘(famotidine)	펩시드(Pepcid)	
오메프라졸(omeprazole)	프릴로섹(Prilosec)	
에소메프라졸(esomeprazole)	넥시움	
판토프라졸(pantoprazole)	프로토닉스(Protonix)	
라베프라졸(rabeprazole)	아시펙스(Aciphex)	
란소프라졸(lansoprazole)	프레바시드(Prevacid)	
콜레스티라민(cholestyramine)	퀘스트란	콜레스테롤 저하제
콜레스티폴(colestipol)	콜레스티드(Colestid)	콜레스테롤 저하제
피브레이트계 약물		콜레스테롤 저하제
페노피브레이트(fenofibrate)	트리코(TriCor)	
에제티미브(ezetimibe)	제티아	
겜피브로질(gemfibrozil)	로피드	
클로피브레이트(clofibrate)	아트로미드 S (Atromid S)	
콜키신(colchicine)	콜킨	통풍치료제
당뇨병 치료제		
글리메피리드(glimepiride)	아마릴	
글리피지드(glipizide)	글루코트롤(Glucotrol)	
글리부리드(glyburide)	다이아베타, 글리네이스, 마이크로네이스	
메트포르민(metformin)	글루코파지	
글리부리드/메트포르민	글루코반스	
피오글리타존(pioglitazone)	액토스	
로시글리타존(rosiglitazone)	아반디아	

(이어서)

비타민 B12를 훔쳐가는 드럭머거(이어서)

성분명	상품명	비고
에스트로겐 포함약물		
에스트라디올(estradiol)	에스트레이스, 클리마라, 악티벨라	
결합형 에스트로겐(conjugated estrogen)	프레마린(Premarin), 프렘프로(Prempro)	
에티닐 에스트라디올(ethinyl estradiol)		모든 피임약에서 발견됨
노르에틴드론(norethindrone)	아이제스틴(Aygestin)	많은 피임약에서 발견됨
레보도파(levodopa)/카르비도파(carbidopa)	시네메트(Sinemet)	파킨슨병 치료제
메토트렉세이트(methotrexate)	류마트렉스(Rheumatrex), 트렉솔(Trexall)	관절염 치료제
페니토인(phenytoin)	딜란틴(Dilantin)	항전간제
페노바르비탈(phenobarbital)		항전간제
프리미돈(primidone)	마이솔린(Mysoline)	항전간제
칼륨 보충제	Micro-K, Slow K	
스타부딘(stavudine)	제리트(Zerit)	에이즈 치료제
지도부딘(zidovudine)	레트로비어(Retrovir), AZT	에이즈 치료제
정신병 치료제 클로르프로마진(chlorpromazine), 치오리다진(thiorodazine), 플루페나진(fluphenazine), 할로페리돌(haloperidol)		

비타민 B12, 식품을 통해 섭취하려면?

소간, 간 소시지(liverwurst), 도미, 사슴고기, 요리한 새우, 가리비, 연어, 소고기, 양고기, 대구, 굴, 정어리, 조개, 도다리, 넙치, 요구르트, 우유, 블루치즈, 계란

- 드럭머거에 빼앗긴 영양소를 되찾으려면(채식주의자 포함): 메틸코발라민으로 하루 500 ~ 1,000 mcg 섭취. 이 경우 경구투여는 물론, 설하정(sublingual tablet) 또는 근육주사로 투여하는 것도 가능하다.

이것만은 알아 두자

비타민 B12는 메틸화된 형태, 즉 메틸코발라민으로 섭취하는 것이 가장 좋다. 메틸코발라민은 활성상태이므로 뇌와 신경계로 직접 들어가 각종 신경질환을 치료해 준다. 많은 사람들은 시아노코발라민을 천연 비타민 B12로 잘못 알고 구입하고 있지만, 시아노코발라민은 자연산이 아닌 반합성 화합물(semi-synthetic version)이다. 시아

노코발라민은 매우 유명하며 전국의 건강기능식품점에서 판매되고 있으므로, 당신이 지금 당장 건강기능식품점에 가서 비타민 B12를 구입한다면 십중팔구 시아노코발라민을 구입할 공산이 크다. 그러므로 비타민제를 구입할 때는 라벨을 꼼꼼히 읽어 보고 '메틸코발라민' 이라는 문구를 꼭 확인하라.

필자가 메틸코발라민을 강조하는 이유는, 당신이 '시아노형' 의 비타민 B12를 섭취할 경우 당신의 간이 이것을 '메틸형' 으로 전환하기 위해 고생을 해야 하기 때문이다. 간과 신장은 시간과 에너지를 투입하여 메틸코발라민에서 시안기(CN)를 떼어낸 다음, 메틸기(CH3)를 붙여 메틸코발라민으로 전환시킨다. 혹시 일부 독자들은 "시아노코발라민에서 떨어져 나온 시안화물이 누적되어 시안 중독증을 일으키면 어떻게 하지?" 라고 걱정할 지도 모르겠다. 그러나 지레 겁먹을 필요는 없다. 이 과정에서 발생하는 시안화물의 양은 중독증을 초래할 정도로 많지 않다.

비타민 B12의 흡수는 위장관에서 생성되는 내인자에 의존한다. 그런데 의외로 많은 사람들이 내인자의 부족으로 인하여 음식물과 비타민제 속에 들어 있는 비타민 B12를 제대로 흡수하지 못하기 때문에, 위장관을 건강하게 관리하는 것은 매우 중요하다고 할 수 있다. 건강한 위장관에 대하여 자세히 알고 싶은 독자들은 8장으로 돌아가,

건강한 위장관과 생균제제에 대한 내용을 복습하기 바란다.

비타민 B12를 주사로 투여받아야 하는 사람들이 부딪히게 되는 난관은, 시중에 나와 있는 비타민 B12 주사제가 모두 시아노코발라민이라는 것이다. 물론 필자는 시아노코발라민을 추천하지 않는다. 그러면 이 난관을 어떻게 극복해야 할 것인가? 이럴 때는 의사에게 메틸코발라민을 처방해 달라고 강력히 요구해야 한다. 그러면 의사는 인근의 조제약국(compounding pharmacy)에 전화를 걸어 메틸코발라민 주사약을 조제해 달라고 요청할 것이다. 조제약국에는 메틸코발라민 주사약을 만드는 데 필요한 매뉴얼과 원료가 준비되어 있다. 조제약국의 약사는 매뉴얼의 내용에 따라 원료를 배합하여 메틸코발라민 주사약을 만들어 줄 것이다. 이렇게 조제되는 메틸코발라민 주사약은 약국 체인에서 판매하는 시아노코발라민 주사약보다 가격이 비싸다는 흠이 있지만, 돈을 더 지불하고서라도 구입할 만한 가치가 충분하다.

주사 맞는 것을 부담스러워 하는 독자라면 번거롭게 주사약을 구하려고 애쓸 필요 없이 경구용 메틸코발라민을 구입하면 된다. 필자의 주장은 간단 명료하다: "비타민 B12의 제형(dosage form)은 아무래도 상관 없다. 시아노코발라민만 아니면 된다." 필자의 주장은 과학적 연구결과에 기초한 것이다. 많은 과학자들이 메틸코발라민과 시아노코발라민의 효능을 비교검토 했지만, 결론은 한결같이 메틸코발라민이었다. 메틸코발라민을 복용한 사람들의 집중력, 각성도(alertness), '수면의 질(quality of sleep)'이 시아노코발라민을 복용한 사람들보다 우수한 것으로 나타난 것이다. 그뿐만이 아니다. 메틸코발라민은 수초 복원(remyelination)과 신경통 완화의 효과가 뛰어나지만, 시아노코발라민은 이러한 효과를 발휘하지 않는다. 또 메틸코발라민은 고용량을 복용해도 독성이 잘 발생하지 않지만, 시아노코발라민은 조금만 용량을 초과해도 부작용이 발생하기 쉽다.

시아노코발라민의 효과가 메틸코발라민보다 떨어지는 이유는 무엇일까? 그것은 인체가 시아노코발리민을 메틸코발라민으로 전환하기 위해 '작업'을 해야 하기 때문이다. 혹자는 이 전환과정에서 떨어져 나온 시안화물이 누적되어 시력손상을 초래한다고 주장하기도 한다. 그러므로 피치 못할 사정으로 시아노코발라민을 선택해야 한다면 장기복용은 피하는 것이 좋다. 특히 고용량의 비타민 B12를 복용해야 하는 경우에는 더욱 그러하다.

메틸코발라민이든 시아노코발라민이든 너무 많은 양을 복용하면 비타민 B군의 체내 균형이 깨지기 쉽다. 비타민 B12의 과잉섭취에 따른 부작용으로는 현기증, 빈맥, 흉통, 불안증, 패닉 등이 보고되어 있다. 어떤 사람들은 저절로 비타민 B12의 혈중농도가 높아 지기도 한다. 예컨대 승모판탈출증(mitral valve prolapse)이나 류머티스관절염 환자들은 비타민 B12(또는 코발트이온)의 혈중농도가 높기 때문에 고용량의 비타민 B12를 섭취하지 않는 것이 좋다. 정신병 환자의 경우에도 의사의 지시 없이 고용량의 비타민 B12를 섭취하는 것은 옳지 않다.

수지 코헨이 강력히 추천하는 비타민 B12 보충제

비타민 B군은 상호 의존적이므로, 여러 비타민 B 사이에 불균형이 발생할 수 있다. 예컨대 비타민 B12 하나만을 너무 많이 섭취하면 다른 비타민 B가 결핍될 수 있다. 따라서 하나의 비타민 B를 섭취할 때는 비타민 B 복합체를 함께 섭취하여 비타민 B군의 체내 균형을 유지해 주는 것이 좋다.

- 어플라이드헬스(Applied Health)사의 메틸 - B12 설하정(Sublingual Methyl-B12) : 체리맛의 설하정 하나에 메틸코발라민 5,000mcg이 들어 있다. 고용량의 비타민 B12가 요구되는 사람들에게 적합하다. 이 제품이 주사제를 대체할 수 있는지의 여부에 대해서는 의사에게 문의하라.

- 라이프익스텐션(Life Extension)사의 메틸코발라민: 구강

정(lozenge) 하나에 5,000 mcg의 메틸코발라민이 들어 있다. 인공감미료, 인공색소, 글루텐, 우유는 들어 있지 않다.

- 프로테라(ProThera)사의 프로테라 B12 설하정(Sublingual ProThera B12) : 츄어블정(chewable tablet) 하나당 5,000 mcg의 메틸코발라민이 들어 있다.

- 엔지매틱테라피(Enzymatic Therapy)사의 B12 인퓨전(B12 Infusion): 츄어블정 하나당 순수한 메틸코발라민 1,000 mcg이 들어 있으며, 이스트, 유제품, 글루텐은 포함하지 않는다. 흡수 속도가 매우 빠르며, 완전 자연산인 관계로 변색이 일어날 수 있다.

- 칼(Kal)사의 메틸코발라민 구강정: 구강정 하나당 1,000 mcg의 메틸코발라민이 들어 있다. 채식주의자용이고 천연 딸기향을 사용했으며 씹어 먹어도 무방하다.

- 소스내추럴스(Source Naturals)사의 고급 B12 콤플렉스(Advanced B12 Complex) : 메틸코발라민과 함께, 또 하나의 활성형 비타민 B12인 아데노실코발라민(adenosylco balamin)이 들어 있다. 이 제품은 비타민 B12와 궁합이 잘 맞는 것으로 알려진 엽산도 함께 포함하고 있다.

Drug Muggers

How To Keep Your Medicine From Stealing the Life Out of You

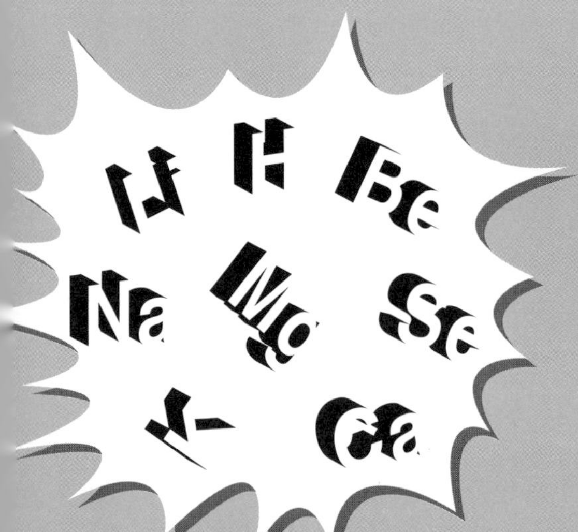

제4부

미네랄과 멜라토닌

Minerals & Melatonin

미네랄과 멜라토닌

칼슘

마그네슘

셀레늄

칼륨

철

아연

멜라토닌

I 16 I

칼슘

우리는 칼슘이 뼈와 치아의 건강에만 이로운 것으로 생각하기 쉽다. 그러나 칼슘은 혈압을 정상으로 유지하는 데도 필요하다. 또한 칼슘은 근육을 적절하고 편안하게 움직이도록 해 준다. 따라서 경련이 자주 일어나는 사람은 칼슘이 부족한 것은 아닌지 의심해 볼 필요가 있다. 칼슘이 부족하면 골다공증, 치아우식증, 고혈압, 심장질환, 불면증, 위산역류, 소화불량, 심지어 암에 걸릴 수도 있다. 칼슘은 체중감량을 위해서도 필요하다. 칼슘이 부족하면 당신의 몸은 칼슘결핍을 해결하기 위해 부갑상선(parathyroid gland)과 신장에 신호를 보낸다. 그러면 부갑상선과 신장에서 호르몬(부갑상선 호르몬과 칼시트리올)이 분비되어 인체에 필요한 칼슘을 확보해 준다. 그러나 이 과정에서 지방의 생성이 촉진되어 당신의 몸은 뚱뚱해 진다. 간단히 말해서, 칼슘의 농도가 낮으면 당신의 몸은 엉덩이와 복부에 지방을 더 많이 축적하게 된다.

방금 전에 언급한 칼시트리올(calcitriol)이라는 호르몬을 주목하라. 칼시트리올은 비타민 D의 다른 이름으로서, 본래 인체에 유익한 영향을 끼치는 호르몬으로 분류된다. 그러나 칼시트리올이 너무 많으면 동맥을 압박하여 고혈압을 유발한다. 간단히 말해서, 칼슘이 부족하면 칼시트리올의 농도가 올라가고, 이것은 복부비만과 함께 고혈압을 유발하게 된다. 이제 '칼슘은 단지 뼈를 만드는 데만 사용되는 것이 아니다.'라는 필자의 말을 어렴풋이나마 이해하겠는가?

여성들이여, 매달 월경 때마다 사람들의 머리를 닥치는 대로 쥐어뜯고 싶은 마음이 생긴다면 칼슘을 섭취해 보라. 칼슘은 기분의 변화를 조절하고, 민감한 감정을 누그러뜨리고, 유방의 압통을 가라앉히며, 단 것에 대한 갈망(craving for sweets)을 감소시킨다. 마지막으로, 칼슘은 폴립의 형성을 억제함으로써 결장암을 예방해 준다.

채소를 충분히 섭취하지 않는 사람은 칼슘이 부족해 지기 쉽다. 녹색 채소에는 우유보다 더 많은 칼슘이 함유되어 있다. 이 말이 믿어지지 않는 사람은 젖소가 무엇으로부터 칼슘을 얻는지 생각해 보라. 젖소들은 하루 종일 초원에서 풀을 뜯는데, 필자는 젖소가 고관절이 골절되었다거나 골다공증에 걸렸다는 말을 들어 본 적이 없다. 필자는 인간도 젖소처럼 채소로부터 칼슘을 섭취해야 한다고 생각한다. 여기서 필자가 말하는 채소란 무우청, 겨잣잎, 근대, 케일, 브로콜리, 양배추, 시금치 등이다. 필자는 유제품을 싫어한다. TV 광고를 보면 으레 등장인물이 우유 잔에 코를 박고 우유를 마시다가 코 밑에 흰색 수염처럼 우유가 묻는 장면이 나온다. 이런 광고들은 무의식 중에 미국의 엄마들에게 '우유는 건강음료'라는 믿음을 주게 된다. 몇 달 동안에 수백 파운드의 체중을 불려야 하는 송아지에게 우유는 건강식품일지 모른다. 그러나 인간에게는 아니다. 사실 필자는 내 자신이 오랫동안 우유를 마셔 왔다는 사실을 믿을 수가 없다. 한갓 '젖소의 분비물'에 불과한 우유를 건강음료로 마셔왔다는 사실을 생각하면 머리가 돌 지경이다. 우유를 마시느니 차라리 신선한 아몬드밀크(almond milk)를 마시는 것이 낫다는 생각이 들 정도다.

이제부터 필자 개인의 취향이나 선호는 접어 두고 과학적인 사실만을 이야기하기로 하자. 우유의 단백질인 카세인(casein)은 많은 사람들에게 알러지 반응을 일으킨다. 당신이 우유에 대해 알러지 반응을 일으킬 것인지의 여부를 알고 싶으면, 혈액을 채취하여 항체검사를 해 보면 된다. 정확한 결과를 얻으려면 아침 이른 시간에 검사를 받는 것이 좋다. 필자는 약국에서 비염, 천식, 기관지염 등 다양한 알러지 질환을 앓고 있는 환자들을 흔히 본다. 필자가 살고 있는 플로리다주만 해도 각종 흡입제, 네뷸라이저, 비강스프레이를 가방 한 가득 담고 다니는 사람들을 많이 볼 수 있다. 필자는 종종 "이 사람들이 유제품에 알러지를 갖고 있는 것은 아닐까?" 라는 생각을 하곤 한다.

지금으로부터 두 달 전, 필자는 알러지 질환을 앓는 젖먹이를 안고 약국에 온 두 명의 엄마에게 "유제품이 포함되지 않은 음식을 먹여 보세요."라고 말한 적이 있다. 필자가 말하는 '유제품이 포함되지 않은 음식'이란 우유, 버터, 치즈, 아이스크림, 요구르트, 푸딩, 밀크셰이크 등 일체의 유제품을 포함하지 않은 음식을 의미한다. 나는 '유제품이 포함되지 않은 음식' 을 더도 말고 한 달만 먹여 보라고 했다. 우유가 건강에 좋다는 믿음을 갖고 있는 엄마들을 설득하는 것은 매우 어렵다. 심지어 소아과 전문의들조차 우유를 '최고의 칼슘 보급원'이라고 믿고 엄마들에게 권하고 있는 실정이니 말이다. 그러나 필자가 만난 엄마들은 몇 분만에 필자의 권고를 받아들였다. 그녀들은 의사에게 처방받은 약품으로 별 효과를 보지 못했기 때문에, 필자의 제안에 마음의 문을 열고 새로운 방식을 시도해 보기로 결정한 것이다.

그로부터 한 달 후, 두 명의 엄마들은 얼굴 가득 미소를 머금고 약국 문을 들어섰다. 그녀들은 이구동성으로 "이제 더 이상 호흡곤란 때문에 응급실에 갈 필요가 없게 되었어요."라고 말했다. '유제품 없는 식단'을 실천한 결과, 아기들의 흡입제와 비강스프레이 사용 빈도가 감소했으며, 특히 한 아기는 알부테롤 흡입제(albuterol inhaler) 사용을 완전히 중단할 수 있었다는 것이다. 어떤가, 이쯤 되면 우유가 알러지와 천식을 일으키는 원흉이라는 사실을 인정하겠는가? 그러나 우유는 알러지와 천식만을 일으키는 것이 아니다. 과학자들에 의하면, 우유는 췌장을 손상시킬 수 있으며, 당뇨병을 발생시키는 인자로 작용한다고 한다. 아직도 "우유는 최고의 칼슘 공급원이 아니다."라는 필자의 주장을 못 믿는 독자는 www.notmilk.com을 방문해 보라.

일단 우유를 끊었다면 다음 차례는 요구르트다. 필자는 요구르트를 대체할 수 있는 비장의 무기를 하나 소개하고자 한다. 일부 독자들은 필자가 콩으로 만든 요구르트를 소개하려 한다고 지레짐작할지도 모른다. 그러나 필자는 유제품만큼이나 콩으로 만든 제품을 싫어한다. 놀라지 마시라, 필자가 소개하는 대체 요구르트(yogurt substitute)는 코코넛으로 만든 요구르트, 보다 정확히 말하면 코코넛밀크(coconut milk)다. 코코넛밀크는 매우 괜찮은 제품이다. 독자들도 코코넛밀크에 한번 빠지게 되면 필자처럼 매일 마시지 않고는 못 배기게 될 것이다. 코코넛밀크를 개발한 회사의 이름은 8장에서도 소개한 바 있는 터틀마운틴(Turtle Mountain)사이다. 이 회사는 코코넛밀크에 이어 2탄으로 콩과 유제품이 없는 아이스크림도 개발했다고 한다. 코코넛밀크에는 여섯 가지의 활성생균과 그 배양물이 함유되어 있다. 이 제품을 구매하고 싶거나 보다 자세한 내용을 알고 싶은 독자들은 www.sodeliciousdairyfree.com을 방문해 보라.

골절 환자에게는 칼슘 이외에도 다른 미네랄, 특히 마그네슘이 필요하다. 칼슘과 마그네슘 사이에는 흥미로운 상관관계가 있는데, 이는 마그네슘이 칼슘의 흡수에 기여하기 때문이다. 마그네슘이 충분하지 않으면 칼슘이 연조직(soft tissue)에 축적되어 관절통을 유발할 뿐만 아니라, 뼈와 혈액 중의 칼슘 농도가 떨어지게 된다. 이렇게 되면 당신은 칼슘을 더 섭취하게 되는데, 마그네슘 없이 칼슘만 섭취할 경우 상황을 더욱 악화시킬 뿐이다. 따라서 칼슘부족의 문제를 해결하는 방법은 칼슘과 함께 적정량의 마그네슘 섭취를 병행하는 것이다.

마그네슘 없이 칼슘만 섭취하면 인체의 미네랄 균형이 깨지기 때문에 일부 민감한 사람, 특히 산성뇨(aciduria) 환자들에게 문제를 야기할 수 있다. 따라서 많은 건강기능식품 제조업체들은 칼슘의 흡수를 촉진하고 미네랄의 균형을 유지하기 위해, 마그네슘을 적절히 배합한 칼슘보급제를 출시하고 있다. 칼슘에 마그네슘을 배합하는 것은 매우 현명한 방법이라고 생각된다. 나아가 칼슘의 흡수를 촉진하기 위해서는 비타민 D가 필요하므로, 매일 충분한 햇빛을 쪼이는 것

칼슘을 훔쳐 가는 드럭머거

성분명	상품명	비고
제산제	마록스, 암포젤, 개비스콘	수산화알루미늄, 수산화마그네슘, 산화마그네슘, 황산마그네슘을 포함하는 모든 브랜드
위산분비 억제제		
라니티딘 (ranitidine)	잔탁	
시메티딘 (cimetidine)	타가메트	
니자티딘 (nizatidine)	액시드	
파모티딘 (famotidine)	펩시드(Pepcid)	
오메프라졸 (omeprazole)	프릴로섹(Prilosec)	
에소메프라졸 (esomeprazole)	넥시움	
판토프라졸 (pantoprazole)	프로토닉스(Protonix)	
라베프라졸 (rabeprazole)	아시펙스(Aciphex)	
항전간제 페니토인(phenytoin), 페노바르비탈(phenobarbital), 프리미돈(primidone), 에토석시미드(ethosuximide), 메스석시미드(methsuximide), 카바마제핀(carbamazepine), 옥스카르바제핀(oxcarbazepine), 가바펜틴(gabapentin), 발프로산(valproic acid), 프레가발린(pregabalin)		
아스피린		
부데소니드(budesonide)	리노코트(Rhinocort)	스테로이드
덱사메타손(dexamethasone)		스테로이드
플루니소리드(flunisolide)	나사렐(Nasarel), 나사코트(Nasacort)	스테로이드
플루오시놀론(fluocinolone)	시날라 연고(Synalar topical)	스테로이드
플루티카손(fluticasone)	플로네이스(Flonase)	스테로이드

(이어서)

칼슘을 훔쳐 가는 드럭머거 (이어서)

성분명	상품명	비고
기타 스테로이드 약물 덱사메타손(dexamethasone), 히드로코르티손(hydrocortisone), 트리암시놀론(triamcinolone), 프레드니손(prednisone), 메틸프레드니솔론(methylprednisolone)		
부탈비탈(butalbital)을 포함하는 약물	플로리날(Florinal), 플로리셋(Floricet)	진정제
부메타니드(bumetanide)	부멕스(Bumex)	이뇨제
푸로세미드(furosemide)	라식스(Lasix)	이뇨제
트리암테렌(triamterene)/HCTZ		이뇨제
콜레스티라민(cholestyramine)	퀘스트란	콜레스테롤 저하제
콜키신(colchicine)	콜킨	통풍 치료제
디곡신(digoxine)	라녹신(Lanoxine), 디지텍(Digitek)	강심제
독시사이클린(doxycycline)	바이브라마이신	항생제
테트라사이클린(tetracycline)	수마이신(Sumycin)	항생제
미노사이클린(minocycline)	미노씬	항생제
마그네슘을 포함하는 변비약		구연산마그네슘, 마그네시아유
광유(mineral oil)		변비약
랄록시펜(raloxifene)	에비스타	골다공증 치료제
설폰아마이드(sulfonamide)		설파제, 일부 당뇨병 치료제
갑상선 호르몬제	씬지로이드, 레복실, 티롤라, 레보티록신	

칼슘, 식품을 통해 섭취하려면?

무우청, 시금치, 겨잣잎, 콜라드 그린, 바질(basil), 백리향, 회향, 계피가루, 당밀, 근대, 요구르트, 케일, 모짜렐라 치즈, 우유, 정어리, 셀러리, 마늘, 껍질콩(green bean), 두부, 무화과, 퀴노아(quinoa)

도 잊어서는 안된다.

건강을 유지하려면 얼마나…

- 전반적인 건강을 유지하려면 : 하루 200 ~ 1,200 mg을 식품과 같이 섭취
- 드럭머거에 빼앗긴 영양소를 되찾으려면: 하루 600 ~ 1,500 mg을 식품과 같이 섭취

이것만은 알아 두자

칼슘은 어떤 형태로 섭취하는 것이 가장 적당할까? 결론적으로 말하면, 구연산칼슘이나 글루콘산칼슘이 가장 이상적이다. 탄산칼

슘은 소화되기가 어렵고, 위를 떠난 후 더욱 많은 위산을 만들게 한다. 따라서 탄산칼슘은 위산과다, 위산역류(GERD), 위궤양 환자에게 적당하지 않다. 뼛가루나 백운석(dolomite)으로 만든 칼슘에는 원소칼슘* 이 많이 들어 있지만, 종종 납 등의 중금속을 포함하는 경우가 있다. 그리고 앞에서 말한 바와 같이, 칼슘이 잘 흡수되기 위해서는 적당량의 마그네슘이 필요하다는 사실도 기억하기 바란다. 실제로 많은 칼슘 제품에는 마그네슘이 배합되어 있다.

변비, 근육 약화, 정신혼돈, 신장결석, 철결핍성 빈혈, 부정맥 등의 증상이 나타나면 칼슘 과잉섭취를 의심해 볼 필요가 있다.

수지 코헨이 강력히 추천하는 칼슘 보충제

- 뉴트렉스-하와이(Nutrex-Hawaii)사의 스피룰리나 퍼시피카(Spirulina Pacifica) : 뉴트렉스-하와이사는 스피룰리나 전문 생산업체다. 스피룰리나는 바다에서 유래하는 천연 녹조류로서, 많은 전문가들에 의해 슈퍼푸드(Super Food)

* 원소칼슘(elemental calcium)이란 건강기능식품이나 의약품 중에 실제로 들어 있는 칼슘을 나타내는 말이다. 예컨대 탄산칼슘(CaCO3)의 분자량은 100이므로, 탄산칼슘 분자 하나 속에 포함되어 있는 순수한 칼슘원자의 비율은 40%(= 40/100)이다. 그러므로 탄산칼슘 500 mg 한 정에 들어 있는 원소칼슘의 양은 200 mg(= 500 mg x 40 %)으로 계산된다.

라고 불리고 있다. 우리는 '칼슘의 주된 공급원은 우유'라고 잘못 알고 있으나, 스피룰리나는 전유(whole milk)에 비해 300%나 많은 칼슘을 함유하고 있다. 뉴트렉스-하와이사는 미네랄이 풍부한 스피룰리나를 만들기 위해 2,000피트 깊이의 청정해역에서 끌어올린 해양 심층수를 사용하고 있다.

- NSI(Nutraceutical Sciences Institute)의 구연산말산칼슘(calcium citrate malate): 이 제품에는 칼슘과 더불어 적당한 양의 말산(malic acid)이 함유되어 있다. 말산은 사과에서 추출된 성분으로, 다리의 경련과 근육통을 예방해주는 효과가 있다. 하루 한 알의 사과가 의사를 멀리 하게 해 준다는 서양 속담을 기억하는가? 그것은 바로 말산(사과산)의 효능을 두고 한 말이다. 이 제품은 근육통, 섬유근통, 하지불안증후군(restless leg syndrome) 환자에게 도움이 된다.

- 손리서치(Thorne Research)사의 칼슘 마그네슘 시트라메이트(Calcium Magnesium Citramate) : 칼슘과 마그네슘을 각각 80 mg씩 포함하고 있으며, 240 mg의 말산을 함유하고 있다. 여기서 시트라메이트(citramate)란 구연산 말산

(citrate malate)을 줄인 말이다.

- 솔라레이(Solaray)사의 구연산칼슘: 알약을 삼키기 어려운 사람을 위해 개발된 츄어블정이다. 오렌지주스 분말과 스테비아(stevia)를 천연감미료로 사용하였다.

- 가든오브라이프(Garden of Life)사의 비타민 코드 50 & 와이저 우먼(Vitamin Code 50 & Wiser Women) : 50세 이상의 여성을 위한 멀티비타민 겸 종합 건강기능식품이다. 이 제품은 칼슘을 비롯한 모든 영양소를 한꺼번에 제공하며, 흡수율 또한 뛰어나다. 게다가 건강에 이로운 각종 효소들도 포함하고 있다. 이 제품의 원료는 모두 신선한 자연식품에서 유래하며, 글루텐, 유제품, 콩은 전혀 포함되어 있지 않다. 가든오브라이프사의 제품을 설계한 인물은 「퍼펙트 웨이트 아메리카(Perfect Weight America)」의 저자인 조던 루빈(Jordan Rubin)이다. 필자는 한 건강박람회에서 그를 만난 적이 있는데, '타인의 건강을 진실로 염려하는 사람' 이라는 인상을 받았다.

| 17 |

마그네슘

마그네슘은 우리 몸 어느 곳 하나에도 이롭지 않은 곳이 없기 때문에, 필자가 항상 애용하는 미네랄 중의 하나다. 물론 누군가가 필자에게 마그네슘의 기능을 한 마디로 표현해 달라고 한다면, 필자는 주저 없이 '진정제(chill pill)'라고 말할 것이다. 마그네슘은 머리부터 발끝까지 전신의 긴장을 풀어 주는 역할을 하기 때문이다. 이처럼 마그네슘은 좋은 기분(good mood)을 유지하는 데 매우 중요하지만, 대부분의 사람들은 마그네슘이 혈압을 안정화시키기도 한다는 사실을 잘 모르는 듯하다. 마그네슘이 부족하면 당신의 혈압은 상승한다. 또 마그네슘은 심장박동을 일정하게 유지해 주고 췌장의 기능을 정상화해 준다. 따라서 마그네슘이 부족하면 심장질환이 발생하거나 혈당관리에 문제가 발생할 수 있다.

독자들은 잠시 후에 우리 몸으로부터 마그네슘을 빼앗아 가는 드럭머거의 목록을 보고, 목록의 방대함에 혀를 내두르게 될 것이다. 현대 서구사회는 토양의 고갈과 가공식품의 범람으로 말미암아 심각한 마그네슘 결핍에 시달리고 있다. 오늘날 많은 사람들이 심장질환, 우울증, 당뇨병 등으로 고통을 겪고 있는 것은 - 부분적으로 - 마그네슘 결핍 때문인 것으로 보인다. 이와 관련하여 필자는 바다에서 나는 수산물이 지상의 농산물을 대신하는 마그네슘의 주요공급원이 될 수 있다고 믿고 있다.

마그네슘은 칼슘만큼 인기 있는 미네랄은 아니다. 입 주위에 칼슘(우유)을 잔뜩 묻히고 다는 사람은 있지만, 마그네슘을 잔뜩 묻히고 다니는 사람은 없다. 만일 입 주위에 마그네슘을 잔뜩 묻힌 사람이 있다면, 그 사람의 콧수염은 흰색이 아니라 녹색일 것이다. 왜냐하면 마그네슘은 녹색 식품, 예컨대 해조류, 시금치, 무우청, 스피룰리나 등에 많이 함유되어 있기 때문이다. 그러나 마그네슘은 우리의 건강과 생명을 유지하는 데 매우 중요하기 때문에, 마그네슘이 부족하면 쉽게 질병에 걸리거나 일찍 세상을 떠나게 될 수 있다.

마그네슘 결핍이 어째서 우리의 생명과 직결되는지를 생각해 보

자. 독자들은 마그네슘이 부족하면 근육이 무기력해지고, 떨림이나 경련이 발생한다는 사실을 잘 알고 있을 것이다. 그런데 문제는 당신의 심장 역시 근육으로 이루어졌다는 사실이다. 따라서 마그네슘 결핍으로 인하여 심장에 경련이 발생한다면 당신의 생명은 심각한 위기에 직면하게 될 것이다. 실제로 마그네슘이 부족하면 부정맥, 심장의 불규칙한 수축, 빈맥이 발생할 수 있다.

마그네슘이 부족하면 두통, 편두통, 환각, 경련, 속상수축(fasciculation) , 근육통, 섬유근통, 손발톱의 발육 부진, 천식이 발생할 수 있다. 설상가상으로 다리경련, 전신의 압통, 심장약화, 고혈압이 발생하고 혈액의 점도(stickiness)가 증가할 수 있다.

마그네슘은 인체 내에서 칼슘과 궁합이 잘 맞기 때문에, 마그네슘이 부족하면 골다공증이 발생할 수 있다. 특히 여성의 경우 마그네슘이 부족하면 심한 고통을 겪을 수 있다. 즉 마그네슘이 부족한 여성은 감정의 기복이 심해지며, 월경전증후군(괜한 슬픔, 경련, 기분변화, 민감성)과 공황장애를 겪을 수 있다.

마그네슘은 뇌를 보호한다. 따라서 마그네슘이 부족하면 편두통, 불면증, 불안과 공포, 인지기능 장애(brain fog), 우울증, 자살충동이 생길 수 있다. 마그네슘은 성인들에게만 필요한 것이 아니라, 어린이의 뇌를 건강하게 유지하는 데도 필요하다. 한 연구에 의하면, 어린이 ADHD(주의력결핍 과잉행동장애) 환자의 95 %가 마그네슘이 결핍된 것으로 밝혀졌다. ADHD 치료를 도와 주는 많은 건강기능식품들이 마그네슘을 포함하고 있는 것은 괜한 일이 아니다. 마그네슘은 뇌의 긴장을 풀어 주고 집중력을 높여 준다. 필자는 종종 우울증, 섬유근통, 공격적 성향을 가진 성인들에게 마그네슘을 권하곤 한다. 마그네슘의 진정효과는 탁월하다.

일부 전문가들은 마그네슘이 우울증 환자의 자살충동을 완화시킨다고 생각하고 있다. 필자도 그들의 견해에 동의한다. 우울증 환자가 마그네슘을 복용하면 최소한 해 될 것은 없다고 본다. 필자의 고정칼럼을 읽는 독자들 중에는 - 칼럼의 내용에 공감하여 - 우울증 치료를 위해 마그네슘을 복용하는 분들이 꽤 있는데, 효과를 본 분들이 많다고 한다. 일부 과학자들에 의하면, 마그네슘이 기관지경련을 예방함으로써 천식환자의 치유를 도와 준다고도 한다.

마지막으로, 필자는 초콜릿 애호가들에게 반가운 소식을 하나 전해 드리고자 한다. 독자 여러분은 다크초콜릿이 심혈관에 좋다는 말을 귀에 못이 박히도록 들었을 것이다. 그런데 여러분은 다크초콜릿바 하나에 300 mg의 마그네슘이 들어 있다는 사실을 아는가? 다크초콜릿은 심혈관질환을 예방해 주는 동시에, 뇌까지도 보호해 주는 기특한 식품이다.

마그네슘을 훔쳐 가는 드럭머거

성분명	상품명	비고
HCTZ(히드로클로로티아지드)		이뇨제
푸로세미드(furosemide)	라식스(Lasix)	이뇨제
인다파미드(indapamide)	로졸(Lozol)	이뇨제
메톨라존(metolazone)	자록소린	이뇨제
HCTZ을 포함하는 모든 혈압약		
대부분의 혈압약		
히드랄라진(hydralazine)	아프레솔린 (Apresoline)	혈압약(혈관확장제)
베타메타손(betamethasone)	디프롤렌(Diprolene), 룩시크(Luxiq)	스테로이드
플루니소리드(flunisolide)	나사렐(Nasarel), 나사리드(Nasalide)	스테로이드
플루티카손(Fluticasone)	플로네이스(Flonase)	
모메타손(mometasone)	에콜론(Ecolon)	스테로이드
트리암시놀론(triamcinolone)	아즈마코트 흡입제 (Azmacort inhaler), 아리스토코트 크림 (Aristocort cream)	스테로이드
기타 스테로이드 약물 프레드니손(prednisone), 프레드니솔론(prednisolone), 메틸프레드니솔론(methylprednisolone), 덱사메타손(dexamethasone)		
콜레스티라민(cholestyramine)	퀘스트란(Queatran)	콜레스테롤 저하제
시클로스포린(cyclosporine)	산디문(Sandimmune), 네오랄(Neoral)	면역억제제
타크롤리무스(tacrolimus)	프로그랍(Prograf)	면역억제제

(이어서)

마그네슘을 훔쳐 가는 드럭머거 (이어서)

성분명	상품명	비고
디곡신(digoxin)	라녹신(Lanoxin), 디지텍(Digitek)	강심제
독시사이클린(Doxycycline)	바이브라마이신(Vibramycin)	항생제
미노사이클린(micocycline)	미노씬	항생제
테트라사이클린(tetracycline)	수마이신(Sumycin)	항생제
에스트로겐을 포함하는 약물		호르몬 대체요법, 피임약
에스트라디올(estradiol)	에스트레이스, 클리마라, 악티벨라	
에스트로피페이트(estropipate)	오젠(Ogen)	
에티닐 에스트라디올(ethinyl estradiol)		많은 피임약에서 발견됨
DES(디에틸스틸베스트롤)		비스테로이드계열의 합성 에스트로겐
레보노르게스트렐(levonorgestrel)		많은 피임약에서 발견됨
광유(mineral oil)		변비약
랄록시펜(raloxifene)	에비스타	골다공증 치료제
설폰아마이드(sulfonamide)		설파제, 일부 당뇨병 치료제

마그네슘, 식품을 통해 섭취하려면?

근대, 시금치, 켈프(kelp), 두부, 콩과식물, 초콜릿, 껍질째 구운 감자, 오트밀, 전곡(whole grains), 애호박, 무우청, 호박씨, 브로콜리, 넙치, 아마씨, 생강뿌리, 해바라기씨, 참깨, 퀴노아(quinoa), 메밀, 토마토, 비트(beets), 싹눈양배추, 가리비, 황다랑어, 아스파라거스, 양송이, 템페(tempeh), 현미, 귀리, 리마콩

건강을 유지하려면 얼마나…

- 전반적인 건강을 유지하려면 :
  - · 1 - 3세의 어린이: 하루 80 mg
  - · 4 - 8세의 어린이: 하루 130 mg
  - · 9 - 13세의 어린이: 하루 240 mg
  - · 성인: 100 - 200 mg씩 하루 한두 번

- 드럭머거에 빼앗긴 영양소를 되찾으려면 : 300 ~ 400 mg씩 하루 한두 번 섭취

이것만은 알아 두자

칼슘과 마그네슘은 2:1의 비율로 함께 섭취하는 것이 좋지만, 아직 과학적으로 입증된 데이터는 없다. 일부 과학자들은 1:1을 주장하기도 한다. 시중에 나와 있는 건강기능식품들은 2:1 또는 1:1의 비율을 적용하고 있으므로, 직접 사용해 보고 자신에게 알맞은 제품을 선택하기 바란다.

마그네슘의 형태는 킬레이트 마그네슘(또는 글리신산 마그네슘)이 가장 좋지만, 아미노산 또는 말산과 결합한 것이라면 어떤 형태라도 괜찮다. 따라서 제품을 구입할 때는 '킬레이트 마그네슘', '아미노산 킬레이트 마그네슘', '글리신산 마그네슘', 이라는 문구가 라벨에 표시되어 있는지 확인하라. 이런 제품들은 설사를 유발할 가능성이 적다. 약국에서 파는 마그네슘은 대부분 산화마그네슘인데, 위장에서 분해되기 어렵고 설사를 유발하기 쉬워 권장하고 싶지 않다. 약국에서 찾을 수 있는 또 다른 마그네슘은 구연산 마그네슘 농축액인데, 연녹색 병에 담겨 변비약 코너 맨 아래에 진열되어 있다. 이것은 변비약이므로 마그네슘 보충용으로 구입하면 안 된다. 구연산마그네슘 농축액을 마시면 당신의 의지와는 상관 없이 대변이 나올 것이다. 특히 버스를 타기 전에 이것을 마시면 그 이후의 사태는 책임질 수 없다. (택시, 비행기, 지하철 등 대중이 이용하는 교통수단은 모두 마찬가지다.) 구연산마그네슘 농축액은 대장내시경 검사나 위수술을 위해 장을 비워야 할 경우가 아니면 사용해서는 안 된다.

입욕제로 사용되는 특별한 마그네슘 하나를 소개한다. 그것은 황산 마그네슘인데, 일명 사리염(epsom salt)이라고 불린다. 사리염 한 컵을 욕조에 넣고, 편안한 마음으로 욕조 안에 기대어 누워 보라. 마그네슘은 피부를 통해 당신의 체내로 흡수된다. 앞에서도 말했듯이 마그네슘은 근육의 긴장을 풀어 주는 역할을 한다. 당신의 근육세포는 마치 안도의 한숨을 내쉰 것처럼 긴장을 풀게 될 것이다. 감미로운 음악이나 촛불을 곁들인다면, 사리염은 고단한 하루의 피로를 말끔히 해소해 주는 해독제가 될 것이다.

마그네슘은 - 특히 간이나 신장의 기능이 저하된 사람의 경우 - 체내에 축적될 수 있다. 마그네슘을 섭취하는 데 있어서 중요한 것은 마그네슘의 양이 아니라, 체내에 존재하는 다른 미네랄(칼슘, 철, 칼륨, 셀레늄 등)과의 비율이다. 체내의 미네랄 농도를 검사하는 것은 그리 어렵지 않다. 스펙트라셀(SpectraCell)이라는 검사를 해 보면 된다. 자세한 내용은 27장을 참고하라.

갑상선 기능이 저하된 환자나 리튬을 복용하는 사람은 마그네슘 과잉이 발생하기 쉽다. 오심, 식욕저하, 설사, 졸림, 무기력증, 불규칙한 심장박동, 저혈압 등의 증상이 발생하면 마그네슘 과잉을 의심해 보라. 마그네슘은 많은 약물들과 상호작용을 일으킬 수 있으며, 특정 항생제(테트라사이클린, 시프로플록사신, 레보플록사신)의 효능을 떨어뜨릴 수 있다. 따라서 이러한 약물들을 복용하는 경우에는 마그네슘 섭취를 삼가거나 3일의 시간 간격을 두고 복용하기 바란다.

수지 코헨이 강력히 추천하는 마그네슘 보충제

- 모닝스타 미네랄스(Morningstar Minerals)사의 에너지부스트 70(Energy Boost 70): 가장 소화되기 쉽고 생체이용률이 높은 유기 미네랄 복합체가 담긴 액상제이다. 이 제품에 함유된 미네랄은 모두 식물에서 추출된 '풀브산 미네랄 복합체(fulvic acid mineral complexes)'의 형태로 존재하며, 내분비계를 조절해 주고 혈압을 낮춰 주며 면역계를 강화시켜 준다. 제품 자체는 아무런 맛이 없으며, 취향에 따라 주스나 물에 타서 먹을 수 있다. 액상제인 관계로 필요에 따라 용량을 조절하기가 수월하다. 이 제품은 대사작용을 개선하고 에너지를 증강시킴으로써, 손상된 세포를 회복시키고 혈압을 조절하며 면역력을 강화하는 작용을 한다. 맛이 좋고 삶의 활력을 되찾게 해주기 때문에, 필자가 오랫동안 애용하고 있는 종합 미네

랄제품이다. (www.msminerals.com 또는 1-866-898-4467)

- 블루보닛(Blue Bonnet)사의 구연산칼슘/마그네슘(Calcium Magnesium Citrate) : 칼슘, 마그네슘, 비타민 D를 모두 포함하고 있으며, 생체이용률 또한 높다는 것이 장점이다. 구체적으로, 캡슐 하나에 구연산칼슘 1,000 mg, 구연산 아스파르트산 마그네슘(magnesium citrate aspartate) 400 mg, 콜레칼시페롤(비타민 D) 1,000 IU가 들어 있다.

- 시게이트(Seagate)사의 해양미네랄(Marine Minerals): 바다에서 나온 것이므로, 오메가-3 지방산을 비롯하여 모든 해양 미네랄을 포함하고 있는 것이 특징이다. 해조류와 생선(주로 정어리)에서 추출된 순수 미네랄을 함유하고 있으며, 캡슐 하나에 마그네슘을 비롯하여 자그마치 75가지의 미네랄을 포함하고 있다. 이 제품은 마그네슘, 칼슘, 요오드, 아연, 셀레늄, 구리의 공급원으로서 어디에 내놔도 손색이 없다. 독자들 중에는 정어리를 싫어하는 분도 있을 것이다. 그러나 정어리와 같은 생선에는 바다의 미네랄이 고농도로 농축되어 있기 때문에, 해양 미네랄을 제공하는 천혜의 보고(寶庫)라고 할 수 있다. (www.seagateproducts 또는 1-888-505-4283)

- 네이처스웨이(nature's Way)사의 칼슘 & 마그네슘 미네랄 복합체(Calcium & Magnesium Mineral Complex) : 이 제품은 '구연산 - 말산' 또는 '구연산' 등 다양한 유기산과 결합된 방식으로 칼슘과 마그네슘을 공급함으로써 흡수율을 높일 수 있다. 마그네슘의 다양한 공급방식에 대해서는 2장을 참조하라. 캡슐 하나당 칼슘과 마그네슘을 2:1의 비율(칼슘 500 mg, 마그네슘 50 mg)로 함유하고 있다.

- 선푸드(Sunfood)사의 바다에서 온 생 식물성 플랑크톤(Ocean's Alive Liquid Marine Phytoplankton) : 필자가 애용하는 제품으로서, 바닷물에서 추출한 살아 있는 식물성 플랑크톤을 고농도로 포함한다. 엽록소가 고농도로 포함되어 있어, 중금속을 흡착(킬레이팅)하고 체내에 축적된 독소를 해독해 준다. 또한 근육에 영양소를 공급하여 에너지를 증강시키며, 심장을 보호하고 정신을 맑게 해준다. 마그네슘을 많이 포함하고 있지는 않지만, 모든 미네랄을 적절한 비율로 포함하고 있다는 것이 특징이다. 따라서 이 제품에 포함되어 있는 미네랄들은 상호작용을 통해 보다 큰 시너지 효과를 발휘한다. 액상제로서 혼합음료(펀치)가 포함되어 있지만 염려할 필요는 없다.

청정한 건강기능식품의 특징을 유지하기 위해 거의 맛을 내지 않았기 때문이다. 보다 자세한 내용은 27장을 참조하라. (www.sunfood.com 또는 www.vitacost.com)

| 18 |

셀레늄

셀레늄은 갑상선 호르몬을 만들고 면역계의 기능을 적절하게 유지하는 데 필요한 미량 미네랄(trace mineral)이다. 셀레늄은 사촌지간인 아연과 마찬가지로 전립선을 보호해 주기도 한다. 셀레늄의 섭취량은 식품이 생산된 지역의 토양에 존재하는 셀레늄 함량에 의해 결정된다. 따라서 셀레늄이 고갈된 지역에 사는 주민들은 드럭머거를 복용하지 않더라도 셀레늄이 결핍될 수 있다. 또한 셀리악병, 크론씨병, IBS(과민성 대장증후군)와 같은 소화기질환을 가진 환자들 역시 셀레늄이 결핍되기 쉽다. 셀레늄이 부족하면 심장질환, 탈진, 갑상선 기능저하증, 면역기능 저하 등을 겪을 수 있으며, HDL/LDL 콜레스테롤의 비율(HDL/LDL ratio)이 나빠질 수 있다.

셀레늄은 갑상선의 건강을 지켜 주는 영양소로 가장 잘 알려져 있다. 갑상선은 인체의 에너지대사를 조절하고 발육과 성장에도 관여한다. 갑상선의 건강은 인간의 행복과 직결되므로 셀레늄의 효능을 과소평가하면 안 된다. 셀레늄이 부족하면 자가면역성 갑상선질환(autoimmune thyroid disorders)이 악화된다. 자가면역성 갑상선질환을 앓는 환자들은 200mcg의 셀레늄을 매일 아침마다 한 번씩 3개월 동안 복용하면 갑상선에 대한 자가항체를 현저하게 감소시킬 수 있다. 하시모토 갑상선염(Hashmoto's thyroiditis) 환자도 셀레늄을 복용하면 도움을 받을 수 있다.

셀레늄은 갑상선에만 이로운 것이 아니다. 셀레늄은 강력한 항산화제로서, 항암치료에 사용되기도 한다. 셀레늄은 종양에 영양분을 공급하는 혈관을 차단함으로써 종양을 '굶겨 죽이는' 것으로 보인다. 일부 과학자들에 의하면, 셀레늄을 많이 섭취하는 사람들은 폐암, 결장암, 직장암, 전립선암으로 인한 사망률이 낮다고 한다. 그러나 모든 과학자들이 셀레늄의 항암효과를 인정하는 것은 아니며, 오히려 정반대로 셀레늄이 암의 성장을 촉진한다고 주장하는 과학자들도 있다. 그러므로 셀레늄을 복용하고 싶은 암 환자들은 적정용량을 준수해야 하며, 과잉섭취는 절대 금물이다. 한편 셀레늄은 강력한 항산화작용을 통하여 자유라디칼을 제거하기 때문에, 세포손상으로 고통을 받는 모든 환자(HIV 감염 환자 포함)에게 도움이 된다.

셀레늄을 훔쳐 가는 드럭머거

성분명	상품명	비고
플루니소리드(flunisolide)	나사렐(Nasarel), 나사리드(Nasalide)	스테로이드
플루오시놀론(fluocinolone)	시날라 연고(Synalar topical)	스테로이드
플루티카손(fluticasone)	플로네이스(Flonase)	스테로이드
할로베타솔(halobetasol)	울트라베이트 연고(Ultravate topical)	
모메타손(mometasone)	에콜론(Ecolon)	스테로이드
메틸프레드니솔론(methylprednisolone)	메드롤(Medrol)	스테로이드
프레드니솔론(prednisolone)	피디아프레드(Pediapred), 오라프레드(Orapred) 시럽	
트리암시놀론(triamcinolone)	아즈마코트 흡입제(Azmacort inhaler), 아리스토코트 크림(Aristocort cream)	스테로이드
그밖의 모든 스테로이드 베타메타손(betamethasone), 부데소니드(budesonide), 코르티손(cortisone), 덱사메타손(dexamethasone)		
플루티카손/살메테롤(salmeterol)	애드베어(Advair)	천식 치료제
에스트로겐을 포함하는 약물		호르몬 대체요법, 피임약
에스트라디올(estradiol)	에스트레이스, 클리마라, 악티벨라	
결합형 에스트로겐(conjugated estrogen)	프레마린(Premarin), 프렘프로(Prempro)	

(이어서)

셀레늄을 훔쳐 가는 드럭머거(이어서)

성분명	상품명	비고
에티닐 에스트라디올(ethinyl estradiol)		모든 피임약에서 발견됨
설폰아마이드(sulfonamide)		설파제, 일부 당뇨병 치료제

셀류늄, 식품을 통해 섭취하려면?

브라질 너트, 호두, 참치, 해산물(갑각류), 황새치, 청어, 새우, 연체동물, 콩(대두), 옥수수, 밀, 쌀, 닭, 계란, 치즈, 칠면조, 소고기, 오트밀, 채소.

☞ Tip: 브라질 너트는 고농도의 셀레늄을 함유하고 있으므로, 매일 조금씩만 먹어야 한다.

셀레늄이 부족하면 쉬 피곤해 지고, LDL 콜레스테롤 수치가 상승하고, 혈액의 점도(stickiness)가 높아 지고, 정신적 · 육체적으로 피로를 느끼며, 불안과 우울증에 시달리게 된다.

건강을 유지하려면 얼마나…

- 전반적인 건강을 유지하려면 : 구연산 셀레늄이나 피콜린산 셀레늄으로 100mcg씩 하루 한두 번 섭취
- 드럭머거에 빼앗긴 영양소를 되찾으려면 : 200mcg씩 하루 한두 번 섭취

이것만은 알아 두자

구연산 셀레늄이나 피콜린산 셀레늄도 무난하지만, 일부 전문가들은 아미노산에 결합된 셀레늄의 효과가 더 좋다고 주장한다. 아미노산에 결합된 셀레늄을 원하는 독자들은 셀레노메티오닌(seleno-methionine)이나 셀레노시스테인(selenocysteine)을 구입해 보라.

500 mcg 이상의 셀레늄을 섭취하면 위험하다. 탈모, 오심, 구토, 복통, 심계항진 등의 증상이 나타나면 셀레늄 과잉섭취를 의심해 볼 필요가 있다.

수지 코헨이 강력히 추천하는 셀레늄 보충제

- 손리서치(Thorne Research)사의 피콜린산 셀레늄 : 캡슐

하나당 200 mcg의 피콜린산 셀레늄을 포함하고 있으며, 흡수율이 높다.

- NSI의 내추럴 하이셀레늄 이스트(Natural High Selenium Yeast) : 셀레노메티오닌을 포함하고 있으며, 생체이용률이 높고 위장에 부담을 주지 않는다.

- 뉴챕터(New Chapter)사의 비타민 E와 셀레늄 복합체(E and Selenium Complex) : 채식주의자용 캡슐로 제공되며, 캡슐 하나에는 100 mg의 천연 셀레늄과 50 IU의 천연 비타민 E가 포함되어 있다. 셀레늄과 비타민 E를 결합한 것은 최선의 선택으로 평가된다. 왜냐하면 이 두 가지 영양소는 함께 존재할 때 더욱 좋은 효과를 발휘하기 때문이다. 이 제품의 특징은 여덟 가지 형태의 비타민 E를 모두 포함하고 있다는 것이다. (비타민 E는 여덟 가지 형태로 존재하는데, 대부분의 건강기능식품들은 한 가지 형태의 비타민 E만을 포함하고 있다.) 이 제품의 또 다른 특징은 강황과 생강이라는 두 개의 강력한 항염성분이 첨가되고, 그밖에 시금치 추출물, 블루베리, 페누그릭(fenugreek) 등의 생약이 추가되었다는 점이다. 천연성분으로 이루어져 있어서 위벽을 자극하지 않고 소화가 잘 된다는 장점이 있다.

ı 19 ı

칼륨

칼륨은 심장의 건강을 지키고 혈압을 안정적으로 관리하는 데 매우 중요하다. 칼륨은 심장박동을 규칙적 · 안정적으로 유지해 주며, 야간에 발생하는 다리경련을 예방해 주기도 한다. 칼륨이 알코올 중독을 치료할 수 있다고 주장하는 사람들이 있으나, 이것은 사실이 아니다. 술을 끊은 사람들은 초기에 칼륨이 결핍되기 쉽기 때문에, 의사의 감독을 받아가며 칼륨을 충분히 보급할 필요가 있기는 하다. 그러나 칼륨이 알코올에 대한 갈망을 억제하지는 않으며, 금단증상을 완화해 주지도 않는다.

칼륨은 전해질(electrolyte)이라고 불리는데, 이는 칼륨이 전하

(charge)를 띠고 있어 인체의 전기흐름을 조절하고 수분균형을 유지해 주기 때문이다. 칼륨은 신경 자극의 전달을 도와 주는데, 이는 근육의 수축과 밀접한 관련이 있다. 심한 설사나 드럭머거 복용 등으로 인하여 칼륨이 부족해 지면 전신에 문제가 생기는데, 그중에서도 특히 근육과 신경이 심각한 영향을 받는다.

칼륨결핍의 증상은 매우 빠르게 진행되는데, 구체적으로 부정맥, 빈맥, 반사운동 저하, 근무력증, 피로, 혼돈, 고혈압을 유발할 수 있다. 이러한 의미에서 많은 혈압약들이 칼륨의 드럭머거 목록에 올라 있다는 것은 참으로 어처구니 없는 일이다. 그밖에 칼륨결핍으로 인하여 나타날 수 있는 증상으로는 변비, 골다공증, 갈증, 심장질환 등이 있다.

대부분의 성인들은 식사를 통해 칼륨을 충분히 섭취한다. 건강기능식품에 함유되어 있는 칼륨의 양은 밀리그램(mg)으로 표시되지만, 각종 실험실 검사(laboratory test)에서는 우리 몸의 칼륨 수준을 밀리당량(mEq: milli-equivalents)이라는 생소한 단위로 측정한다. 환자가 알아보기 쉽도록 설명을 달아 주거나 단위를 통일해 주면 안 될까? 더욱이 건강기능식품의 라벨을 유심히 살펴 보면, 대부분의 건강기능식품 한 단위(정, 캡슐)에는 99 mg의 칼륨이 들어 있는 것을 알 수 있다. 왜 하필 99 mg일까? 100 mg이면 무슨 문제가 있을까?

세상에는 알 수 없는 일들이 참 많다.

많은 약물들이 우리 몸으로부터 칼륨을 빼앗아 가는데, 대표적인 약물로는 천식치료제, 변비약, 혈압약 등이 있다. 한편 칼륨은 심장에 영향을 주기 쉽고 다양한 처방약들과 상호작용을 일으키기 때문에, 칼륨 보충제를 복용할 때는 신중을 기해야 한다. 예컨대 골다공증 치료제인 알렌드로네이트(alendronate)나 아트로핀(벨라돈나)과 함께 칼륨을 투여할 경우 소화기 궤양의 위험이 증가할 수 있다. 그리고 칼륨보존성 이뇨제인 아밀로라이드(amiloride)를 복용하는 사람이 칼륨을 투여할 경우 혈중 칼륨농도가 위험한 수준으로 증가할 수 있다. 디곡신(digoxin)을 복용중인 환자는 정기적으로 칼륨의 혈중농도를 체크해야 한다. 왜냐하면 디곡신을 투여받는 동안 저칼륨증(hypokalemia)이 발생하면 디곡신의 독성이 증가하여 치명적인 결과를 초래할 수 있기 때문이다.

칼륨결핍증은 칼륨과잉증보다 훨씬 더 위험한데, 그 이유는 칼륨이 부족하면 부정맥이 발생할 수 있기 때문이다. 땀을 많이 흘린 사람이나 운동을 마친 사람은 칼륨을 충분히 보충해야 한다. 게토레이를 비롯한 많은 스포츠음료들이 칼륨을 많이 함유하고 있는 것은 바로 이 때문이다. 약국에서 판매되는 처방용 칼륨의 함량은 20 mEq인데, 이를 밀리그램으로 환산하면 약 1,500 mg에 해당한다. 의사들은 종종 고용량의 칼륨을 처방하는데, 이 경우 혈중 칼륨농도를 정기적으로 면밀히 체크해야 한다. 신부전 환자의 경우 더욱 고용량의 칼륨이 필요하다.

칼륨은 용량의 많고 적음에 관계 없이 위장에 많은 부담을 주기 때문에, 칼륨을 경구로 섭취하면 소화불량을 초래할 수 있다. 칼륨은 위장과 식도를 심하게 자극함으로써 섬세한 점막 표면에 미세한 구멍을 낼 수 있다. 특히 액상제 형태의 칼륨을 복용할 때는, 식도 천공을 예방하기 위해 물을 충분히 마셔야 한다.

현재 출시되어 있는 처방용 칼륨 보급제로는 Micro-K Extencaps, Klor-Con, Slow-K, K-Dur이 있다. 이 제품들은 식사와 함께 복용하며, 이때 물 한 잔을 전부 들이키는 것이 좋다. 경구 칼륨제의 위장 장애를 회피하는 한 가지 방법은 OTC용 분말을 사용하는 것이다. 칼륨 분말을 욕조에 넣고 욕조에 몸을 담그면, 칼륨은 피부를 통해 인체에 흡수될 수 있다. 그러나 칼륨은 사리염(황산마그네슘)의 경우와는 사정이 많이 다르므로 주의를 요한다. 사리염의 경우 한 컵을 욕조에 넣으면 되지만, 칼륨 분말은 티스푼 하나 정도의 양이면 충분하다. 자신에게 적당한 칼륨을 양을 알고 싶으면 의사와 상의해야 한다.

칼륨을 훔쳐 가는 드럭머거

성분명	상품명	비고
알코올		
카페인		커피, 홍차, 소다
아세타졸아미드(acetazolamide)	다이아막스	녹내장 치료제
알부테롤(albuterol)	벤토린(시럽, 정, 네뷸, 흡입제)	천식 치료제
살메테롤(salmeterol)	세레벤트 흡입제, 애드베어 디스커스(Advair diskus)	천식 치료제
아목시실린(amoxicillin)		항생제
앰피실린(ampicillin)		항생제
디클록사실린(dicloxacillin)	다이나펜(Dynapen)	항생제
겐타마이신(Gentamycin)	가라마이신(Garamycin)	항생제
푸로세미드(furosemide)	라식스	이뇨제
부메타니드(bumetanide)	부멕스(Bumex)	이뇨제
클로로티아지드(chlorothiazide)	다이유릴(Diuril)	이뇨제
메티클로티아지드(methyclothiazide)	엔듀론(Enduron)	이뇨제
HCTZ(히드로클로로티아지드)	다이크로진	이뇨제
HCTZ/트리암테렌(triamterene)	다이아지드, 맥스자이드	이뇨제
HCTZ/에날라프릴	베이서레틱(Vaseretic)	혈압약
HCTZ/텔미사르탄(telmisartan)	미카르디스 HCT	혈압약
HCTZ/발사르탄(valsartan)	디오반 HCT	혈압약

(이어서)

칼륨을 훔쳐 가는 드럭머거 (이어서)

성분명	상품명	비고
아테놀올(atenolol)/클로르탈리돈(chlorthalidone)	하이그로톤(Hygroton)	혈압약
히드랄라진(hydralazine)	아프레솔린(Apresoline)	혈압약(혈관확장제)
니페디핀(nifedipine)	프로카르디아(Procardia)	혈압약
베라파밀(verapamil)	칼란(Calan), 이솝틴	혈압약
라미프릴(ramipril)	아틀라스(Atlas)	혈압약
발사르탄(valsartan)	디오반	혈압약
염화나트륨		과도한 소금 섭취
비사코딜(bisacodyl)	둘코락스	변비약
도큐세이트(docusate)/카산드라놀(casanthranol)	페리 콜레이스(Peri Colace)	변비약
자극성 하제(stimulant laxatives)		변비약
부데소니드(budesonide)	리노코트(Rhinocort)	스테로이드
덱사메타손(dexamethasone)	데카드론(Decadron)	스테로이드
플루티카손(fluticasone)	플로네이스(Flonase)	스테로이드
히드로코르티손(hydrocortisone)	코르테프(Cortef)	스테로이드
기타 스테로이드 메틸프레드니솔론(methylprednisolone), 프레드니손(prednisone), 프레드니솔론(prednisolone)		
부탈비탈(butalbital)을 포함하는 약물	피오리날(Fiorinal), 피오리셋(Fioricet)	진정제
아스피린/카리소프로돌(carisoprodol)	소마컴파운드(Soma Compound)	근골격계질환 치료제

(이어서)

칼륨을 훔쳐 가는 드럭머거 (이어서)

성분명	상품명	비고
아스피린/옥시코돈(oxycodone)	퍼코단(Percodan)	진통제
콜키신(colchicine)	콜킨	통풍 치료제
시클로스포린(cyclosporine)	산디문(Sandimmune)	면역억제제
타크롤리무스(tacrolimus)	프로그랍(Prograf)	면역억제제
레보도파(levodopa)/카르비도파(carbidopa)	시네메트	파킨슨병 치료제
쐐기풀(Stinging Nettle)		전립선 치료에 사용되는 생약

칼륨, 식품을 통해 섭취하려면?

근대, 토마토 퓨레, 무화과, 커런트(currants), 씨(seeds), 양송이, 시금치, 로메인 상추, 셀러리, 겨잣잎, 회향, 브로콜리, 겨울호박, 당밀, 가지, 케일, 싹눈양배추, 강황가루, 삶은 비트(beets), 아스파라거스, 콜리플라워, 살구, 감자, 건포도, 생강뿌리, 얌(yam), 키위열매, 말린 고추, 아주키 콩, 양배추, 바나나, 오렌지, 아보카도, 수박, 강낭콩, 프룬(prune), 대체소금(salt substitute)

건강을 유지하려면 얼마나…

- 전반적인 건강을 유지하려면 : 하루 200 ~ 400 mg을 음식물 및 많은 물과 함께 섭취
- 드럭머거에 빼앗긴 영양소를 되찾으려면: 하루 300 ~ 1,000 mg 섭취(담당의사와 상의)

각 식품별로 들어 있는 칼륨의 양을 비교해 보면 다음과 같다.

- 도토리호박(acorn squash) 한 컵 : 900 mg
- 바나나 한 개 : 450 mg
- 수박 한 컵, 또는 건포도 1/2컵 : 550 mg
- 게토레이 한 컵 : 30 ~ 40 mg

이것만은 알아 두자

경구용 칼륨을 복용할 경우 물이나 주스 한 잔을 다 비워야 하며, 서방정(extended release tablet)의 경우 부수거나 깨물어 복용하지 말아야 한다. 하루 용량을 한꺼번에 복용하기보다는 몇 번에 나누어 조금씩 복용하는 것이 좋다. 이 책에 제시된 권장용량과 라벨에 적혀 있는 권장용량이 다를 때에는 라벨에 기재된 용량을 따른다.

설사, 오심, 위통, 혼돈 등의 증상이 나타나면 칼륨 과잉섭취를 의심해 보아야 한다. 상용량을 초과했거나 소화기능이 저하된 사람은 검은 변을 볼 수 있는데, 이는 위장관 출혈이 발생한 징조로 볼 수 있다. 이 경우 칼륨의 섭취를 중단하고 즉시 의사와 상의해야 한다. 칼륨 과잉섭취를 나타내는 다른 증상으로는 서맥(bradycardia), 손, 발, 입의 무감각 또는 따끔거림, 불안, 피로, 또는 다리가 무겁게 느껴지는 증상 등이 있다.

수지 코헨이 강력히 추천하는 칼륨보충제

- 솔가(Solgar)사의 칼륨 아미노산 복합체(Potassium Amino Acid Complex) : 코셔 인증을 받은 채식주의자용 캡슐로서, 생리학적 이용률이 높은 아미노산 복합체 안에 99 mg의 칼륨을 함유하고 있다. 설탕, 글루텐, 유제품이 포함되어 있지 않다.

- GNC사의 글루콘산 칼륨: 코셔 인증을 받은 채식주의자용 캡슐로서, 캡슐 하나당 99 mg(약 1.3 mEq)의 칼륨을 함유하고 있다. GNC사는 칼륨과 마그네슘을 1:1로 함유하는 제품도 출시하고 있는데, 이 제품의 이름은 아스

파르트산 칼륨 마그네슘(Potassium Magnesium Aspartate)이다.

- 나우(NOW)사의 글루콘산 칼륨 분말(Potassium Gluconate Powder) : 한 티스푼 분량에 540 mg의 칼륨을 함유하고 있는데, 음식물과 함께 하루 한 번 섭취하면 된다. 소량을 욕조 물에 녹여 피부를 통해 직접 흡수되게 할 수도 있다. 이 경우 얼마만큼의 용량을 사용할 것인지에 대해서는 의사와 상의하라.

- 엔지매틱 테라피(Enzymatic Therapy)사의 칼륨 플러스(Potassium Plus): 식품등급의 칼륨과 주스(오렌지 및 사탕수수로 만듦)를 혼합한 혁신적인 제품이다. 칼륨은 물론 셀레늄, 실리콘, 브롬, 니켈, 주석 등의 미량미네랄을 함께 포함하고 있어서, 혈압은 물론 뼈의 건강도 지켜 준다. 뿐만 아니라 비타민 B6와 판토텐산(비타민 B5)도 포함하고 있어, 에너지를 증강시키는 동시에 콜레스테롤과 호모시스테인 수치를 낮출 수 있다.

| 20 |

철분

세계보건기구(WHO)에 의하면 세계인들이 가장 많이 겪고 있는 영양장애(nutritional disorder)는 철분결핍증이라고한다. 그러나 필자는 피로를 호소하는 사람들에게 철분을 잘 권하지 않는 편이다. 왜냐하면 대부분의 미국인들은 철분을 충분히 섭취하고 있기 때문이다. 19장에서 언급한 칼륨과 마찬가지로 철분은 위장관을 자극함으로써 오심, 복통, 변비를 초래할 수 있다.

철분은 헤모글로빈이라는 단백질을 만드는 데 필요한 미네랄이다. 헤모글로빈은 적혈구의 핵심 구성요소로서 온 몸에 산소를 공급해 주는 일을 한다. 인체는 얼마간의 철분을 비축해 두었다가 필요할 때 꺼내어 다시 사용한다. 철분은 체내에 축적되기 때문에 과잉섭취하기가 쉽다. 따라서 어린 아기가 있는 집에서는 철분제를 약장에 넣고 자물쇠를 단단히 걸어 잠가야 한다. 철분이 많은 음식을 먹으면 대변이 푸른 색을 띨 수 있다.

철분이 부족하면 다양한 증상이 나타날 수 있다. 예컨대 까닭 없이 짜증이 나고 우울하거나 정신집중이 잘 안될 수 있다. 또 얼굴이 창백하고 혀가 아프고 손발톱이 푸석푸석해 지며, 면역기능이 떨어져 감염증에 걸리기 쉽다. 철분결핍은 심계항진을 초래할 수도 있다. 이상에 언급한 증상들은 다른 질병(또는 영양소 결핍증)에 걸려도 나타날 수 있는데, 철분결핍과 다른 질병을 구분하는 것은 그리 간단치 않다. 적절한 혈액검사를 통하여 철분결핍증이 확인될 경우, 철분을 보충하면 2 ~ 3개월 후에 정상 컨디션을 회복할 수 있다. 의사들은 몇 가지 지표를 측정하여 철분결핍 여부를 판정하는데, 그중에서 가장 믿을 만한 것은 혈청 페리틴(serum ferritin) 또는 트랜스페린 포화도(transferrin saturation ratio)이다.

조개, 굴, 홍합, 동물의 간, 콩, 렌즈콩, 호박씨와 같이 철분이 풍부한 음식을 먹으면 체내의 철분 수준이 상승하는데, 이 경우 오렌지 주스를 곁들여 마시면 더욱 좋다. 오렌지 주스에 함유된 비타민 C가 철분의 흡수를 촉진하기 때문이다. 철분 보충에 좋은 건강기능식품을 추천하라면, 필자는 뉴아이언(Nu-Iron)이나 니페렉스(Niferex)와 같은 다당류 복합체(polysaccharide complex)를 권하고 싶다.

채식주의자, 드럭머거를 복용한 사람, 생리량이 많은 여성들은 철분이 결핍되기 쉽다. 위장관에 작은 천공(perforation)이 생겨도 출혈로 인하여 서서히 철분이 부족해 진다. 임신부의 경우에도 철분결핍이 일어나기 쉬운데, 자라나는 태아가 엄마의 철분을 가져가기 때문이다. 특별한 이유 없이 철분이 부족한 사람은 위장관 출혈을 의심해 볼 수 있다. 특히 폐경 여성이 철분결핍 판정을 받는 경우, 결장암의 여부를 판별하기 위해 대장내시경 검사를 받아 봐야 한다. (이 경우 대변에 피가 묻어 나오는지를 검사하는 것만으로는 불충분하다. 왜냐하면 결장암으로 인한 출혈은 간헐적이거나 경미할 수 있기 때문이다.) 폐경 전 여성이라도 대변에 피가 묻어 나오는 경우에는 대장 내시경 검사를 해 봐야 한다. 드문 경우지만, 위장관 출혈 말고도 비뇨기계 출혈로 인하여 철분결핍이 발생하는 경우가 있다. 따라서 철분이 부족한 사람은 비뇨기계 출혈의 여부를 판별하기 위해 소변검사를 받아 보는 것이 좋다.

건강한 신장은 에리스로포이에틴(erythropoietin)이라는 호르몬을 생성하는데, 이 호르몬의 기능은 적혈구를 생성하는 것이다. 따라서 신장에 문제가 있는 사람, 특히 투석을 받고 있는 환자들은 신장기능 상실로 인한 철분결핍이 발생할 수 있다. 한 가지 흥미로운 사실은, 짙은 빛깔의 포도주스나 적포도주를 많이 마시는 사람은 철분이 부족해질 수 있다는 것이다. 2002년 미국 코넬대학교의 연구진이 미국 화학협회지에 발표한 논문에 의하면, 포도주스의 항산화제 성분인 폴리페놀(polyphenols)이 철분의 흡수를 억제함으로써 철 결핍성 빈혈의 위험을 증가시킬 수 있다고 한다.

철분을 훔쳐 가는 드럭머거

성분명	상품명	비고
위산분비 억제제		
라니티딘(ranitidine)	잔탁	
시메티딘(cimetidine)	타가메트	
니자티딘(nizatidine)	액시드	
파모티딘(famotidine)	펩시드(Pepcid)	
오메프라졸(omeprazole)	프릴로섹(Prilosec)	
에소메프라졸(esomeprazole)	넥시움	
판토프라졸(pantoprazole)	프로토닉스(Protonix)	
라베프라졸(rabeprazole)	아시펙스(Aciphex)	
아밀로라이드(amiloride)	미다모르(Midamor)	이뇨제
스피로노락톤(spironolactone)	알닥톤	이뇨제
트리암테렌(triamterene)	다이아지드, 맥스자이드	이뇨제

(이어서)

철분을 훔쳐 가는 드럭머거 (이어서)

성분명	상품명	비고
아스피린		
아스피린/디피리다몰(dipyridamole)	아그레녹스(Aggrenox)	항혈소판제
부탈비탈(butalbital)을 포함하는 약물	피오리날(Fiorinal), 피오리셋(Fioricet)	진정제
아스피린/카리소프로돌(carisoprodol)	소마컴파운드(Soma Compound)	근골격계질환 치료제
아스피린/메토카르바몰(methocarbamol)	로박시살(Robaxisal)	근골격계질환 치료제
아스피린/히드로코돈(hydrocodone)	로탭(Lortab) ASA, 알로(Alor)	진통제
아스피린/옥시코돈(oxycodone)	퍼코단(Percodan)	진통제
콜레스티라민(cholestyramine)	퀘스트란(Questran)	콜레스테롤 저하제
콜레스티폴(colestipol)	콜레스티드(Colestid)	콜레스테롤 저하제
독시사이클린(doxycycline)	바이브라마이신	항생제
미노사이클린(minocycline)	미노씬	항생제
네오마이신(neomycin)		항생제
테트라사이클린(tetracycline)	수마이신(Sumycin)	항생제
HIV 치료제 아바카비어(abacavir), 라미부딘(lamivudine), 디다노신(didanosine), 지도부딘(zidovudine), 델라비르딘(delavirdine), 스타부딘(stavudine)		

(이어서)

철분을 훔쳐 가는 드럭머거 (이어서)

성분명	상품명	비고
대부분의 소염진통제		
이부프로펜(ibuprofen)	모트린(Motrin), 아드빌(Advil)	
인도메타신(indomethacin)	인도신(Indocin)	
케토프로펜(ketoprofen)	오루디스(Orudis)	
나프록센(naproxen)	알리브, 아나프록스, 나프로신	
디클로페낙(diclofenac)	볼타렌(Voltaren)	
에토돌락(etodolac)	로딘(Lodine)	
술린닥(sulindac)	클리노릴(Clinoril)	
설폰아마이드(sulfonamide)		설파제, 일부 당뇨병 치료제
갑상선 호르몬제	씬지로이드, 레복실, 티롤라, 레보티록신	
홍차		과일과 야채에 함유된 철분의 흡수를 방해

건강을 유지하려면 얼마나…

- 전반적인 건강을 유지하려면: 철분이 풍부한 식품을 섭취(별도의 철분 보충제를 추천하지 않음)
- 드럭머거에 빼앗긴 영양소를 되찾으려면 : 원소철(elemental iron) 기준으로 하루 10 ~ 15 mg을 2 ~ 3개월

철분, 식품을 통해 섭취하려면?

고기, 가금류, 생선은 흡수되기 쉬운 형태의 철분을 함유하고 있다. 그밖에 철분을 많이 함유한 식품은 다음과 같다: 근대, 시금치, 백리향, 강황, 딜 위드(dill weed), 계피, 파슬리, 로즈메리, 당밀, 겨잣잎, 무우청, 깍지콩, 표고버섯, 아스파라거스, 병아리콩, 리크(leeks), 두부, 올리브, 렌즈콩, 켈프, 참깨

동안 섭취. 철분의 흡수를 극대화하려면 다른 미네랄(칼슘이나 유제품)과 두 시간 이상의 시간 간격을 두고 섭취하는 것이 좋다. 철분 섭취의 효과가 나타나려면 몇 주가 걸리며, 대변의 색깔이 푸른색 내지 검은 색으로 변하더라도 놀랄 필요는 없다. (장에서 흡수되지 않고 대변으로 배설되는 철분은 푸른색 또는 검은색을 띤다.)

이것만은 알아 두자

철분 섭취시의 전형적인 부작용으로는 소화불량, 방귀, 변비(또는 설사), 위산과다, 오심 등이 있다. 철분은 공복에 섭취하는 것이

가장 이상적이지만, 그럴 경우 위장관을 자극할 위험이 있다. 따라서 필자는 철분과 음식을 같이 섭취할 것을 권한다. 다만 제산제, 계란, 통밀빵, 우유, 시리얼, 홍차, 커피 등과는 한 시간 이상의 간격을 두는 것이 좋다. 녹차나 마차(matcha tea)의 경우에는 두 시간 이상의 간격을 둬야 한다.

오렌지주스에는 철분이 들어 있지 않지만, 우리 몸이 철분을 잘 흡수할 수 있도록 매일 오렌지주스 한 잔씩을 마시는 것이 좋다. 오렌지주스 속에 들어 있는 비타민 C가 철분의 흡수를 촉진하기 때문이다. 그러나 철분이 많이 부족한 사람의 경우 오렌지주스를 마시는 것만으로는 철분의 흡수를 촉진할 수 없다. 이 경우 의사들은 아예 철분과 함께 비타민 C 보충제를 복용하라고 권한다. (철분 흡수를 촉진하려면, 30 mg의 원소철당 200 mg의 비타민 C가 필요하다.) 그러나 비타민 C 보충제를 함부로 복용하면 철 과잉섭취의 부작용을 초래할 수 있기 때문에, 필자는 모든 사람들에게 철분과 비타민 C 보충제를 함께 복용하라고 권하지는 않는다.

철분은 과잉섭취되기가 매우 쉽기 때문에, 필자는 여간에서는 별도의 철분제 복용을 권하지 않는다. 철분제의 복용이 권장되는 경우는 다음과 같은데, 이 경우 적정량의 철분제를 복용하면 인생이 달라질 수 있다. 예컨대 드럭머거를 복용하고 있는 경우, 철결핍성 빈혈을 앓고 있는 경우, 정기적으로 헌혈을 하는 경우, 여성이 월경을 심하게 하는 경우가 여기에 해당된다. 이런 경우에 해당되는 사람들은 저용량의 철분을 단기간에 걸쳐 복용해도 무방하다. 그러나 집에 어린 아기가 있는 독자들은 철분제를 약장 속에 모셔 두고 철저히 간수해야 한다. 아기들이 철분을 과잉복용하면 매우 위험한 결과가 발생할 수 있기 때문이다.

수지 코헨이 강력히 추천하는 철분 보충제

- 엔지매틱테라피(Enzymatic Therapy)사의 오가피를 배합한 에너자이징 아이언(Energizing Iron with Eleuthero) : 소의 간에서 추출한 흡수성 높은 철분과 더불어 비타민 B12, 미량미네랄을 포함하고 있어, 철분의 흡수율을 더욱 높여 준다. 오가피는 우수한 자양강장제로 알려져 있다. 이 제품은 동물에서 추출되었지만, 흡수성이 매우 높고 콜레스테롤 수치를 상승시키지 않는다.

- 니페렉스(Niferex) 또는 뉴아이언(Nu-Iron): 철분을 포함하는 다당체 제품이다. 이 제품은 황산제일철(ferrous sulfate) 보다 내약성이 좋고, 전국의 약국에서 쉽게 구입할 수 있다. 혹시 약국의 비타민 코너에서 이 제품을 발견할 수 없다면, 약국 직원에게 문의해 보라. 약국에 따라서는 이 제품을 카운터 뒤에 진열하는 경우도 있기 때문이다.

- 뉴트렉스 하와이(Nutrex-Hawaii)사의 스피룰리나 퍼시피카(Spirulina Pacifica) : 스피룰리나는 바다에서 유래하는 천연 녹조류로서, 많은 전문가들에 의해 슈퍼푸드라고 불리고 있다. 뉴트렉스-하와이사는 청정해역의 해양심층수를 이용하여 스피룰리나를 전문적으로 생산하는 기업이다. 스피룰리나는 철분과 함께 많은 미네랄들을 함유하고 있는데, 이 미네랄들이 상호작용을 통하여 시너지 효과를 발휘한다. 보다 자세한 내용은 27장을 참조하라.

- 선푸드(Sunfood)사의 바다에서 온 생 식물성 플랑크톤(Ocean's Alive Liquid Marine Phytoplankton) : 바닷물에서 추출한 살아 있는 식물성 플랑크톤을 고농도로 포함한다. 엽록소가 고농도로 포함되어 있어, 중금속을 흡착(킬레이팅)하고 체내에 축적된 독소를 해독해 준다. 또한 근육

에 영양소를 공급하여 에너지를 증강시키며, 심장을 보호하고 정신을 맑게 해 준다. 철분을 많이 포함하고 있지는 않지만, 모든 미네랄을 적절한 비율로 포함하고 있다는 것이 특징이다. 따라서 이 제품에 포함되어 있는 미네랄들은 상호작용을 통해 보다 큰 시너지 효과를 발휘한다. 필자는 매일 아침 이 제품 한 방울을 물 한 컵에 떨어뜨려 마신다. 보다 자세한 내용은 27장을 참조하라.

(www.sunfood.com 또는 www.vitacost.com)

| 21 |

아연

아연은 인간의 시각, 청각, 미각, 그리고 성생활에 필요하다. 아연은 모발의 성장과 생식능력 유지를 위해서도 중요하다. 불임으로 고민하는 사람들에게 아연은 좋은 영양소가 될 수 있다. 아연이 전립선을 보호해 주며, 양성전립선 비대증(BPH: benign prostatic hypertrophy)을 예방해 준다는 연구결과도 나와 있다. 성인 남성은 여성보다 1/3만큼 더 많은 아연을 필요로 하는데, 이는 아연이 테스토스테론을 만드는 데 필요하기 때문이다. 성적으로 활발한 남성은 TV만 보는 남성보다 약간 더 많은 아연이 필요하다. 왜냐하면 아연은 우리 몸에서 전립선에 가장 많이 분포되어 있으며, 정액 중의 아연 농도는 혈중농도에 비해 100배나 높기 때문이다.

금속 이온으로서의 아연은 약 100개의 효소를 활성화시키기 때문에, 인체에서 일어나는 많은 생화학 반응에 참여한다. 아연은 인간의 유전정보가 담겨 있는 DNA를 만드는 데도 필요하다. 또한 아연은 항산화작용을 통하여 면역계를 강화하고 상처의 빠른 치유를 돕는다.

소화기 장애가 자주 발생하는 사람은 아연을 보충하면 도움을 받을 수 있다. 셀리악병, 크론씨병, 궤양성대장염(ulcerative colitis), 과민성대장증후군(IBS) 환자들은 항상 아연이 부족한 것으로 나타나기 때문이다. 위염, 위궤양, 십이지장 궤양 치료에 사용되는 위산분비억제제가 아연의 드럭머거 목록에 포함되어 있는 것을 눈여겨 보라. 위장관을 보호한다는 약물이 위장관을 보호하는 아연을 고갈시킨다니, 정말로 어처구니 없는 일이다. 위장관의 감염을 치료하고 건강한 위장관을 유지하려면 아연이 필요하다. 아연은 위장관뿐만 아니라 모든 곳에서 세균과 바이러스를 무찌른다.

아연은 면역계의 수호신으로 잘 알려져 있다. 아연은 T림프구, 자연 살세포(NK 세포), 인터루킨(interleukin)의 활성을 높여 준다. 아연이 부족하면 감기나 감염증에 자주 걸리게 된다. 따라서 콧물이 찔끔 나오기 시작할 때 아연을 섭취하는 것은 매우 좋은 방법이다. 아연은 코와 입안의 바이러스에 달라붙어, 그들이 증식하기 전에 죽여 버린다. 따라서 아연을 충분히 섭취하면 감기의 진행을 차단함으로써, 감기로 고생하는 기간을 3일 정도 단축해 준다.

우리 몸의 아연 농도는 나이가 듦에 따라 감소한다. 또한 알코올 중독자, 채식주의자, 신장질환이나 간장질환을 가진 환자들은 아연이 결핍되기 쉽다. 아연은 땀, 대변, 소변, 머리카락, 피부, 정액, 월경혈을 통해 배출된다. 이처럼 아연은 결핍되기 쉬운 영양소지만, 아연 결핍을 심각하게 받아들이는 사람들은 거의 없다. 간과 췌장에 문제가 있는 사람들은 아연 농도가 낮아진다. 아연은 인슐린과 티록신을 만드는데 필요하므로, 아연 결핍은 당뇨병, 갑상선기능 저하증(hypothyroidism)으로 이어질 수 있다.

아연은 비타민 A와 함께 작용하므로, 둘 중 하나가 부족하면 다른 하나도 덩달아 부족해진다. 아연이 부족할 때 시력저하, 황반변성, 실명이 발생할 수 있는 것은 바로 이 때문이다. 요컨대 아연결핍은 전신에 영향을 미칠 수 있으며, 구체적으로 청각손실, 전립선질환, 성기능 저하, 감염성 질환, 시력저하, 야맹증, 손톱의 흰 반점, 근육위축(muscle atrophy)을 초래할 수 있다.

아연을 훔쳐 가는 드럭머거

성분명	상품명	비고
위산분비 억제제		
라니티딘(ranitidine)	잔탁	
시메티딘(cimetidine)	타가메트	
니자티딘(nizatidine)	액시드	
파모티딘(famotidine)	펩시드(Pepcid)	
오메프라졸(omeprazole)	프릴로섹(Prilosec)	
에소메프라졸(esomeprazole)	넥시움	
판토프라졸(pantoprazole)	프로토닉스(Protonix)	
라베프라졸(rabeprazole)	아시펙스(Aciphex)	
제산제	마록스, 암포젤, 개비스콘	
ACE 저해제 계열의 약물		혈압약
베나제프릴(benazepril)	로텐신(Lotensin)	
캅토프릴(captopril)	카포텐(Capoten)	
에날라프릴(enalapril)	바소텍(Vasotec)	
리시노프릴(lisinopril)	제스트릴(Zestril), 프린빌(Prinvil)	
퀴나프릴(quinapril)	아큐프릴(Accupril)	
라미프릴(ramipril)	알테이스(Altace)	
트란도라프릴(trandolapril)	마빅(Mavik)	
포시노프릴(fosinopril)	모노프릴	
모엑시프릴(moexipril)	유니바스크	
에날라프릴/펠로디핀(felodipine)	렉셀(Lexxel)	혈압약
히드랄라진(hydralazine)	아프레솔린(Apresoline)	혈압약
HCTZ/칸데사르탄(candesartan)	아타칸 HCT	혈압약
HCTZ/이베사르탄(irbesartan)	아발라이드(Avalide)	혈압약
HCTZ/로자탄(losartan)	하이자(Hyzaar)	혈압약
HCTZ/발사르탄(valsartan)	디오반 HCT	혈압약

(이어서)

아연을 훔쳐 가는 드럭머거 (이어서)

성분명	상품명	비고
부메타니드(bumetanide)	부멕스(Bumex)	이뇨제
클로르탈리돈(chlorthalidone)	하이그로틴(Hygrotin)	이뇨제
푸로세미드(furosemide)	라식스	이뇨제
인다파미드(indapamide)	로졸(Lozol)	이뇨제
메톨라존(metolazone)	자록소린	이뇨제
토르세미드(torsemide)	데마덱스(Demadex)	이뇨제
베타메타손(betamethasone)	디프롤렌(Diprolene), 룩시크(Luxiq)	스테로이드
부데소니드(budesonide)	심비코트, 리노코트	스테로이드
덱사메타손(dexamethasone)	데카드론(Decadron)	스테로이드
플루니소리드(flunisolide)	나사렐(Nasarel), 나사리드(Nasalide)	스테로이드
플루티카손(fluticasone)	플로네이스(Flonase)	스테로이드
그밖의 스테로이드제 프레드니손(prednisone), 프레드니솔론(prednisolone), 메틸프레드니솔론(methylprednisolone)		
에스트로겐 포함약물		호르몬 대체요법, 피임약
결합형 에스트로겐(conjugated estrogen)	프레마린(Premarin), 프렘프로(Prempro)	
에스트라디올(estradiol)	에스트레이스, 클리마라, 악티벨라	
에티닐 에스트라디올(ethinyl estradiol)		모든 피임약에서 발견됨
에스트라디올/테스토스테론	에스트라테스트(EstraTest), 데포 데스타디올(depo Testadiol)	

(이어서)

아연을 훔쳐 가는 드럭머거 (이어서)

성분명	상품명	비고
레보노르게스트렐(levonorgestrel)		많은 피임약에서 발견됨(응급피임약 포함)
노르에틴드론(norenthindrone)		많은 피임약에서 발견됨
피브레이트 계열의 약물		콜레스테롤 저해제
페노피브레이트(fenofibrate)	트리코(TriCor)	
에제티미브(ezetimibe)	제티아	
겜피브로질(gemfibrozil)	로피드	
클로피브레이트(clofibrate)	아트로미드 S (Atromid S)	
콜라스티라민(cholestyramine)	퀘스트란	콜레스테롤 저하제
HIV 치료제 아바카비어(abacavir), 라미부딘(lamivudine), 디다노신(didanosine), 지도부딘(zidovudine), 델라비르딘(delavirdine), 스타부딘(stavudine)		
페니실라민(penicillamine)		
랄록시펜(raloxifene)	에비스타	골다공증 치료제
에탐부톨(ethambutol)	마이암부톨 (Myambutol)	결핵치료제
카페인		커피, 홍차, 소다
칼슘 과잉섭취		

아연, 식품을 통해 섭취하려면?

굴, 소고기, 양고기, 게살, 닭고기, 바닷가재, 양송이, 시금치, 애호박, 아스파라거스, 근대, 콜라드 그린, 우유, 치즈, 이스트, 전곡, 미소(일본 된장), 새우, 메이플 시럽, 브로콜리, 콩, 그린 피(green pea), 요구르트, 견과류, 호박씨, 참깨

건강을 유지하려면 얼마나…

- 전반적인 건강을 유지하려면
  - 여성 : 하루 5 ~ 15 mg 섭취(위장 자극을 최소화하기 위해 음식과 함께 섭취)
  - 남성 : 하루 10 ~ 25 mg 섭취
- 드럭머거에 빼앗긴 영양소를 되찾으려면: 하루 15 ~ 25 mg 섭취

이것만은 알아 두자

오심, 소화불량, 설사가 발생하거나 입에서 금속맛이 나면 과잉

섭취를 의심해 볼 수 있다.

수지 코헨이 강력히 추천하는 아연 보충제

- 퀴글리(Quigley)사의 Cold-EEZE : 13.3 mg의 아연을 포함하는 글루콘산-글리신산 아연(zinc gluconate glycinate) 구강정으로, 임상시험 결과 감기 증상을 완화하는 것으로 밝혀졌다. (필자는 겨울철에 이 제품의 임상 컨설턴트로 활약한 적이 있다.) 입 안에서 녹아 구강점막을 통해 직접 흡수 된다. 퀴글리사는 아연의 금속맛을 없애기 위해 다양한 맛과 향기를 내는 제품을 개발했지만, 인공감미료, 색소, 보존료는 사용하지 않았다.

- NSI사의 L-OptiZinc: 황산아연(zinc sulfate) 형태의 다른 제품들과는 달리, 아연과 메티오닌을 착염화시킴으로써 흡수율을 향상시키고 인체가 바로 사용할 수 있도록 하였다. (미네랄과 아미노산의 착염을 형성시킴으로써 얻을 수 있는 이점에 대해서는 1장을 참조하라.) 캡슐 하나당 30 mg의 아연을 포함하고 있다.

- 솔가(Solgar)사의 칼슘, 마그네슘, 아연 : 모든 미네랄은 함께 존재할 때 더 좋은 효과를 발휘한다는 점에 착안하여, 1,000 mg의 칼슘, 400 mg의 마그네슘, 15 mg의 아연을 결합한 제품이다. 소화불량이나 설사의 위험을 최소화하기 위해 음식과 함께 섭취하는 것이 좋다.

- 보쿠 슈퍼푸드(Boku Superfood) : 「24시 약사」와 필자의 칼럼에서 소개한 바 있는 천연 자양강장 드링크다. 아연을 비롯한 모든 미네랄과 효소, 아마씨, 생균제제, 다양한 채소와 해조류의 분말이 배합되어 있다. 필자는 이 제품 한 순갈을 유기농 사과주스 한 컵에 섞어 매일 마신다. 이틀만 먹어 보면 에너지가 넘치는 것을 느낄 수 있을 것이다.

I 22 I

멜라토닌

멜라토닌은 뇌의 송과선(pineal gland)에서 분비되는 수면호르몬으로서, 수면과 면역기능에 중요한 역할을 한다. 멜라토닌을 외부에서 공급하는 것은 천연 수면제를 복용하는 것과 마찬가지다.

송과선에는 생체시계(biological clock)가 있어, 우리 몸의 생리기능을 밤과 낮의 24시간에 맞춰 준다. 밤이 되어 사방이 깜깜해 지면 송과선에서 멜라토닌이 분비되는데, 우리의 뇌에 멜라토닌과 GABA(γ-aminobutyric acid)가 가득 차면 우리는 꿈나라를 여행하게 된다. 멜라토닌이 분비되어 우리의 뇌를 지배하는 동안, 우리의 몸은 미니방학을 맞은 것처럼 휴식에 들어간다. 멜라토닌은 그동안 손상된 세포를 치료해 주고, 다음 날을 위해 몸을 새롭게 만들어 준다. 다음 날 아침 해가 뜨면 멜라토닌은 사라지고 우리는 잠에서 깨어난다.

세상의 모든 일이 이렇게 순리대로만 흘러간다면 얼마나 좋을까? 그러나 밤과 낮이 완전히 뒤바뀌어 버린 야간교대 작업자들의 사정은 딱하기 이를 데 없다. 그들은 밤에는 쏟아지는 졸음을 참아야 하고, 낮에는 오지도 않는 잠을 억지로 청해야 한다. 이런 경우에는 멜라토닌을 적절히 이용하면 생체리듬의 파괴로 인한 고통에서 벗어날 수 있다.

멜라토닌은 전신에 있는 모든 세포의 생체리듬을 송과선의 생체시계에 맞추어 준다. 멜라토닌은 우리가 잠자는 동안 면역력 강화물질과 항암물질을 생성하여 우리의 면역계를 지원해 주기도 한다. 건강한 뇌는 24시간 마다 2.5 mg의 메라토닌을 생성하는데, 문제는 우리가 늙어 감에 따라 멜라토닌의 생성량이 감소한다는 것이다. 나이가 들면 새벽잠이 없어지는 것은 바로 이 때문이다. 많은 남성들은 새벽녘에 걸려온 장인어른의 전화에 귀중한 아침잠을 설친 경험을 갖고 있을 것이다.

멜라토닌은 잠자는 동안에만 분비되기 때문에, 새벽 2시에 일어나 냉장고문을 여는 순간 당신의 멜라토닌 분비는 정지된다. 그러므로 새벽에 일어나 화장실에 갈 때에는 거실의 불을 환하게 켜지 않는 것이 좋다. 불면증 환자들은 정상인에 비해 멜라토닌의 분비량이 적다. 그리고 10대들은 - 정오가 될 때까지 침대에서 나오지 않는 것으로 미루어 볼 때 - 아마도 멜라토닌의 분비량이 어마어마하게 많은 것 같다.

젊은 사람이라도 멜라토닌의 드럭머거를 복용하거나, 야간교대 작업을 하거나, 스트레스에 시달리는 경우 멜라토닌이 고갈된다. 멜라토닌 결핍이 문제가 되는 것은 불면증을 유발하기 때문만은 아니다. 더욱 중요한 것은 멜라토닌이 항암작용을 하기 때문이다. 예컨대 멜라토닌의 분비량이 적은 여성은 유방암의 발병위험이 높다는 연구결과가 나와 있다. 이에 더하여 최근에는 "멜라토닌을 섭취할 경우 유방암의 증식을 억제할 수 있다."는 연구결과가 발표되어 전문가들의 관심을 모으고 있다. 이 연구는 국제 암저널(International Journal of Cancer) 2006년 1월호에 게재되었는데, 저자들에 의하면 멜라토닌이 약한 아로마타제 저해제(aromatase inhibitor, 에스트로겐의 생성을 억제함으로써 유방암의 증식을 억제하는 약물)와 같은 작용을 한다고 한다.

멜라토닌이 에스트로겐의 생성을 억제한다면 유방암뿐만 아니라 다른 암, 예컨대 전립선암의 증식도 억제할 수있을 것으로 예상된다. 왜냐하면 에스트로겐은 남성의 전립선암을 촉진하는 것으로도 알려져 있기 때문이다.* 따라서 필자는 멜라토닌이 유방암뿐만이 아니라 다른 암도 예방·치료할 수 있다고 믿는다. 멜라토닌은 특히 마이코파이토(MycoPhyto, 27장 참조), 알칼리성 미네랄, 항진균제, 고용량 엽산, 항산화제, 스피룰리나, 생식(과일과 채소로 이루어짐)과 병행할 때 항암효과가 우수한 것으로 알려져 있다.

멜라토닌을 훔쳐 가는 드럭머거

성분명	상품명	비고
피리독신을 저해하는 모든 약물		피리독신은 멜라토닌을 생성하는 데 필요함(12장 참조)
히드록시진(hydroxyzine)	아타락스(Atarax), 비스타릴(Vistaril)	항히스타민제

(이어서)

* 에스트로겐은 여성에게만 있는 것이 아니다. 남성의 몸에서도 약간의 에스트로겐이 분비된다. 이와 관련하여 미국 조지타운대학 롬바르디 종합암센터의 연구진은 2010년 4월 워싱턴 D.C.에서 열린 미 암연구협회 연례회의에서 "남성의 몸 안에 있는 에스트로겐이 전립선암 발병에 영향을 미친다."는 연구결과를 발표하였다.

멜라토닌을 훔쳐 가는 드럭머거 (이어서)

성분명	상품명	비고
항불안제 또는 수면제제		항우울제는 이와 반대로 멜라토닌의 농도를 증가시키므로 주의하기 바람
디아제팜(diazepam)	바리움	
알프라졸람(alprazolam)	자낙스	
클로나제팜(clonazepam)	클로노핀(Klonopin)	
트리아졸람(triazolam)	할시온	
로라제팜(lorazepam)	아티반	
테마제팜(temazepam)	레스토릴(Restoril)	
졸피뎀(zolpidem)	앰비엔(Ambien)	
에스조피클론(eszopiclone)	루네스타(Lunesta)	
잘레플론(zaleplon)	소나타(Sonata)	
베타차단제		혈압약 (베타차단제의 보다 자세한 목록은 23장 참조)
아세부톨롤(acebutolol)	쌕트랄	
아테놀올(atenolol)	테놀민	
프로프라놀롤(propranolol)	인데랄	
메토프롤롤(metoprolol)	로프레서(Lopressor), 토프롤 엑스엘(Toprol XL)	
소탈롤(sotalol)	베타페이스(Betapace)	
비소프롤롤(bisoprolol)	제베타(Zebeta), 지악(Ziac), 카디코(Cardico)	
카르베딜롤(carvedilol)	딜라트렌, 코레그(Coreg)	
나돌롤(nadolol)	코가드(Corgard)	
플루티카손(fluticasone)	플로네이스(Flonase)	스테로이드

멜라토닌, 식품을 통해 섭취하려면?

귀리, 옥수수, 쌀, 생강, 토마토, 바나나, 보리, 체리

건강을 유지하려면 얼마나…

- 불면증의 경우 : 취침시에 0.5 ~ 1 mg을 섭취(한 달 후 효과가 없으면 2 ~ 3 mg으로 용량을 늘림)
- 드럭머거에 빼앗긴 영양소를 되찾으려면: 취침시에 1 ~ 3 mg 섭취(한 달 후 효과가 없으면 의사에게 문의한 후 4 ~ 5 mg으로 용량을 늘림)
- 군발성 두통(cluster headache)의 경우: 취침시에 6 mg 섭취
- 암이나 자가면역질환의 경우: 의사들은 취침시에 5 ~ 20mg을 섭취하라고 권장하지만, 필자는 권장하지 않음
- 시차적응을 위한 경우 : 비행기를 타고 표준시간대(time zone)를 넘어 여행할 경우 시차적응이 안 되면 업무협의, 강의, 휴가 일정을 망칠 수 있다. 다행히 멜라토닌은 안전한 시차부적응 치료제로 널리 인정받고 있다. 멜라토닌을 이용하여 시차부적응을 치료하는 방법은 다음과 같다: 도착지에서 밤을 맞은 경우 취침시에 2 ~ 5 mg의 멜라토닌을 복용한다. 비행 도중에 밤을 맞은 경우에는 그 시점에서 첫 번째 용량을 복용한다. 도대체 며칠 밤 동안 멜라토닌을 섭취해야 하냐고? 당신이 지나온 표준시간대의 수를 2로 나누어라. 예를 들어 당신이 여섯 개의 표준시간대를 지나왔다면 사흘 밤 동안 멜라토닌을 복용하

라. 이와 반대로 비행기에서 내려 보니 도착지의 시간은 대낮인데, 출발지 기준으로는 새벽 4시라면, 멜라토닌을 복용하지 말고 호텔에 투숙하여 잠깐 낮잠을 자고 일어난 다음 근사한 카페를 찾아 모카라테 큰 잔을 하나 마셔라. 이상의 모든 방법은 당신의 몸이 겪고 있는 혼동을 최소화하고 도착지의 시간에 신속하게 적응하기 위한 것이다.

이것만은 알아 두자

필자는 지금까지 합성 영양소보다는 천연 영양소를 섭취하는 것이 좋다고 일관되게 주장해 왔다. 그러나 이 세상에 예외 없는 법칙은 없다. 필자는 멜라토닌에 대해서만은 천연 멜라토닌보다는 합성 멜라토닌을 권하고 싶다. 왜냐하면 현재 시중에 나와 있는 천연 멜라토닌은 소의 뇌에서 추출된 것으로, 일부 사람들에게 알러지 반응을 일으키거나 동물 바이러스를 감염시킬 수 있기 때문이다. 필자 자신도 시차적응이 필요할 때는 천연 멜라토닌이 아닌 합성 멜라토닌을 사용한다.

한편 멜라토닌이 모든 사람에게 이로움을 주는 것은 아니다. 멜라토닌을 함부로 섭취해서는 안 되는 사람도 있다. 첫째로, 임신을 계획 중인 여성은 멜라토닌을 섭취해서는 안 된다. 왜냐하면 멜라토닌은 배란을 방해할 수 있기 때문이다. 둘째로, 부신의 기능이 저하되어 코르티솔의 분비량이 적은 사람들은 항상 피곤함을 호소하고 오래 서 있지 못하거나, 작은 어려움에도 대처하지 못하고 허둥대기 쉬운데, 이런 사람들은 멜라토닌을 섭취하면 안 된다. 왜냐하면 멜라토닌은 코르티솔의 혈중농도를 더욱 감소시키기 때문이다. 피로, 코르티솔, 에너지 회복에 대해 보다 자세한 정보를 알고 싶은 독자들은 「24시 약사」의 1장에서 '기진맥진한 여성에서 슈퍼우먼으로'를 참조하기 바란다.

멜라토닌을 과잉섭취하면 아침에 - 마치 술이 덜 깬 것처럼 - 잠자리에서 일어나는 데 어려움을 느낄 수 있다. 또 밤에 악몽을 꾸거나, 낮에 초조감을 느끼거나, 땀을 많이 흘리거나, 심장이 두근거리거나, 에스트로겐 또는 프로게스테론의 분비가 억제될 수 있다.

수지 코헨이 강력히 추천하는 멜라토닌 보충제

- 소스 내추럴스(Source Naturals)사의 멜라토닌 설하정 1 mg(Sublingual Melatonin 1 mg) : 약 6시간 동안 멜라토닌을 서서히 방출하도록 설계되었기 때문에, 잠자는 동안 일정한 속도로 멜라토닌을 흡수할 수 있다. (www.sourcenaturals.com)
- 레이 사헬리안 박사(Dr. Ray Sahelian)의 굿나잇 Rx

(Goodnight Rx) : 이 제품은 소량의 멜라토닌을 제공하기 때문에 드럭머깅 효과를 상쇄하기에는 역부족이다. 그러나 필자가 이 제품을 굳이 소개하는 것은 각종 아미노산과 허브를 혼합하여 강력한 진정효과를 발휘하기 때문이다. 이 제품에는 GABA, 카바(Kava), 5-HTP(5-Hydroxy tryptophan), 라벤더, 카모밀레, 쥐오줌풀(valerian), 박하, 영지버섯 등의 천연 진정제가 포함되어 있다. 필자가 직접 실험해 본 결과 오랜 시간 동안 숙면을 취할 수 있었으며, 일반적인 수면제 복용시에 나타나는 '아침의 비틀거림 현상(morning grogginess)'은 발생하지 않았다. 그러나 이 제품에 대한 반응은 사람에 따라 다르게 나타날 수 있으며, 수면제나 알코올과 병용해서는 안 된다. 사헬리안 박사와 인터뷰해 본 결과, 그가 이 제품을 개발하기 위해 최선을 다했으며 효능과 안전성을 향상시키는데 역점을 뒀다는 사실을 알 수 있었다. 천연의 순수한 원료를 사용했기 때문에 필자가 선호하는 제품이다.(www.sahelian.com)

- 네이트롤(Natrol)사의 멜라토닌 액상제 : 스포이드가 포함되어 있어 용량을 조절하기가 쉽다. 취침 20분 전에 물이나 주스와 섞어 복용한다. 천연 산딸기와 바닐라를 감미료로 사용하였다.

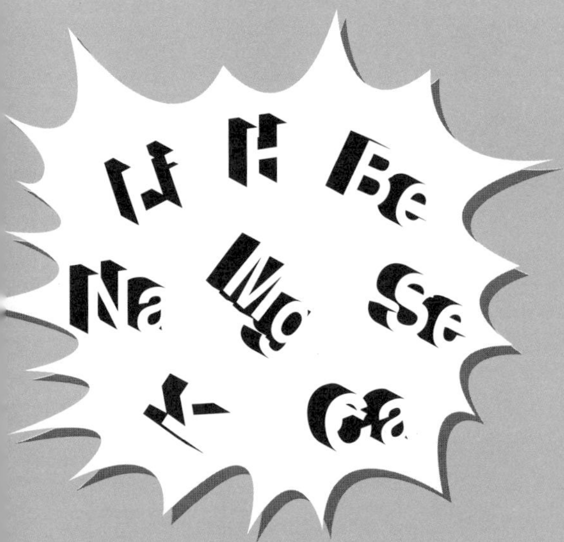
Be
Na
Mg
Se
Ca

제5부

약을 안전하게 복용하려면?

Your Ultimate Safety Guide

약을 안전하게 복용하려면?

약과 함께 먹으면 안 되는 식품

생활 속의 드럭머거

밥과 함께 먹는 약, 공복에 먹는 약

요주의 드럭머거 목록

우수 건강기능식품 제조업체 목록

| 23 |

약과 함께 먹으면 안 되는 식품

약물과 식품의 위험한 상호작용

필자는 약사로서 약물 상호간의 상호작용을 설명하는 데 익숙해 있다. 대부분의 약사들도 마찬가지일 것이다. 환자들의 질문은 약물과 약물 사이의 상호작용에 초점이 맞추어져 있는 것이 보통이다. 약사는 개별약물의 정보와 약물 상호작용에 대한 전문지식을 갖고 있기 때문에, 이러한 질문에 쉽게 대답할 수 있다. 질문에 대한 답이 즉시 떠오르지 않더라도 참고문헌이나 컴퓨터를 검색하여 알려 주면 그만이다.

그러나 이야기의 주제가 약물과 식품 간의 상호작용으로 넘어가면 사정은 달라진다. 대부분의 사람들은 음식물이 자신이 복용하는 약물에 영향을 미치지 않을 것이라고 생각한다. 그러나 식품들 중에는 당신이 복용하는 약물과 상호작용을 하는 것들이 있다. 때로는 이러한 상호작용이 치명적일 수도 있다. (물론 대부분의 경우 음식과 약물 간의 상호작용은 치명적이지는 않다.) 음식물과 약물이 상호작용을 하는 방식은 다음과 같이 몇 가지로 구분된다.

- 음식물이 약물의 흡수를 방해하여 약물의 유효농도를 저하시키는 경우

특정 항생제의 경우 이러한 상호작용이 환자에게 치명적인 영향을 미칠 수 있다. 예컨대 연쇄상구균 감염이나 폐렴을 치료하는 경우 약물의 혈중농도가 유효농도에 이르러야 하는데, 음식물로 인하여 유효농도가 감소하면 세균 감염을 치료할 수가 없다.

- 음식물로 인하여 약물의 작용시간이 늦어지는 경우

진통제의 경우 위장장애를 일으킬 우려가 있어 식후에 복용하는 경우가 많은데, 이 경우 음식물이 약물의 작용시간을 지연시키기 때문에 진통효과가 늦어지는 것을 각오해야 한다.

- 약물과 같은 작용을 하는 식품이 약효를 상승시키는 경우

수면제는 호흡과 맥박을 감소시키는데, 알코올도 이와 같

은 작용을 한다. 따라서 수면제를 복용한 후 술을 마시면 호흡과 맥박이 과도하게 감소하여 사망에 이를 수 있다. 모닝커피를 마시면서 SSRI 계열의 항우울제(팍실, 졸로푸트, 푸로작 등)를 복용하는 경우도 마찬가지다. 커피에 함유된 카페인이 항우울제와 함께 작용하여 떨림, 공황발작, 불면증을 유발할 수 있다.

- 음식물이 약물의 혈중농도를 상승시키는 경우

자몽주스는 암로디핀(노바스크, 엑스포지)의 혈중 농도를 상승시켜 혈압을 과도하게 떨어뜨리거나 심장박동을 과도하게 증가시킬 수 있다(24장 참조). 자몽주스는 그 밖에도 많은 약물의 혈중농도를 상승시킬 수 있는데, 자몽주스의 위력은 - 개인의 간기능에 따라 차이는 있지만 - 최대 24시간 동안 지속될 수 있다.

- 서로 만나면 치명적인 부작용을 일으키는 식품과 약물

MAOI(MAO inhibitor) 계통의 항우울제인 페넬진(나르딜)을 복용하는 환자가 치즈를 먹으면, 치즈 속에 함유된 티라민(tyramine)이 나르딜과 상호작용을 일으켜 혈압을 급격히 상승시키므로 생명에 위협을 줄 수 있다.

한 통계자료에 의하면, 2004년에 미국인이 복용한 약물의 가짓수

는 1인당 열두 가지라고 한다. 개인이 복용하는 약물의 종류가 증가할수록 약물과 식품의 상호작용 가능성은 증가할 수밖에 없는데, 이러한 상호작용의 가능성은 나이, 성별, 간기능, SNP(single nucleotide polymorphism), 전반적 건강상태, 체중 등에 따라 달라진다. 지병을 갖고 있거나 면역력이 저하된 노인들의 경우 약물과 식품의 상호작용에 특히 주의해야 한다. 필자는 이 장에서 모든 약물과 식품이 총망라된 상호작용 목록을 공개할 예정이다. 이 목록은 필자가 심혈을 기울여 작성한 것으로, 다른 곳에서는 구하기 힘든 귀중한 정보이다. 이 책을 통해 필자가 갖고 있는 정보를 독자들과 공유할 수 있게 된 것을 무한한 영광으로 생각한다.

우리가 복용하는 약물 중에는 치료지수가 좁은(narrow therapeutic index) 약물이 있다. 치료지수가 좁다는 것은 약물의 유효용량과 독성용량 사이에 큰 차이가 없다는 것을 뜻한다. 이 경우 음식물을 잘못 먹어 약물의 혈중농도가 높아지면 큰일이다. 따라서 치료지수가 좁은 약물을 복용하는 경우에는 음식물의 섭취에 각별히 신경을 써야 한다. 이와 더불어 사람에 따라 약물과 음식을 대사하는 능력이 다르다는 점도 잊어서는 안 된다.

필자는 지난 20여 년 동안 약사와 건강 칼럼니스트로 일해 오면서, 많은 상호작용의 사례를 목격해 왔다. 필자는 필자 자신의 경험을 바탕으로 하여, 환자들이 의사와 약사들에게 문의해야 할 중요한 사항들을 아래와 같이 정리해 보았다. 이 질문들은 처방약품과 OTC 약품을 포함한 모든 약물에 적용된다. 이 모든 것은 당신의 안전을 위한 것이니 의사나 약사 앞에서 결코 수줍어하거나 주눅들면 안 된다.

환자들이 의사, 약사에게 문의해야할 중요한 사항

- 이 약을 먹는 동안, 저녁식사 시간에 와인이나 맥주 한 잔을 해도 안전할까요?
- 이 약을 먹으면 졸리지 않나요? 만약 졸린다면, 음료수 한 잔과 함께 이 약을 먹어도 되나요?
- 이 약은 아침에 먹나요, 아니면 밤에 먹나요?
- 커피와 함께 이 약을 먹어도 되나요?
- 우유, 요구르트, 또는 아이스크림과 함께 이 약을 먹어도 되나요?
- 자몽열매 또는 자몽주스와 함께 이 약을 먹어도 되나요?
- 나는 혈전 예방을 위해 음식에 생강을 곁들여 먹는데, 이 약을 먹어도 괜찮을까요?
- 나는 혈액순환을 위해 어유(fish oil)와 은행잎 제제를 섭취하는 중인데, 이 약을 먹어도 괜찮을까요?

흔히 발생하지만, 잘 논의되지 않는 식품과 약물의 상호작용

아세트아미노펜 (파라세타몰)

타이레놀이라는 상품명으로 더 잘 알려져 있는 아세트아미노펜은 해외에서는 파라세타몰이라고도 불린다. 아세트아미노펜은 본래 코울타르에서 유래하는 물질로서, 의사의 처방 없이도 구입할 수 있는 해열진통제이다. 많은 사람들은 경미한 관절통을 완화하기 위해 아세트아미노펜을 복용한다. 아세트아미노펜의 정확한 작용 메커니즘은 아직 밝혀지지 않았지만, 통증의 역치(pain threshold)를 높이는 것만은 분명해 보인다. 현재 약국에서 판매되고 있는 OTC 약품 중에서 아세트아미노펜 성분을 포함하고 있는 것은 수백여 가지에 이른다. 예컨대 생리통약, 기침감기약, 심지어 수면보조제(sleep aids)에까지도 아세트아미노펜이 첨가되어 있다. 하루 4 g(4,000 mg)이상 복용하지 않도록 주의해야 한다. 아세트아미노펜과 상호작용할 수 있는 식품들은 다음과 같다.

알코올

알코올과 아세트아미노펜은 모두 간을 손상시킬 수 있다. 따라서 아세트아미노펜을 복용하는 동안 술을 마시면 위험하다. 이 경우 아세트아미노펜의 복용량을 줄이거나 음주량을 줄여도 소용이 없으며, 아세트아미노펜을 복용한 지 한참 후에 술을 마셔도 도움이 되지 않는다. 아세트아미노펜과 알코올의 상호작용 문제를 해결하려면, 아세트아미노펜을 복용하는 동안에는 아예 술을 마시지 않는 수밖에 없다.

감귤과 비타민 C

고용량의 비타민 C는 아세트아미노펜이 소변으로 배출되는 것을 막아, 아세트아미노펜의 부작용과 독성을 증가시킬 수 있다. 아세트아미노펜을 복용하는 동안에는 하루 500 mg 이상의 비타민 C를 섭취하지 말아야 한다.

오트밀 또는 식이섬유가 많이 포함된 시리얼

식이섬유는 아세트아미노펜의 흡수를 지연시켜 신속한 효과를 보지 못하게 한다. 가벼운 통증 때문에 아세트아미노펜을 복용할 때는 별로 문제가 안 되지만, 빠른 진통효과가 필요할 경우에는 문제가 될 수 있다. 오트밀은 건강에 이로운 식품이므로 타이레놀을 복용한다고 해서 포기할 필요는 없다. 다만 타이레놀을 복용할 때는 타이레놀과 두 시간 이상의 간격을 두고 오트밀을 먹는 것이 좋다.

에키나시아(Echinacea)

에키나시아는 면역력을 증강시키는 생약으로, 건강기능식품이나 차(茶)로 섭취된다. 아세트아미노펜을 복용하는 사람이 에키나시아를 섭취할 경우 민감한 사람에게 간염을 일으킬 수 있다.

ADHD 치료제(중추신경 자극제)

- 암페타민(amphetamine): 아데랄(Adderall)
- 메틸페니데이트(methylphenidate): 리탈린(Ritalin), 콘서타(Concerta), 메틸린(Methylin), 메타데이트 CD(Metadate CD)
- 덱스트로암페타민(dextroamphetamine) : 덱세드린(Dexedrine), 덱스트로스타트(DextroStat)

ADHD 치료제는 어린이 또는 성인의 과잉행동을 자제시키고 집중력과 학습능력을 향상시키기 위해 처방되는 약물이며, 수면발작(narcolepsy) 환자에게 처방되기도 한다. 중추신경을 흥분시키기 때문에 중추신경자극제(psychostimulants)로 분류되지만, 아이러니컬하게도 이 약물들은 환자의 마음을 차분하게 진정시켜 준다. 이 계통의 약물들은 자르거나 깨물면 위험하므로 그대로 삼켜야 하는 경우가 많다. 혹시 알약의 크기가 커서 삼키기가 곤란한 경우에는, 임의로 자르거나 부수지 말고 사전에 약사에게 문의해야 한다. ADHD 치료제와 위험한 상호작용을 일으킬 수 있는 식품들은 다음과 같다.

과일주스

위를 산성화시켜 약물의 흡수율을 높이거나 낮출 수 있다. 이러한 문제점을 예방하려면 약물을 복용하기 한두 시간 전후에 주스를 마시는 것이 좋다.

비타민 C

과일주스의 경우와 동일한 문제점을 일으킬 수 있다.

커피, 홍차, 소다, 초콜릿

카페인이 들어 있는 식품은 신경을 흥분시키기 때문에, ADHD 치료제와 상호작용 하여 신경과민, 불면증, 심장박동 이상을 초래할 수 있다. 따라서 ADHD 치료제를 복용하는 도중에는 이러한 식품을 섭취하지 않는 것이 좋다. 소다를 도저히 단념할 수 없는 독자들은 의사에게 요청하여 ADHD 치료제의 용량을 조절하는 것이 좋다. 소다를 대체할 수 있는 음료에 대해서는 24장을 참조하라.

마황

마황은 많은 OTC 다이어트약, 자양강장 드링크, 건강기능식품에서 발견되는데, 심장박동을 증가시키고 혈압을 상승시킨다. 따라서 마황과 ADHD 치료제를 함께 복용하면 위험하다.

아스피린(아세틸 살리실산)

아스피린은 버드나무 껍질에서 유래하는 물질로서, 수백 년의 역사를 가진 약물이다. 아스피린의 의학적 용도는 다양하며 수백 가지의 OTC 약품에 포함되어 있지만, 오늘날 아스피린은 주로 뇌졸중과 심근경색을 예방하는 항혈소판제로 사용된다. 아스피린은 열을 내리고 통증과 염증을 가라앉히는 작용을 하기 때문에 해열진통제로 처방되기도 한다. 아스피린을 복용할 때 조심해야 할 식품들은 다음과 같다.

알코올

아스피린과 알코올은 모두 당신의 위장관에 작은 구멍을 낼 수 있다. 따라서 아스피린을 복용하는 사람이 술을 마시면 위장관 출혈이 발생할 수 있다.

마늘 또는 생강

마늘과 생강은 모두 피를 묽게 하는(혈전을 억제하는) 작용을 한다. 필자는 일반적으로 마늘과 생강의 섭취를 권장하지만, 아스피린과 함께 섭취할 경우에는 피가 너무 묽어질 수 있으므로 삼가는 것이 좋다. 피가 너무 묽어지면 쉽게 멍이 들거나, 코피, 위장관 출혈이 발생할 수 있다.

버드나무차(white willow tea)

아스피린을 복용하는 사람이 버드나무차를 마시면 피가 너무 묽어질 수 있다.

녹차 또는 마차(matcha tea)

녹차와 마차는 아스피린과 마찬가지로 혈전을 억제하는 작용을 한다. 따라서 녹차를 많이 마시는 사람은 의사에게 요청하여 아스피린의 처방을 줄이거나 중단할 필요가 있다. 또 녹차를 너무 많이 마시면 신장결석이 생길 수도 있다.

철분제

철분은 아스피린과 마찬가지로 위장관을 자극할 수 있다. 철분제와 아스피린을 병용하면 위장관 장애, 특히 위장관 출혈이 발생할 수 있다.

알러지 약물(항히스타민제)

- 클레마스틴(clemastin) : 타비스트(Tavist)
- 디페닐히드라민(diphenylhydramine) : 베나드릴(Benadryl)
- 세티리진(cetirizine) : 지르텍

- 로라타딘(loratadine): 클라리틴, 로라타딘, 앨라버트 (Alavert)
- 클로르페니라민(chlorpheniramine): 클로르트리메톤(Chlor-trimeton)
- 브롬페니라민(brompheniramine): 디메탄(Dimetane)
- 펙소페나딘(fexofenadine): 알레그라
- 히드록시진(hydroxyzine): 아타락스(Atarax), 비스타릴 (Vistaril)
- 시프로헵타딘(cyproheptadine) : 페리악틴(Periactin)
- 기타 항히스타민제를 포함하는 복합제제

알러지 약물은 재채기, 콧물, 가려움증 등의 증상을 완화해 주지만, 면역력을 증강시켜 주지는 않는다. 알러지 약물을 이용하면 예상되는 알러지 반응을 사전에 예방할 수도 있다. 예컨대 친구의 집에서 기르는 고양이가 당신에게 알러지 반응을 일으킨다면, 친구 집에 놀러 가기 몇 시간 전에 미리 알러지 약을 복용하면 알러지 반응을 예방할 수 있다. 그러나 우리가 일상생활에서 맞닥뜨리는 모든 알러지원을 미리 예상할 수 는 없는 노릇이다. 따라서 우리는 알러지 반응이 일어나는 도중, 아니면 알러지 반응이 일어난 후에 알러지 약을 복용할 수도 있다. 알러지 약물의 대표주자는 항히스타민제인데, 항히스타민제란 '히스타민의 작용을 억제하는 약물'이라는 뜻이다. 히스타민은 우리가 알러지원에 맞닥뜨릴 때 우리 몸에서 생성되는 물질로서, 이것이 일련의 연쇄반응을 통하여 알러지 반응을 일으킨다. 따라서 히스타민을 차단하면 귀찮은 알러지 반응을 억제할 수 있다. 알러지 약물을 복용할 때 주의할 식품들은 다음과 같다.

알코올

알코올은 졸음을 유발하고 다른 약물의 진정작용을 강화한다. 따라서 진정작용이 있는 약물을 복용하는 사람이 술을 마시면 졸음이 더 오고 맥박과 호흡이 느려 진다. 항히스타민제, 특히 베나드릴, 클로르트리메톤, 히드록시진은 강력한 진정작용을 하므로, 이 약물들이 알코올과 만날 경우 진정작용이 더욱 강해 진다.

자몽열매 또는 주스

자몽주스는 알러지 약물의 혈중농도를 증가 또는 감소시킴으로써 심장에 심각한 영향을 미친다. 따라서 알러지 약물은 맹물과 함께 복용하는 것이 좋다.

항응고제(blood thinner)

- 아스피린
- 쿠마딘(Coumadin): 와파린(Warfarin)

- 클로피도그렐(clopidogrel) : 플라빅스(Plavix)
- 티클로피딘(ticlopidine) : 티클리드(Ticlid)
- 에녹사파린(enoxaparin) : 로베녹스(Lovenox)
- 헤파린(heparin)
- 아스피린 + 디피리다몰(aspirin+dipyridamole) : 아그레녹스(Aggrenox)

항응고제는 혈전, 폐색전(pulmonary embolism), 뇌졸중을 예방하는 약물이다. 그러나 혈전 그 자체는 나쁜 것이 아니다. 혈전이 생기지 않는다면 우리는 종이처럼 하찮은 것에 베이더라도 출혈이 멈추지 않아 사망하게 될 것이다. 우리가 상처를 입어 피를 흘리면 혈소판이라는 특수한 세포가 응집하여 뚜껑(plug)을 만들어 혈관의 구멍을 막아 준다. 그 다음으로는 혈액 속에 존재하는 응고인자(clotting factor)들이 뚜껑 곁으로 몰려와 더욱 강력한 그물망을 형성한다.(이 과정에는 비타민 K도 관여한다.) 그러나 혈액순환이 제대로 안 되거나, 동맥이 굳어졌거나, 동맥 벽에 콜레스테롤과 플라크가 많이 달라붙어 있는 사람들은 출혈이 없는데도 불구하고 혈소판이 응집하여 뇌나 심장으로 가는 혈류를 방해한다. 따라서 뇌졸중이나 심근경색을 예방하려면 약물을 이용하여 혈소판의 응집을 차단해야 한다. 위에서 예로 든 항응고제들은 제각기 독특한 방법으로 혈소판의 응집을 막아 준다.

와파린은 간에서 응고인자가 생성되는 것을 억제하기 때문에 심부정맥(deep vein)에서 발생하는 혈전을 예방하는 1차 선택약(drug of choice)으로 사용된다. 이에 반하여 아스피린은 혈소판이 서로 엉겨 붙지 못하게 함으로써 피를 묽게 만드는 역할을 한다. 항응고제를 복용할 때 문제를 일으킬 수 있는 식품들은 다음과 같다.

샐러드와 푸른잎 채소

푸른잎 채소들은 비타민 K를 많이 함유하고 있다. 그런데 비타민 K는 혈액의 응고에 관여하기 때문에, 채소를 많이 섭취하는 사람들은 쿠마딘의 복용량을 늘려야 한다. (단, 플라빅스는 채소 섭취의 영향을 받지 않는다.) 채소가 건강에 좋다는 것은 누구나 아는 사실이다. 그렇다면 항응고제를 복용하는 사람들은 건강에 이로운 채소를 영원히 포기해야 한단 말인가? 그렇지 않다. 문제는 일관성이다. 항응고제를 복용하는 사람들은 매일 일정한 분량의 채소를 섭취하고, 의사들은 이 점을 감안하여 쿠마딘의 용량을 설정하면 그만이다. 그러나 일단 쿠마딘의 용량이 결정된 사람은 식생활 습관을 일정하게 유지해야 한다. 채소의 섭취량을 갑자기 늘리거나 줄이면 쿠마딘의 적정용량이 변하게 되어 심각한 결과를 초래할 수 있다.

화란국화(feverfew)

화란국화는 편두통과 알러지에 효과가 있는 것으로 알려진 생약이다. 그러나 다른 생약들과 마찬가지로 화란국화 역시 피를 묽게 할 수 있다. 따라서 화란국화와 항응고제를 병용하면 피가 너무 묽어져, 멍이 잘 들거나, 코피, 위장관 출혈이 발생할 수 있다.

마늘, 생강, 강황, 은행잎 제제

출혈을 일으킬 수 있으므로 주의를 요한다.

쏘팔메토(saw palmetto)

출혈을 일으킬 수 있으므로 주의를 요한다.

양파

과도하게 섭취하면 와파린과 상가작용(또는 상승작용)을 일으킬 수 있다.

과도한 비타민제 복용

비타민 E와 A는 항응고제와 병용할 때 피를 너무 묽게 할 수 있으므로, 비타민 E는 하루 400 IU 이상, 비타민 A는 하루 10,000 IU 이상 섭취하지 않도록 한다.

감귤주스 또는 비타민 C

감귤주스나 비타민 C는 와파린을 포함한 특정 항응고제의 흡수를 감소시킬 수 있다.

녹차 또는 마차

녹차와 마차는 혈전 생성을 억제하고 동맥경화를 예방하는 작용을 한다. 이것은 일반인들에게는 반가운 소식이지만, 항응고제를 복용하는 환자들에게는 그렇지 않다. 항응고제를 복용하는 환자가 녹차와 마차를 몇 주일 동안 꾸준히 마시면 항응고제의 용량을 낮춰야 한다.

자몽 열매 또는 주스

자몽주스는 항응고제의 혈중농도를 위험한 수준으로 증가시킬 수 있다. 따라서 알려지 약물은 물과 함께 복용하는 것이 좋다. 석류주스와 오렌지주스도 자몽주스와 비슷한 작용을 하는 것으로 보인다. 자몽주스와 상호작용을 하는 약물의 자세한 목록은 24장을 참조하라.

두유

출혈을 증가시킬 수 있다.

아보카도

아보카도 열매는 영양가는 높지만 와파린의 효과를 감소시키는 것으로 보인다. 따라서 많은 의사들은 항응고제를 복용하는 환자들에게 아보카도 열매를 먹지 말하고 경고하고 있다. 그러나 필자의 생각은 좀 다르다. 왜냐하면 아보카도에는 글루타티온이 많이 함유되어 있기 때문이다(7장 참조). 따라서 아보카도를 즐겨 먹는 환자들은 의사에게 와파린의 용량을 조절해 달라고 한 다음, 현재의 식습관을 그대로 꾸준히 유지하면 된다.

코엔자임 Q10

코엔자임 Q10은 항응고제의 효과를 약간 떨어뜨리는 것으로 보인다. 그렇다고 해서 강력한 항산화제이자 심장보호제인 코엔자임 Q10을 포기할 수는 없는 일이다. 다만 필요한 경우 의사에게 항응고제의 용량을 조절해 달라고 요청해야 한다.

성요한초(St. John' s wort)

항응고제, 특히 와파린의 효과를 저하시키므로, 항응고제의 용량을 늘려야 한다.

골다공증 치료제(bisphosphonates)

- 알렌드로네이트(alendronate) : 포사맥스, 포사반스 (Fosavance)
- 졸렌드로네이트(zolendronate) : 아클라스타(Aclasta)
- 이반드로네이트(ibandronate) : 보니바(Boniva)
- 에티드로네이트(etidronate): 디드로넬(Didronel)
- 리세드로네이트(risedronate) : 악토넬

현재 세계적으로 가장 널리 사용되고 있는 골다공증 치료제는 비스포스포네이트(bisphosphonates) 계열의 약물들이다. 비스포네이트는 미국, 캐나다를 비롯한 60개국 이상의 나라에서 골다공증의 예방·치료를 위해 처방되고 있다. 골다공증 환자들은 척추후만증(kyphosis)이나 척추 및 고관절 골절을 겪을 위험이 높다. 의사들은 주로 폐경 여성들에게 비스포스포네이트를 처방한다. 왜냐하면 폐경 여성들은 에스트로겐의 혈중농도가 감소하여 골손실의 위험이 높아지기 때문이다. 그러나 남성들도 간혹 비스포스포네이트를 처방받는 경우가 있는데, 그 이유는 무엇일까? 그것은 바로 스테로이드 약물을 장기간 복용했기 때문이다. 스테로이드 약물은 여러 가지 미네랄, 그중에서도 특히 칼슘과 마그네슘을 고갈시키는 드럭머거이다. (16장과 17

장 참조)

비스포스포네이트는 뼈의 표면에서 뼈세포로 들어가는 입구를 가로막고 파골세포(osteoclast)에 의한 골침식(bone erosion)을 지연시킨다. 비스포스포네이트의 작용 메커니즘을 제대로 설명하자면 매우 복잡하지만, 한 마디로 말하면 조골세포(osteoplast)가 보다 효과적으로 활동할 수 있도록 도와 주는 역할을 한다.

비스포스포네이트는 공복에, 특히 아침에 일어나자마자 많은 물과 함께 복용하는 것이 좋다. 비스포스포네이트를 복용할 때 물을 많이 마셔야 하는 이유는, 위장관을 자극하거나 섬세한 식도벽에 궤양을 초래할 수 있기 때문이다. 식도벽의 손상을 보다 잘 예방하려면 약을 삼킨 후 최소한 30분 동안은 자리에 눕지 말아야 한다. 최근 일부 과학자들은 비스포스포네이트가 턱뼈를 괴사시킬 수 있다고 경고한 바 있는데, 이에 대해 제약회사들은 골괴사와 비스포스포네이트 간의 연관성이 아직 명확하게 밝혀지지 않았다고 반박하고 있다. 비스포스포네이트를 복용할 때 주의해야 할 식품들을 살펴 보면 다음과 같다:

칼슘보충제

칼슘은 2가 양이온이기 때문에 골다공증 치료제의 흡수에 영향을 미칠 수 있다. 비스포스포네이트와 칼슘을 동시에 복용하면 두 가지 성분이 서로 엉겨붙어 장에서 흡수되지 않고 배설되어 버린다. 따라서 비스포스포네이트를 복용할 때 칼슘을 함께 섭취하면 약물의 혈중농도가 감소할 수 있다. 이를 뒤집어 말하면, 비스포스포네이트를 복용중인 환자는 칼슘의 혈중농도가 감소할 수 있다. 따라서 칼슘이나 비타민 D가 함유된 건강기능식품을 섭취할 때는 의사나 약사와 사전에 상의해야 한다. 굳이 칼슘보충제와 비스포스포네이트를 함께 복용해야 한다면, 서로 두 시간 이상의 간격을 두고 복용하는 것이 좋다.

철보충제

비스포스포네이트에 달라붙어 흡수를 방해하는 또 하나의 양이온은 철이다. 철과 비스포네이트는 두 시간의 간격을 두고 복용하는 것이 좋다.

제산제

제산제 중에는 비스포스포네이트의 흡수에 영향을 미치는 칼슘이나 마그네슘을 포함하는 것이 많다. 따라서 제산제는 비스포스포네이트와 2시간 이상의 간격을 두고 복용하는 것이 좋다.

항불안제(antianxiety drug)

- 알프라졸람(alprazolam) : 자낙스
- 클로나제팜(clonazepam) : 클로노핀(Klonopin)
- 디아제팜(diazepam) : 바리움
- 로라제팜(lorazepam) : 아티반(Ativan)

의사들은 불안을 느끼거나 큰 슬픔을 견디지 못하는 사람들에게 항불안제를 처방한다. 항불안제는 일종의 진정제(tranquilizer)로서 수 시간 안에 효과를 나타낸다. 약물학적 용어로 이러한 약품들을 벤조디아제핀(benzodiazepine) 또는 간단히 벤조스(benzos)라고 부르는데, 중독성이 있는 것이 특징이다.

항불안제를 수 주 동안 복용하면 약효가 서서히 떨어지기 때문에 더 많은 약물에 의존해야 한다. 필자는 20여 년 동안 약사로 일하면서, 스스로 불안을 떨쳐 내려고 노력하지 않고 오로지 약물에만 의존하는 사람들을 많이 보아 왔다. 만일 약물에 의존하여 힘겨운 일상생활을 견뎌내는 독자들이 있다면, 보다 안전하고 효과적이며 중독성이 없는 자연요법을 고려해 보기 바란다. 필자가 쓴 「24시 약사」의 6장 "스트레스, 화에 대처하기"에는 보다 자연스럽게 불안을 극복하는 방법들이 소개되어 있다. 벤조디아제핀은 '아침의 비틀거림'이나 '대낮의 졸음'과 같은 부작용을 초래하기 때문에, 이 약물을 복용하는 사람이 운전대를 잡을 경우 위험한 사태가 벌어질 수 있다.

인간이 불안이나 스트레스에 시달리게 되면 뇌에 과부하가 걸리는데, 벤조디아제핀은 GABA(γ-aminobutyric acid)의 작용을 지원하여 뇌를 진정시킨다. (GABA는 뇌 안에서 만들어지는 신경전달물질로서, 신경의 흥분을 억제하여 마음을 안정시키는 역할을 한다. 실제로 우리가 잠을 잘 때 뇌에서는 GABA가 많이 분비된다.) 벤조디아제핀은 불면증, 불안증, 공황발작, 신경과민 등의 환자에게 도움이 된다.

필자는 항불안제를 장기적으로 사용하는 것에 반대한다. 왜냐하면 항불안제는 미봉책으로서, 뇌 안에서 발생한 신경전달물질 간의 불균형을 근본적으로 해소해 주지 못하기 때문이다. 그러나 항불안제는 짧은 시간(한 시간 이내)에 심신을 안정시켜 주기 때문에, 특정 상황에 처한 사람들에게 요긴하게 사용될 수 있다. 예컨대 치과에서 이빨을 빼거나, 외과수술을 받거나, MRI 촬영을 하는 등의 위협적인(?) 상황에서 항불안제는 제구실을 톡톡히 해 내고 있다. 의사들은 불치병 선고를 받은 환자나 가족의 사망소식을 들은 사람에게 항불안제를 처방하기도 한다. 항불안제를 복용하는 사람들이 주의해야 할 식품들은 다음과 같다.

알코올

항불안제의 진정작용과 중독성을 증가시킨다. 따라서 항불안제를 복용중인 환자는 술을 마시면 안 된다.

커피, 홍차, 소다

카페인을 함유하는 음료는 항불안제의 진정작용을 상쇄시킨다.

카바(kava)

카바는 차로 마시기도 하지만, 천연 진정제로 판매되기도 한다. 카바와 항불안제를병용하면 진정작용이 중복되므로 위험한 결과를 초래할 수 있다.

호프, 길초근(valerian root), 시계꽃(passion flower)

이 생약들은 카바와 마찬가지로 차, 또는 천연진정제로 판매된다. 항불안제와 기능이 중복되므로 함께 복용하면 위험하다.

니코틴 제품(담배, 시가, 씹는 담배, 니코틴 패치)

항불안제의 배설을 촉진하여 효과를 떨어뜨릴 수 있다.

소염진통제(NSAIDs)

- 이부프로펜(ibuprofen): 모트린(Motrin), 아드빌(Advil)
- 아세트아미노펜(acetaminophen): 타이레놀
- 아스피린(나정과 장용정 모두 포함)
- 나프록센(naproxen): 알리브(Aleve), 나프로신(Naprosyn), 아나프록스
- 케토프로펜(ketoprofen): 오루디스(Orudis)
- 나부메톤(nabumetone): 렐라펜
- 셀레콕십(celecoxib): 쎄레브렉스
- 로페콕십(rofecoxib): 바이옥스(Vioxx)

우리가 통증을 겪거나, 운동 중 부상을 입거나, 관절염을 앓는 경우 우리 몸에서는 각종 염증성 화학물질들(inflammatory chemicals)이 분비되는데, 그중의 하나를 프로스타글란딘(PG: prostaglandins)라고 한다. PG 중에는 유익한 기능(예: 위벽을 위산으로부터 보호함)을 하는 것도 있지만, 해로운 기능(염증과 통증을 촉진하고 열을 나게 함)을 하는 것도 있다. 이에 따라 해로운 PG를 차단함으로써 염증과 통증을 완화하고 열을 내리는 약물이 등장하게 되었는데, 이러한 약물들을 통틀어 소염진통제라고 부른다. 소염진통제 중에서 가장 유명한 것은

이부프로펜이다. 이부프로펜은 감기약에서부터 월경전증후군(PMS) 치료제에 이르기까지 많은 약품에 포함되어 있다.

대부분의 소염진통제들은 비스테로이드성 소염진통제(NSAIDs: non-steroidal anti-inflammatory drugs)로 분류된다. NSAIDs는 불과 수 시간만에 통증을 가라앉히지만 각종 부작용을 일으킬 수 있는데, 그 중 대표적인 것으로는 위장장애(예: 위장출혈, 위궤양)를 들 수 있다. 한편 의사들이 처방하는 진통제 중에서 가장 유명한 것은 쎄레브렉스이다. 쎄레브렉스는 통증을 유발하는 물질(COX-2)에만 선택적으로 작용하기 때문에, 위장출혈이나 궤양을 초래하지 않는다. 그러나 다른 한편으로 쎄레브렉스는 민감한 사람들에게 고혈압, 심근경색, 뇌졸중과 같은 위험한 부작용을 초래할 수 있다. 소염진통제를 복용할 때 주의해야 할 식품들은 다음과 같다.

알코올

소염진통제를 복용하는 사람이 술을 마시면 위장관 출혈이나 간 손상이 발생할 수 있다.

마늘, 생강

마늘과 생강은 피를 묽게 하여 출혈의 위험을 증가시킨다.

유제품

우유에는 칼슘이 들어 있어 위장장애를 일으킬 수 있다. 또한 우유에 들어 있는 유당(lactose)은 유당불내증(lactose intolerance) 환자들에게 위장장애를 일으킬 수 있다. 따라서 소염진통제를 복용하는 사람이 유제품을 섭취하면 위장장애를 일으킬 위험이 커진다.

인삼, 붉은 토끼풀, 버드나무, 은행잎 제제

이 생약들은 피를 묽게 하여 출혈의 위험을 증가시킬 수 있다.

갑상선호르몬제

- 아머 티로이드(Armour Thyroid)
- 레보티록신(levothyroxine) : 레복실(Levoxyl), 씬지로이드, 유니트로이드(Unithroid)

갑상선호르몬제는 갑상선호르몬의 혈중농도가 부족한 사람들, 즉 갑상선기능저하증 환자들이 사용하는 약물이다. 갑상선기능저하증의 전형적인 증상은 피로, 체중증가, 탈모이다. 갑상선호르몬제는 하시모토 갑상선염(Hashimoto's Thyroiditis)과 같은 자가면역질환에도 사용된다. 의사들은 환자의 갑상선호르몬 농도를 정기적으로 측정하여 갑상선호르몬제의 투여량을 변경한다. 갑상선호르몬제는 심장 박동을 빠르게 하고 에너지를 증가시키기 때문에, 밤보다는 아침에 투여하는 것이 좋다. 갑상선호르몬제를 복용할 때 주의해야 할 식품들은 아래와 같다

두부 또는 콩제품

콩의 주요성분인 이소플라본(isoflavone)은 갑상선호르몬 생성에 필요한 요오드를 억제함으로써 갑상선호르몬을 감소시킬 수 있다. 따라서 갑상선기능저하증 환자들이 콩제품을 먹으면 감소된 갑상선호르몬을 보충하기 위하여 갑상선호르몬제의 투여량을 늘려야 한다. 콩제품의 문제점은 여기에 그치지 않는다. 유아들이 먹는 식품 중에는 콩을 원료로 하여 만들어진 것이 많은데, 콩의 이소플라본이 인체 내에서 에스트로겐과 유사한 작용을 한다는 사실을 생각해 볼 때 이것은 큰 문제가 아닐 수 없다. 어린 아기들에게 콩을 먹이는 것은 그들에게 에스트로겐을 투여하는 것과 마찬가지기 때문이다. 특히 어린 나이에 에스트로겐을 투여받은 남자 아기들이 정상적으로 성장하여 사춘기를 제대로 맞을 수 있을지 걱정이 된다.

브로콜리, 싹눈양배추, 순무, 콜리플라워

이 채소들에 함유되어 있는 고이트로젠(goitrogen)이라는 물질이 갑상선호르몬의 혈중농도를 감소시킬 수 있으므로, 한 주일에 세 번

씩 섭취하되 한번에 한 컵 이상을 먹지 않는 것이 좋다. 그러나 이 채소들을 너무 좋아하는 나머지 도저히 섭취량을 줄일 수 없다면, 원하는 대로 양껏 먹되 의사에게 갑상선호르몬제의 용량을 조절해 달라고 요청하면 된다.

유제품 또는 칼슘보충제

칼슘은 갑상선호르몬제의 흡수를 방해할 수 있기 때문에, 이를 보충하려면 갑상선호르몬제의 투여량을 늘려야 한다. 갑상선호르몬제와 칼슘보충제를 함께 복용하는 경우, 갑상선호르몬제는 아침에 복용하고 칼슘보충제는 저녁식사 후에 복용하는 것이 좋다. 유제품은 갑상선호르몬제와 2시간 이상 간격을 두고 섭취하도록 한다.

오트밀, 시리얼, 기타 식이섬유가 많이 함유된 식품

식이섬유가 많이 함유된 식품은 대사를 촉진하고 약품의 위장관 통과시간을 단축시키기 때문에 갑상선호르몬제의 효과를 저하시킬 수 있다. 그렇다고 하여 건강에 많은 도움을 주는 식이섬유를 포기할 수는 없는 노릇이다. 따라서 갑상선호르몬제를 복용하는 환자가 오트밀이나 시리얼 등을 먹을 때는 2 ~ 3시간의 간격을 두는 것이 좋다.

모든 음식물

모든 음식물은 갑상선호르몬제의 흡수를 방해하므로, 갑상선

호르몬제는 공복에 복용하는 것이 좋다.

위산분비 억제제와 제산제

- 제산제
  - 수산화 알루미늄 마그네슘: 마록스, 미란타
  - 탄산알루미늄겔: 바사젤(Basajel)
  - 수산화알루미늄: 암포젤, 알터나젤(AlternaGEL)
  - 탄산칼슘: 텀스(Tums), 티트랄락(Titralac), 롤레이즈(Rolaids)
  - 수산화마그네슘 : 필립스 마그네시아유 (Philips' Milk of Magnesia)
  - 탄산수소나트륨: 알카셀처(Alka Seltzer), 베이킹소다

- H2-차단제
  - 시메티딘(cimetidine) : 타가메트
  - 파모티딘(famotidine) : 펩시드(Pepcid)
  - 니자티딘(nizatidine) : 액시드(Axid)
  - 라니티딘(ranitine) : 잔탁

- 수소펌프 저해제
  - 란소프라졸(lansoprazole) : 프레바시드(Prevacid)
  - 오메프라졸(omeprazole): 프릴로섹(Prilosec)
  - 판토프라졸(pantoprazole) : 프로토닉스(Protonix)
  - 라베프라졸(rabeprazole) : 아시펙스(Aciphex)

위산분비 억제제와 제산제는 위산에 의한 위벽손상을 예방하기 위해 사용된다. 수소펌프 저해제(PPIs: proton pump inhibitors)는 위산의 분비를 완전히 차단함으로써 가슴쓰림(heartburn), 기침, 연하곤란(dysphagia)의 증상을 일시적으로 완화해 준다. 인체가 음식물을 소화하기 위해 만들어 내는 위산의 작용을 인위적으로 차단하면 식품 알러지, 부정맥, 손발 저림, 우울증, 현기증, 두통 등의 심각한 문제를 야기할 수 있다. 따라서 위산분비 억제제나 제산제는 위궤양 또는 십이지장 궤양 환자, 그리고 심각한 위산과다 환자들만 사용하는 것이 좋다. 많은 사람들은 속쓰림이 위산과다 때문이라고 믿고 제산제나 위산분비 억제제를 복용하지만, 실제로 속쓰림의 원인은 글루텐 불내성(gluten intolerance)이나 위산결핍증인 경우가 많다다. 위산분비 억제제는 - 설사 이 책에서 특정 영양소의 드럭머거 목록에 올라 있지 않더라도 - 대부분의 영양소를 고갈시키는 드럭머거이다. 위산의 작용이 차단되면 위장관의 pH가 변화하고, 이는 모든 영양소의 흡수율을 변화시킨다는 사실을 유념하기 바란다. 위산분비 억제제나 제산제를 복용할 때 주의해야 할 식품들은 아래와 같다.

알코올

알코올은 위장을 자극하여 섬세한 위벽을 침식하고, 결국에는 위벽에 구멍(천공)을 내 버린다. 그러므로 가슴쓰림, 위산역류, 궤양이나 천공으로 고통받고 있는 환자는 절대로 술을 마시면 안 된다.

크랜베리 주스

위산분비 억제제나 제산제를 복용할 때 크랜베리 주스를 함께 마시는 것은 탁월한 선택이다. 크랜베리 주스는 위산분비 억제제의 드럭머깅 효과를 상쇄해 준다. 구체적으로 말하면, 크랜베리 주스는 비타민 B, 특히 메틸코발라민(비타민 B12)의 고갈을 막아 준다. 따라서 위산분비 억제제를 복용중인 환자가 크랜베리 주스를 마시는 것은 대환영이다.

성요한초(St. John' s wort)

위산분비 억제제(특히 오메프라졸, 란소프라졸)는 성요한초가 포함된 차나 건강기능식품과 상호작용하여 광과민성의 부작용을 악화시킬 수 있다. 광과민성이 악화되면 햇빛을 받을 때 피부가 쉽게 타거나 반점이 생긴다.

마늘, 양파 등 자극성이 강한 식품

자극성이 강한 식품들은 위장장애를 일으켜, 보다 많은 위장약을 복용하게 만든다. 따라서 위장약을 복용할 때는 자극성 강한 음식의 섭취를 줄이거나 아예 중단해야 한다.

패스트푸드, 기름진 음식, 당분이 많이 포함된 디저트

이러한 식품들은 위장관 내의 유익한 효소와 '좋은 세균(우호적 세균)'들을 고갈시키므로, 보다 많은 위장약을 복용하게 만든다. 위장관의 '좋은 세균'에 대해서는 8장 생균제제를 참조하라.

커피와 니코틴

커피(카페인 포함 여부와 관계 없음)는 하부식도괄약근(lower esophageal sphincter)을 느슨하게 하여 위산역류를 초래할 수 있다. 니코틴은 섬세한 위벽을 자극하여 위산역류, 가슴쓰림, 위궤양을 초래할 수 있다.

당뇨병 치료제(antidiabetics)

- **경구용 혈당강하제**
  - 글리메피리드(glimepiride): 아마릴
  - 글리부리드(glyburide): 마이크로네이스(Micronase)
  - 글리피지드(glipizide): 글루코트롤(Glucotrol)
  - 메트포르민(metformin): 글루코파지
  - 아카보즈(acarbose): 프리코스(Precose)
  - 글리피지드 + 메트포르민: 메타글립(Meta-Glip)
  - 글리부리드 + 메트포르민: 글루코반스
  - 피오글리타존(pioglitazone): 액토스
  - 로시글리타존(rosiglitazone): 아반디아

- 미글리톨(miglitol): 글리셋(Glyset)
- 시타글립틴(sitagliptin): 자누비아
- 나테글리니드(nateglinide): 스타릭스(Starlix)
- 레파글리니드(repaglinide): 프란딘(Prandin)

- 주사용 혈당강하제
  - 엑세나티드(exenatide): 바이에타(Byetta)

- 인슐린 주사제
  - 노보린(Novolin), 노보로그(Novolog), 휴물린(Humulin), 휴마로그(Humalog), 란투스(Lantus)

필자는 위에서 다양한 종류의 당뇨병 치료제들을 열거하였다. 지면관계상 이 약물들의 작용 메커니즘을 일일이 설명하는 것은 어렵고, 여기서는 이 모든 약물들의 공통점 하나만을 지적하고 넘어가고자 한다. 그것은 '모든 당뇨병 치료제들은 포도당의 혈중농도를 낮추거나, 인체의 포도당 이용방식을 개선하는 것을 목표로 한다.' 는 것이다. 차제에 인슐린에 대해서도 한 마디 한다면, 인슐린은 혈중의 포도당을 세포 내로 흡수시킴으로써 포도당을 중화시키는 역할을 한다고 말할 수 있다. 따라서 우리가 우리 몸의 인슐린 감수성(insulin sensitivity)을 높일 수 있다면 혈당수준을 적정하게 관리하는 데 큰 도움이 된다.

필자는 '당뇨병을 예방 · 치료하는 데 있어서 가장 중요한 것은 '췌장의 건강을 지키는 것'이라고 생각한다. 이러한 관점에서 볼 때 오늘날 췌장염이나 췌장암을 앓는 사람들이 점점 증가하고 있는 것은 매우 불행한 일이다. 이처럼 췌장이 병들고 있는 것은, 가공 식품의 범람, 인공색소, 인공감미료, 정백당, 고과당 옥수수시럽(fructose corn syrup), 글루텐 또는 카세인 알러지 때문이라고 생각된다.

우리 몸의 혈당이 오랫동안 높은 수준을 유지하면, 우리 몸은 서서히 망가지기 시작한다. 그 결과 당신은 감염증에 자주 걸리고, 시력, 신장, 심장, 뇌에 손상을 입게 된다. 이와 반대로 혈당이 낮은 수준으로 떨어지면 현기증, 비틀거림, 식은땀, 두통, 혼돈, 실신, 경련 등의 응급상황이 발생한다. 당뇨병 치료제를 복용하거나 인슐린 주사를 맞고 있는 환자가 주의해야 할 식품들을 살펴 보면 다음과 같다.

감자와 고탄수화물 식품(starchy food)

감자와 고탄수화물 식품은 혈당수준을 상승시켜 당뇨병 치료제의 필요 용량을 증가시킨다.

알로에베라(aloe vera) 주스

어떤 사람들은 알로에베라 주스를 변비약 대용으로 복용한다. 그런데 알로에베라는 혈당을 강하시키는 작용이 뛰어나기 때문에, 당뇨병 치료제와 알로에베라를 동시에 복용하면 혈당이 곤두박질 하여 저혈당증(hypoglycemia)에 빠질 수 있다.

쐐기풀(stinging nettle)

쐐기풀은 유럽과 아시아의 일부 지역에서 거의 잡초처럼 자라는 매우 유용한 생약이다. 옛날 남성들은 쐐기풀을 전립선질환과 비뇨기계 질환의 치료제, 또는 정력제로 사용했다고 한다. 한편 쐐기풀은 에너지를 증가시키고 방광질환을 치료해 주기 때문에 여성들에게도 도움이 된다. 쐐기풀은 갑상선에 영양을 공급하여 당뇨병 치료제의 효과를 증진시키기 때문에, 당뇨병 치료제와 병용해도 아무런 문제가 없다. 쐐기풀이 효과를 발휘하게 되면 당신의 담당의사는 당뇨병 치료제의 용량을 줄여야 할지도 모른다.

알코올

당뇨병 환자는 음주를 삼가야 한다. 알코올은 혈당을 낮추기 때문에 인슐린과 병용할 경우 혈당이 과도하게 내려가 저혈당증을 초래할 수 있다. 저혈당증에 동반하는 증상으로는 오한, 식은땀, 빈맥, 현기증, 무기력, 실신, 경련 등이 있으며, 심한 경우 사망에 이를 수 있다.

흰빵, 정백당(white refined sugar)

흰빵과 정백당은 인체의 인슐린 요구량을 증가시킨다.

이뇨제

의사가 처방하는 이뇨제는 물론, 녹차, 마차, 야로(yarrow), 히드라스티스(goldenseal), 아스파라거스 추출물, 민들레 등과 같은 천연 이뇨제도 당뇨병 치료제의 작용을 방해하여 혈당을 상승시킬 수 있다.

다이어트약, 식욕억제제

다이어트약과 식욕억제제는 심장을 흥분시키고 혈당을 낮추는 작용을 한다. 인슐린 역시 심장에 영향을 미치고, 혈당을 낮추는 역할을 한다. 따라서 인슐린을 투여받는 당뇨병 환자가 다이어트약을 복용하면 어떤 결과가 일어날지 장담할 수 없다. 아마도 혈당이 급격히 떨어지고 심장이 폭발해 버릴 것이다.

식이섬유

식이섬유는 당뇨병 치료제와 두 시간 이상의 간격을 두고 섭취하는 것이 좋다.

혈당을 낮추는 생약

페누그릭(fenugreek), 당살초(Gymnema sylvestre), 여주 추출물

(bitter melon extract), 쐐기풀, 몰약(myrrh), 마시맬로, 알팔파, 알로에베라 등은 혈당을 낮추는 효능이 탁월하므로, 당뇨병 치료제를 복용하는 환자들은 조심해야 한다. 당뇨병 치료제를 복용하는 환자들이 이러한 생약을 복용하려면 혈당을 수시로 체크하고, 필요한 경우 저혈당증을 막기 위해 당뇨병 치료제의 용량을 줄여야 한다.

항우울제 (antidepressants)

- SSRI계 항우울제
  - 파록세틴(paroxetine): 팍실(Paxil)
  - 플루옥세틴(fluoxetine): 푸로작
  - 서트랄린(sertraline): 졸로푸트
  - 시탈로프람(citalopram): 셀렉사(Celexa)
  - 에스시탈로프람(escitalopram): 렉사프로(Lexapro)

- 삼환계 항우울제
  - 아미트립틸린(amitriptyline)
  - 독세핀(doxepin)
  - 데시프라민(desipramine)
  - 이미프라민(imipramine)
  - 노르트립틸린(nortriptyline)

- 기타
  - 미르타자핀(mirtazapine): 레메론
  - 부프로피온(bupropion): 웰부트린
  - 벤라팍신(venlafaxine): 이펙사

항우울제는 우울증, 만성통증, 공황발작, 사회불안장애(social anxiety disorder), 강박장애(obsessive compulsive disorder)를 앓는 환자들에게 처방되며, 적응증 이외의 질병인 야뇨증, 섬유근통, 편두통을 치료하기 위해 처방되기도 한다. 항우울제와 상호작용을 일으킬 수 있는 식품들은 다음과 같다.

커피, 홍차, 소다, 초콜릿

SSRI 계열의 항우울제들은 신경과민, 떨림, 불면증 등의 부작용을 일으킬 수 있다. 따라서 커피, 홍차, 소다와 같이 카페인을 함유한 식품들은 항우울제의 부작용을 악화시킬 수 있다.

알코올

알코올은 뇌의 흥분성 신경전달물질을 억제함으로써 항우울제의 작용을 방해할 수 있다. 특히 삼환계 항우울제(예: 노르트립틸린, 아미트립틸린)의 경우, 알코올과 함께 복용하면 진정작용이 더 강해지고 호흡이 느려질 수 있다. 레메론과 같이 진정작용이 강한 항우울제의 경우 더욱 큰 문제가 발생할 수 있다.

음식

일부 항우울제의 부작용은 체중을 증가시키는 것이다. 따라서 과식을 하지 않도록 식사량을 항상 체크하고, 포만감을 느끼게 하는 음식을 많이 먹도록 노력한다.

요실금 치료제

- 옥시부티닌(oxybutynin): 디트로판, 옥시트롤(Oxytrol)
- 톨터로딘(tolterodine): 디트롤(Detrol)

요실금 치료제는 방광의 괄약근이 약화된 환자에게 처방된다. 괄약근이 약화되면 갑자기 소변이 마렵거나 의지와 무관하게 소변을 보게 되며, 하루 종일 부리나케 화장실을 드나들게 된다. 요실금 환자들은 웃거나, 걷거나, 큰 스트레스를 받을 때 자신도 모르게 실례를 하는 경우가 많다. 어떤 때는 전혀 요의(尿意)가 없는 데도 소변이 나오게 된다. 괄약근이 약화되는 이유로는 호르몬 변화, 에스트로겐 부족, 방광 및 요로 감염, 척수 손상, 임신, 출산, 전립선 수술 등 여러 가지를 들 수 있다. 요실금 치료제는 구갈(dry mouth), 변비, 시각불선명(blurred vision), 졸음 등의 부작용을 초래할 수 있는데, 요실금 치료제를 복용할 때 주의해야 할 식품들은 다음과 같다.

자몽열매 또는 주스

자몽주스는 요실금 치료제의 혈중농도를 증가시켜 부작용을 악화시킬 수 있다. (자몽주스와 약물 간의 상호작용에 대한 보다 자세한 내용은 24장 참조)

마늘과 멜라토닌

마늘과 멜라토닌은 간의 약물 대사효소인 CYP3A4를 저해하므로, 디트롤의 혈중농도를 증가시켜 부작용을 악화시킬 수 있다.

알코올

알코올은 졸음을 유발할 수 있으며 소변을 많이 보게 하기 때문에, 요실금 치료제의 부작용을 악화시키는 동시에 효능을 약화시킬 수 있다.

알러지 치료제

베나드릴(디펜히드라민)이나 클레마스틴(타비스트)와 같은 항히스타민제들은 요실금 치료제의 부작용을 악화시켜, 심각한 변비, 시각 불선명, 구갈, 졸음을 초래한다.

성요한초

디트롤과 함께 복용하면 안 된다.

칼륨 보충제

요실금치료제는 식도와 위장관의 움직임을 둔화시켜, 칼륨에 의한 위장관 침식(GI corrosion)을 악화시킬 수 있다.

이뇨제

의사가 처방하는 이뇨제는 물론, 녹차, 마차, 야로(yarrow), 히드라스티스(goldenseal), 아스파라거스 추출물, 민들레, 쐐기풀 등과 같은 천연이뇨제는 환자로 하여금 화장실을 자주 드나들게 만들어, 요실금 치료제의 치료효과를 방해한다.

커피, 홍차, 소다

카페인이 많이 함유된 음료를 과도하게(2 ~ 3잔 이상) 마시면, 요실금 증상을 악화시킨다. 따라서 요실금 환자는 이 같은 음료를 하루에 한 잔 이상 마시지 말아야 한다.

퀴놀론계 항생제 (quinolones)

- 시프로플록사신(ciprofloxacin): 시프로(Cipro)
- 레보플록사신(levofloxacin): 레바퀸(Levaquin)
- 오플록사신(ofloxacin): 플록신(Floxin)
- 노르플록사신(norfloxacin): 노록신(Noroxin)
- 로메플록사신(lomefloxacin): 맥사퀸(Maxaquin)

퀴놀론계 항생제는 요도, 신장, 전립선과 같이 약물이 도달하기 어려운 조직에 침투할 수 있는 능력을 갖고 있으며, 레지오넬라병(Legionnaire's disease)이나 폐렴과 같은 치명적인 감염증을 성공적으로 치료할 수 있다. 퀴놀론은 끈질긴 세균을 상대해야 하는 관계로, 종종 7일 이상 장기적으로 처방되기도 한다.

그러나 퀴놀론의 무분별한 처방은 내성(resistance)의 문제를 초래하였고, 급기야 2008년 5월 미 FDA는 제약회사들로 하여금 "퀴놀론은 힘줄파열 또는 힘줄손상을 일으킬 수 있습니다."라는 블랙박스 경고문을 제품 라벨에 기재하게 하였다. 당시 이 뉴스를 전해들은 필자는 실망을 금할 수 없었다. "퀴놀론에 블랙박스 경고문을 붙이는 것은 당연하지만, 고작 힘줄파열이 뭐람?" '퀴놀론이 힘줄파열을 일으킨다'고 경고하는 것은 흡연자들에게 '흡연이 입냄새를 초래한다'고 경고하는 정도에 지나지 않기 때문이다. 그밖에도 퀴놀론은 회복 불가능한 신경통, 작열감, 저림, 무감각, 무기력감, 피부의 떨림 등을 초래할 수 있으며, 간부전(liver failure), 회복 불가능한 신경병증(irreversible neuropathy), 중독성 정신병(toxic psychosis)을 일으킬 수 있는 것으로 알려져 있다.

이상과 같은 문제점에도 불구하고 오늘날 퀴놀론은 시장에서 퇴출되지 않고, (의사만이 볼 수 있는) 블랙박스 경고가 붙은 채 환자에게 처방되고 있다. 더욱 끔찍한 일은, 농업용 항생제로 사용되는 일부 퀴놀론이 음식에 섞여 우리의 식탁에 오르고 있다는 점이다. 이대로 가다간 인류는 퀴놀론 남용에 대한 대가를 톡톡히 치르게 될 것으로 보인다.

퀴놀론계 항생제를 복용하는 환자들 중 위에서 언급한 증상이 나타나는 환자는 즉시 투약을 중단하고 의사와 상의하기 바란다. 신속한 조치를 취하지 않으면 회복 불가능한 상황에 빠질 수 있다. 퀴놀론의 다른 부작용으로는 부정맥, 우울증, 불안, 집중력 부족, 사회적 괴리감 등을 들 수 있는데, 이러한 부작용은 퀴놀론의 드럭머깅 효과 때문이라고 할 수 있다. 퀴놀론을 비롯한 모든 항생제들이 어떤 영양소들을 고갈시키는지를 알고 싶으면, 이 책의 제 3부에 나오는 비타민 B에 대한 장(章)들을 참조하라. 퀴놀론을 복용하는 환자들이 조심해야 할 식품들은 아래와 같다.

유제품

우유, 치즈, 요구르트, 버터에는 칼슘이 포함되어 있는데, 칼슘은 퀴놀론에 결합하여 흡수를 방해함으로써 약효를 떨어뜨리는 원인으로 작용한다.

칼슘 보충제

유제품의 경우와 마찬가지다.

멀티비타민

멀티비타민에 들어 있는 철분, 마그네슘, 아연, 칼슘과 같은 미네랄들이 퀴놀론의 흡수를 방해한다.

제산제

마록스, 미란타, 개비스콘 등에 들어 있는 알루미늄과 마그네슘이 퀴놀론의 흡수를 방해한다.

철분제

철분은 퀴놀론의 흡수를 방해한다.

경구 피임약

피임약이 장(腸)에서 흡수되려면 장의 유익한 세균총(beneficial flora)이 필요한데, 퀴놀론을 비롯한 모든 광범위 항생제는 장의 유익한 세균총을 몰살시켜 경구 피임약의 효능을 떨어뜨린다. 따라서 피임약을 복용중인 여성이 항생제를 복용하면 피임에 실패할 가능성이 높다. 항생제를 복용하는 여성은 항생제 복용이 끝난 후 10일 까지는 제2의 피임방법을 병행하는 것이 좋다

커피, 홍차, 소다

퀴놀론은 중추신경을 자극하여 신경과민, 민감성, 불안, 불면증을 초래할 수 있는데, 카페인은 이러한 부작용을 악화시킬 수 있으므로, 퀴놀론을 복용중인 환자는 카페인이 함유된 음료를 마시지 않는 것이 좋다. 마황과 카페인이 들어 있는 다이어트 약도 이와 마찬가지므로 조심해야 한다. 참고로, 퀴놀론의 중추신경 흥분 부작용은 OTC 진통제인 이부프로펜이나 나프록센과 병용할 때 더욱 악화되기 쉽다.

메트로니다졸(metronidazole)

- 플라질(Flagyl), 메트로젤(MetroGel)

메트로니다졸은 특정 세균과 기생충을 없애는 데 사용하는 항생제로서, 오랫동안 람블편모충증(giardiasis)의 치료에 처방되어 왔다. 람블편모충증은 람블편모충(Giardia)이 일으키는 질병으로, 주요 증상은 심한 복통과 설사이다. 또한 메트로니다졸은 위막성 장염(pseudomembranous enterocolitis)을 치료하는 데도 사용된다. 위막성 장염이란 강력한 항생제를 사용한 후에 발생하는 세균 감염증을 말하는데, Clostridium difficile이 그 주범으로 알려져 있다. 그렇다면 C. difficile이 강력한 항생제가 투여된 후의 위장관을 손쉽게 장악하는 이유는 무엇일까? 그것은 항생제가 '좋은 세균'들을 말살시켜 장을 폐허로 만드는 바람에 '나쁜 세균'들이 번식하기에 좋은 여건이 조성되기 때문이다. C. difficile의 포자(spore)는 매우 위험하며, 병원이나 요양시설에서 흔히 발견된다. 항생제에 의해 파괴된 정상세균총(normal flora)을 복구하는 방법에 대해서는 8장을 참조하라.

메트로니다졸은 여성의 트리코모나스성 질염(Trichomonas vagin-alis)과 남녀의 특정 성병, 그리고 폐 심부감염(deep lung infection), 수막염(meningitis) 등의 난치성 감염증을 치료하는 데도 사용된다. 메트로니다졸을 복용하는 환자들이 조심해야 할 식품들은 다음과 같다.

알코올

특정약물을 복용한 사람이 알코올을 섭취할 경우에 발생하는 심각한 거부반응을 디설피람 반응(disulfiram reaction)이라고 한다. 1996년「미국 법병리학 저널(The American Journal of Forensic Medical Pathology)」에 실린 논문에 의하면, 메트로니다졸을 복용하는 사람이 술을 마실 경우 생명을 잃을 수도 있다고 한다. 그러나 너무 겁먹을 필요는 없다. 메트로니다졸과 알코올의 병용으로 인한 돌연사는 그리 흔히 발생하지는 않는다. 그보다는 구토, 탈수, 두통, 위경련, 오심, 심계항진, 숨가쁨, 열성 홍조(heat flushing) 등의 증상이 발생하는 것이 일반적이며, 더욱이 이 같은 증상조차 아무에게나 발생하는 것은 아니다.

극소수 예민한 사람의 경우 향수만 발라도 디설피람 반응을 나타내는 수가 있는데, 이는 향수 속에 포함된 알코올이 메트로니다졸과 반응을 일으키기 때문이다. 이런 사람들에게는 알코올이 포함된 감기시럽도 절대 금물이다. 필자는 메트로니다졸을 복용하는 환자들에게, 치료가 끝난 후에도 며칠 동안은 알코올 근처에도 가지 말하고 신신당부한다.

항경련제(anticonvulsants)

- 페니토인(phenytoin): 딜란틴(Dilantin)

- 카바마제핀(carbamazepine): 테그레톨
- 가바펜틴(gabapentin): 뉴론틴
- 옥스카르바제핀(oxcarbazepine): 트리렙탈
- 페노바르비탈(phenobarbital)
- 디아제팜(diazepam): 바리움
- 클로나제팜(clonazepam): 클로노핀(Klonopin)
- 발프로산(valproic acid): 데파코트(Depakote), 데파킨(Depakene)
- 프레가발린(pregabalin): 리리카(Lyrica)
- 에토석시미드(ethosuximide): 자론틴(Zarontin)
- 라모트리진(lamotrigin): 라믹탈
- 레베티라세탐(levetiracetam): 케프라(Keppra)
- 피라세탐(piracetam): 뉴트로필
- 프리미돈(primidone): 마이솔린(Mysoline)
- 티아가빈(tiagabine): 가비트릴(Gabitril)
- 토피라메이트(topiramate): 토파맥스
- 조니사미드(zonisamide): 조네그란(Zonegran)

항경련제는 주로 간질 환자의 경련발작을 억제하기 위해 사용되며, 필요할 때 단기적으로 복용하는 약물이 아니라 매일 장기적으로 복용하는 약물이다. 즉, 항경련제의 목표는 간질을 치료하는 것이 아니라, 환자의 경련발작 빈도를 줄이는 것이다. 항경련제는 신경통, 3

차 신경통(trigeminal neuralgia), 두통, 편두통, 만성 통증 등을 치료하는 데 사용되기도 한다. 그러나 항경련제는 치료지수(therapeutic index or therapeutic window)가 매우 좁아 조금이라도 용량이 초과되면 독성을 일으킬 수 있기 때문에, 신경과 전문의들은 이 약물을 매우 신중하게 처방한다. 한편 정확한 용량의 약물을 처방하는 것도 중요하지만, 환자의 몸이 처방된 약물을 제대로 받아들일 수 있는지를 체크하는 것도 중요하다. 의사들이 항경련제를 복용하는 환자들의 피를 자주 뽑는 것은, 환자의 신장과 간이 처방된 약물 용량을 제대로 처리할 수 있는지를 알아 보기 위해서이다. 항경련제를 복용할 때 주의해야 할 식품들을 살펴 보면 다음과 같다.

알코올

알코올은 항경련제의 작용을 방해하여 약효를 떨어뜨린다, 따라서 항경련제를 복용하는 환자가 술을 마시면 경련발작의 빈도가 늘어날 수 있다. 한편 항경련제는 졸음과 서맥의 부작용을 초래할 수 있는데, 알코올 역시 졸음과 서맥을 유발하기 때문에 양자가 서로 상가효과(additive effect)를 일으킬 수 있다.

보리지유(Borage oil)와 달맞이꽃 종자유

일부 연구자들에 의하면 이 필수지방산들은 - 정확한 메커니즘은 알 수 없지만 - 항경련제와 병용할 경우 경련발작의 위험을 증가시킨다고 한다. 따라서 항경련제를 복용중인 환자들은 보리지유와 달맞이꽃 종자유를 섭취하지 않는 것이 좋다.

쌀 시리얼, 바나나 등 변비를 유발하는 식품

항경련제는 변비를 유발할 수 있으므로, 변비를 일으킬 수 있는 식품을 함께 섭취하면 변비가 악화될 수 있다.

길초근

길초근은 긴장을 완화하고 수면을 촉진하며 경련을 억제하기 위해 종종 사용되는 생약이다. 따라서 길초근과 항경련제를 병용하면 진정, 서맥, 호흡완서(slow breathing)의 효과가 중첩될 수 있다.

은행잎 제제

많은 사람들이 기억력 회복, 성기능 향상, 혈액순환 개선을 위해 은행잎 추출물을 섭취한다. 그러나 한 소규모 연구에 의하면, 은행잎 추출물이 간질 환자의 경련발작 위험을 증가시킬 수 있다고 한다. 따라서 항경련제를 복용중인 환자들은 은행잎 제제 섭취를 삼가는 것이 좋다.

자몽열매 또는 주스

카바마제핀(테그레톨)이나 옥스카르바제핀(트리렙탈)을 복용할 때 자몽주스를 마시면 절대로 안 된다. 기타 다른 항전간제를 복용할 때도 자몽주스를 마시지 않는 것이 좋다.

식이섬유 보충제

메타무실(Metamucil)과 같이 차전자(psyllium)를 원료로 한 식이섬유 보충제는 항전간제의 효능을 떨어뜨릴 수 있다.

MAO 저해제(MAOI : MAO inhibitor)와 성요한초

- 페넬진(phenelzine): 나드릴(Nadril)
- 엘데프릴(Eldepryl): 셀레길린(selegiline)
- 트란시클로프로민(trancyclopromine): 파르네이트(Parnate)
- 모클로베미드(moclobemide): 오로릭스(Aurorix), 마네릭스(Manerix)
- 이소카르복사지드(isocarboxazid): 마플란(Marplan)
- 라사길린(rasagiline): 아질렉트(Azilect)

MAOI는 종전에는 난치성 우울증 치료제로만 사용되어 왔지만, 최근에는 두통, 공황장애, 파킨슨병 등에도 사용되고 있다. MAOI의 효과는 제법 괜찮은 편이지만, 문제는 위험한 부작용을 초래할 수 있다는 것이다. 의사로부터 MAOI를 처방받은 환자는 음식을 조심해야 한다. (그러나 너무 걱정할 필요는 없다. 대부분의 의사와 약사들은 MAOI를 복용하는 환자를 위한 '식이요법 목록'을 갖고 있다.) 또한 MAOI는 세로토닌의 농도를 증가시키는 작용을 하기 때문에, 세로토닌을 증가시키는 모든 생약과 약물은 MAOI와 상호작용을 일으킬 수 있다.

MAOI는 많은 식품, 생약, 음료들과 상호작용을 일으켜 혈압을 급등시킬 수 있기 때문에, 이 세상에서 가장 위험한 약물 중의 하나다. 혈압이 갑자기 오르는 것은 세로토닌이 너무 많이 분비되기 때문인데, 따라서 전문가들은 이 현상을 세로토닌 증후군(serotonin syndrome)이라고 부른다. 세로토닌 증후군의 구체적 증상으로는 오심, 혼돈, 발한(sweating), 흥분, 무반응(unresponsiveness) 등이 있다. 세로토닌 증후군 중에서 가장 심각한 증상은 혈압이 갑자기 치솟아 자칫 생명이 위태로워 질 수 있다는 것이다. MAOI는 줄잡아 200개의 약물과 상호작용을 일으킬 수 있기 때문에, 이미 다른 약물을 복용하고 있는 환자에게 MAOI를 처방하는 것은 매우 어렵다. 아래에 소개된 MAOI와 식품 간의 상호작용 내용을 읽어 보면, 왜 MAOI를 '세상에서 가장 위험한 약'이라고 부르는지 그 이유를 알게 될 것이다. 안타깝게도 음식을 잘못 먹어서 세로토닌 증후군을 경험한 사례가 많이 보고되어 있다.

성요한초

성요한초는 진통제나 항우울제로 널리 사용되는 생약이다. 성요한초는 MAOI와 동일한 방식으로 작용하며, 다만 효능이 좀 약할 뿐이다. 따라서 MAOI를 복용하는 환자는 성요한초를 동시에 복용해서는 안 되며, 두 가지 약물을 연이어 복용할 때는 2주 이상의 간격을 두고 복용하는 것이 좋다. 이와 더불어 수술을 앞두고 있는 환자들은 수술 5일 전부터 성요한초를 복용하지 않는 것이 좋다.

SSRI 계열의 항우울제

파록세틴(팍실), 플루옥세틴(푸로작), 서트랄린(졸로푸트), 시탈로프람(셀렉사), 에스시탈로프람(렉사프로)와 같은 SSRI 계열의 항우울제들은 뇌 안의 세로토닌 농도를 높여 준다. 그런데 MAOI 역시 세로토닌 농도를 높여주는 역할을 하기 때문에, MAOI와 SSRI가 만나면 세로토닌 증후군을 초래할 수 있다.

인삼

페넬진이나 기타 MAOI를 복용하는 환자가 인삼을 섭취하면 불면증, 두통, 떨림, 경조증(hypomania)이 발생할 수 있다. 따라서 MAOI를 복용하는 환자는 인삼을 멀리 해야 한다.

알코올

각종 술에는 티라민(tyramine)이라는 아미노산이 들어 있는데, 이

것이 MAOI와 상호작용을 하여 혈압을 급등시킬 수 있다. 맥주, 적포도주, 혼성주(liqueur)를 삼가라.

기침감기약 시럽

대부분의 기침감기약 시럽에는 덱스트로메토르판(dextromethorphan)이라는 진해제(cough suppressant)가 들어 있는데, 이것은 고전적인 MAOI와 상호작용하여 뇌 안의 세로토닌 수준을 증가시키고 기행(bizarre behavior)을 유발할 수 있다. 성요한초를 복용하는 경우에도 덱스트로메토르판이 들어간 기침감기약을 삼가야 한다.

치즈

모든 종류의 치즈에는 티라민이 들어 있는데, 술(알코올)에 들어 있는 티라민과 같은 방식으로 MAOI와 상호작용한다. 그러나 치즈와 성요한초가 상호작용하는 경우는 극히 드문 것으로 알려져 있다.

기타 식품

다음 식품들은 MAOI와 상호작용하여 혈압을 상승시킬 수 있기 때문에 주의해야 한다 : 요구르트, 아보카도(특히 숙성도가 매우 높은 경우), 바나나, 이스트 추출물, 저장육(소시지, 살라미 소시지, 페퍼로니), 건어물, 캐비어, 건포도, 사우어크라우트, 간장, 잠두(fava bean), 미소 수프(miso soup).

커피, 홍차, 소다

카페인이 많이 들어 있어 혈압을 상승시킬 수 있다.

다이어트약, 식욕억제제

다이어트약과 식욕억제제에는 혈관을 수축시키고 혈압을 상승시키는 성분이 들어 있다. 따라서 MAOI을 복용하는 환자는 다이어트약이나 식욕억제제를 복용해서는 안되며, MAOI 복용을 중단한 이후에라도 2주 동안은 다이어트약과 식욕억제제를 삼가야 한다. 이 원칙을 지키지 않으면 혈압이 매우 위험한 수준으로 상승할 수 있다.

비강 스프레이(nasal sprays)

아프린(Afrin)이나 오트리빈(Otrivin)과 같은 비강 스프레이에 들어 있는 비충혈제거제(nasal decongestant) 성분은 모세혈관을 수축시켜 혈압을 상승시킬 수 있기 때문에, MAOI나 성요한초를 복용하는 환자들에게 문제를 일으킬 수 있다. 따라서 비강 스프레이는 MAOI나 성요한초의 복용을 중단한 후 2주 후에 사용하기 바란다. 그러나 비충혈제거제 성분이 아닌 식염수가 들어 있는 오션스프레이(Ocean Spray) 같은 제품은 MAOI와 병용해도 무방하다.

점안액

비신(Visine)과 같은 점안액에 포함된 눈충혈 제거 성분인 테트라하이드롤로진(tetrahydrolozine) 역시 비충혈제거제와 마찬가지로 혈관을 수축시킨다. 이 경우 눈 안에 투여된 점안액의 일부가 혈류로 흡수되어 MAOI나 성요한초와 상호작용을 일으켜 혈압을 상승시킬 수 있다.

기관지확장제(bronchodilators)

- 테오필린(theophylline): 슬로비드(Slo Bid), 테오듀어(Theo Dur), 유니필(Uniphyll)
- 알부테롤(albuterol)
- 이프라트로피움(ipratropium) + 살부타몰(salbutamol): 콤비벤트(Combivent)

기관지확장제는 기관지를 넓혀서 숨가쁨(shortness of breath)과 천명(wheezing, 쌕쌕거리는 소리)을 완화해 준다. 기관지확장제는 천식환자에게 가장 많이 처방되지만, 기관지폐색을 동반하는 다른 질환이나 폐기종(emphysema) 환자에게 처방되기도 한다. 일부 기관지확장제는 기관지염이나 호흡기 감염증을 치료하는 데도 사용된다. 기관지확장제의 종류에는 여러 가지가 있지만, 사용 목적에 따라 다음과

같이 크게 두 가지로 구분된다:

- 긴급상황을 모면하기 위한 속효성 흡입제(short-acting inhaler)
- 천명과 기도수축을 예방하기 위한 지효성 흡입제 및 정제 (long-acting inhaler and pills)

한편 기관지확장제는 주요 성분의 작용 메커니즘에 따라 베타2 효능제(β2-agonists), 항콜린제(anticholinergics), 메틸잔틴(methyl-xanthines)으로 구분되기도 한다.

기관지확장용 흡입제는 오늘날 시중에 나와 있는 약물 중에서 가장 유용한 약물 중의 하나다. 필자가 약국을 개업하면서 가장 먼저 한 일은 약국 카운터 위에 천식환자들을 위해 흡입제를 진열해 놓는 것이었다. 천식환자들은 침대 머리맡이나 지갑 속에 흡입제를 항상 준비해 두고 약물이 소진되지 않았는지를 수시로 체크해야 한다. 또 기관지확장제의 용량에는 타협의 여지가 거의 없다는 사실을 명심해야 한다. 용량이 너무 적으면 기관지가 확장되지 않아 숨을 쉴 수 없고, 용량이 너무 많으면 위험한 부작용이 발생할 수 있다. 따라서 천식환자들은 항상 적정한 용량을 투여하도록 신경을 쓰면서, 다음에 제시하는 식품들과의 상호작용에도 유의해야 한다.

카페인

홍차, 콜라, 커피, 초콜릿은 카페인을 함유하고 있기 때문에, 기관지확장제와 겹칠 경우 위험한 결과를 초래할 수 있다. 왜냐하면 기관지확장제 속에도 흥분제인 잔틴(xanthine)이 들어 있기 때문이다. 카페인과 잔틴이 만나면 심장박동수가 증가하고, 민감성, 떨림, 불안, 흉통(chest pain), 불면증, 숨가쁨 등의 부작용이 악화될 수 있다.

마황, 인삼, 감초뿌리

이 생약들은 중추신경을 자극하므로, 기관지확장제와 병용하면 인체에 무리를 줄 수 있다.

구운고기, 바베큐

구운고기에 포함된 다환방향족탄화수소(PAH: polycyclic aromatic hydrocarbon) 성분이 간에서 기관지확장제(테오필린)의 분해를 억제하여, 테오필린의 혈중농도가 높아질 수 있다. 테오필린의 혈중농도가 높아지면 응급실에 실려가는 불상사가 벌어질 수 있다.

당분이 풍부한 디저트

알부테롤은 혈당을 높이는 부작용이 있는 것으로 알려져 있다. 따라서 당분이 풍부한 디저트는 알부테롤과 상호작용하여 혈당을 매우 높은 수준으로 상승시킬 수 있다.

기침감기약

기침감기약에 들어 있는 비충혈제거제인 페닐에프린(phenyl-ephrine)이나 수도에페드린(pseudoephedrine)은 카페인과 마찬가지로 심장을 자극할 수 있다. 수도에페드린은 뒷골목 약물인 '스피드', 즉 암페타민에서 유래하는 성분이라는 것을 명심하라.

흡연

흡연은 기관지확장제의 혈중농도를 떨어뜨려 효과를 감소시킬 수 있다. 더욱이 흡연은 그 자체로서 폐에 해롭다. 따라서 기확지확장제를 처방받을 정도의 환자라면 당연히 담배를 끊어야 한다.

산사나무(hawthorne), 익모초

산사나무와 익모초는 기관지확장제의 심장관련 부작용을 증가시킬 수 있다.

식이섬유, 밀기울 시리얼(bran cereal)

식이섬유가 풍부한 식품은 기관지확장제와 2시간 이상의 간격을 두고 섭취하는 것이 좋다.

칼륨보존성 이뇨제 (potassium-sparing diuretics)

- 스피로노락톤(spironolactone): 알닥톤
- 트리암테렌(triamterene) : 맥스자이드(Maxzide), 다이아지드(Dyazide), 디레니움(Dyrenium)
- 아밀로라이드(amiloride): 미다모르(Midamor)

이뇨제는 소변을 많이 배출시킴으로써 혈압을 낮추는 역할을 하는데, 이뇨제가 혈압을 낮추는 메커니즘은 다음과 같다: 먼저 이뇨제는 신장으로 하여금 나트륨을 많이 배출하게 하고, 나트륨은 배출되면서 물을 함께 데리고 나간다. 그런데 나트륨이 데리고 나가는 물은 혈액에서 나온 것이므로, 수분을 잃은 혈액은 부피가 줄어 혈관을 덜 압박하게 된다. 따라서 이뇨제를 복용하면 혈압이 내려간다.

칼륨보존성 이뇨제는 다른 이뇨제나 혈압약과 함께 처방된다. 대부분의 이뇨제들은 나트륨과 함께 칼륨까지도 배출하지만, 칼륨보존성 이뇨제는 칼륨을 체내에 유지시켜 주는 독특한 특징이 있다. 당신이 어떤 이뇨제를 복용하든 칼륨의 혈중농도를 적절하게 유지하는 것은 매우 중요하다. 칼륨이 부족하면 저칼륨혈증(hypokalemia)에 빠지게 되는데, 저칼륨혈증은 심장의 박동을 늦추거나 멈추게 할 수 있는 매우 위험한 질환이다. 칼륨보존성 이뇨제를 복용하는 환자가 주의해야 할 식품들은 다음과 같다.

바나나, 아스파라거스, 호박, 잎푸른 채소, 오렌지주스

이 식품들은 칼륨을 많이 함유하고 있으므로, 칼륨보존성 이뇨제를 복용하는 환자가 이 식품들을 먹으면 체내에 칼륨이 너무 많이 축적되어 고칼륨혈증(hyperkalemia)에 빠질 수 있다. 고칼륨혈증은 심장박동과 근육협응(muscle coordination)에 영향을 미친다.

대체소금(salt substitute)

대체소금에는 칼륨이 들어 있으므로, 칼륨보존성 이뇨제와 병용하면 고칼륨혈증을 유발할 수 있다.

MSG

MSG(monosodium glutamate)에 민감한 사람은 칼륨보존성 이뇨제를 복용할 경우 민감성이 더욱 강해진다.

쐐기풀

쐐기풀은 전립선 질환과 알러지 치료에 많이 사용되는 생약이다. 쐐기풀은 이뇨작용을 통해 저칼륨혈증을 초래할 수 있기 때문에 칼륨보존성 이뇨제의 효과를 상쇄할 수 있다.

민들레

민들레는 칼륨보존성 이뇨제와 같은 작용을 하는 생약으로, 약효는 칼륨보존성 이뇨제보다 약한 편이다. 따라서 칼륨보존성 이뇨제와 민들레를 병용하면 고칼륨혈증에 빠질 수 있다.

디곡신

디곡신은 디지탈리스(digitalis)라는 식물에서 유래하는 강심제로서, 아메리카 원주민들이 화살촉에 발라 사용했던 와바인(ouabain)이라는 천연독과는 사촌뻘 되는 화합물이다. 디곡신은 울혈성 심부전(congestive heart failure) 환자에게 많이 처방되는데, 환자가 누워 있는 동안 숨가쁨과 천명(쌕쌕거림)을 완화해 준다. 또한 디곡신은 손발의 부종을 가라앉히기도 한다. 디곡신은 심장을 서서히 움직이게 하여 심실에 혈액을 가득 채움으로써 심장이 혈액을 보다 효과적으로 펌프질할 수 있게 해 주며, 심방세동(atrial fibrillation)을 치료해 준다. 디곡신의 부작용으로는 복통, 오심, 구토, 식욕상실, 피부발진, 시각불선명, 의식변화(mental change), 심장박동 이상 등을 들 수 있으며, 신장기능에 문제가 있는 사람은 용량을 줄여야 한다. 디곡신은 유효용량과 독성용량 사이의 간격이 매우 좁으므로, 약물과 식품 간의 상호작용을 신중하게 고려해야 한다. 디곡신은 심장에 바로 작용하는 약물이므로, 약물과 식품 간의 상호작용도 심장에 바로 영향을 미칠 수 있다.

오트밀, 밀기울 시리얼

식이섬유는 디곡신의 흡수를 방해하여 디곡신의 혈중농도를 낮출 수 있다. 따라서 디곡신을 복용하는 환자는 식이섬유가 풍부한 음식을 과도하게 섭취하지 않는 것이 좋다.

칼슘

칼슘을 과잉섭취하여 칼슘의 혈중농도가 높아지면 디곡신의 독성이 증가할 수 있다

성요한초

성요한초는 디곡신의 혈중농도를 낮춰 치료효과를 떨어뜨리므로, 성요한초와 디곡신을 동시에 복용하는 환자는 디곡신의 용량을 늘려야 한다.

베타차단제

- 아세부톨롤(acebutolol): 쌕트랄
- 아테놀올(atenolol): 테놀민(Tenormin)
- 메토프롤롤(metoprolol): 로프레서(Lopressor), 토프롤 XL(Toprol XL)

- 소탈롤(sotalol): 베타페이스(Betapace)
- 비소프롤롤(bisoprolol): 제베타(Zebeta), 지악(Ziac), 카르디코(Cardicor)
- 카르베딜롤(carvedilol): 코레그(Coreg)
- 카르테올롤(carteolol): 테옵틱 점안액(Teoptic eye drops)
- 나돌롤(nadolol): 코가드(Corgard)
- 베탁솔롤(betaxolol): 켈론정, 베톱틱 점안액
- 에스몰롤(esmolol): 브레비블록(Brevibloc)
- 라베탈롤(labetalol): 트란데이트, 노모다인(Normodyne)
- 레보브놀롤(levobunolol): 베타간 점안액
- 핀돌롤(pindolol): 비스켄(Visken)
- 티몰롤(timolol): 브로카드렌(Blocadren), 티몹틱 점안액(Timoptic eye drops)
- 옥스프레놀롤(oxprenolol): 캡톨(Captol), 슬로 트래시코(Slow Trasico)
- 프로프라놀롤(propranolol): 인데랄

우리가 스트레스를 받거나, 운동을 하거나, 격렬한 성행위를 하면 우리 몸에서는 아드레날린이라는 호르몬이 분비된다. 그런데 심장세포의 표면에는 베타수용체(β receptor)라는 관문이 있어서, 이 관문에 아드레날린이 결합하여 신호를 전달하면 심장이 빨리 뛰거나 혈압이 오르게 된다. 베타차단제는 베타 수용체에 결합하여, 아드레

날린이 심장세포에 다가오지 못하게 한다. 따라서 베타차단제는 심장박동을 늦추거나 혈압을 낮추는 역할을 한다.

베타수용체는 여러 개의 그룹과 하위그룹(subgroup)으로 세분되며, 베타차단제 역시 이에 따라 여러 개의 그룹으로 분류된다. 베타차단제는 고혈압, 협심증, 심부전, 부정맥 환자에게 처방되는 것이 일반적이며, 대중연설 등의 이벤트를 앞두고 가슴을 졸이는 사람들에게 처방되기도 한다. 일부 베타차단제는 눈에 작용하여 안압을 내리기도 하는데, 위의 베타차단제 목록에 4개의 점안액이 포함되어 있는 것은 바로 이 때문이다. 더욱이 편두통을 예방하는 데 사용되는 베타차단제도 있다. 베타차단제를 복용하는 환자가 조심해야 할 식품들은 다음과 같다.

칼륨 보충제

일부 베타차단제(비선택적 베타 차단제)들은 혈중의 칼륨이 세포 내로 흡수되는 것을 방해함으로써 고칼륨혈증을 초래할 수 있다. 따라서 베타차단제를 복용하는 환자들은 칼륨보충제를 섭취하지 않는 것이 좋다.

알코올

베타차단제는 심장박동을 늦추는데, 알코올 역시 심장박동을 늦

춘다. 따라서 베타차단제를 복용중인 환자가 술을 마시면 심장박동이 더욱 느려지며, 일부 사람들은 호흡까지 느려져 매우 위험하다.

고기

단백질이 많이 포함된 식품, 즉 고기는 베타차단제의 혈중농도를 상승시킨다. 한 연구에 의하면, 프로프라놀롤을 고기와 함께 복용할 경우 프로프라놀롤의 생체이용률이 53 % 증가한다고 한다. 베타차단제의 혈중농도가 증가하면 혈압이 너무 떨어져 서맥, 현기증, 실신을 초래할 수 있다.

기관지확장제

베타차단제는 알부테롤이 포함된 기관지확장 흡입제의 작용을 방해할 수 있다. 두 약물이 동일한 수용체(베타수용체)를 놓고 서로 다투기 때문이다.

마약성 진통제 (아편과 아편 유도체)

- 옥시코돈(oxycodone) + 아세트아미노펜(acetaminophen): 퍼코셋(Percocet), 록시셋(Roxicet), 타일록스(Tylox)
- 코데인(codeine)

- 코데인 + 아세트아미노펜 : 타이레놀 #3
- 트라마돌(tramadol): 울트람(Ultram), 울트라셋
- 메페리딘(meperidine): 데메롤(Demerol)
- 펜터닐 패치(fentanyl patch) : 듀라제식(Duragesic), 액티크 (Actiq)
- 황산모르핀(morphine sulfate): 엠에스콘틴(MS Contin), 록사놀 (Roxanol)
- 히드로코돈(hydrocodone) + 아세트아미노펜 : 비코딘(Vicodin), 로탭(Lortab)
- 프로폭시펜(propoxyphene) + 아세트아미노펜 : 다보셋 N 100(Darvocet N 100)

아편과 아편 유도체는 수술, 출산, 발치 후 귀가하는 환자들에게 처방되는 것이 보통이다. 마약성 진통제는 요통, 두통, 관절통, 또는 골절로 인한 통증을 완화해 주기도 한다. 마약은 통증을 가라앉히는 데 매우 효과적이기 때문에, 필자는 "의도가 불순하지만 않다면 마약성 진통제의 사용을 허용해야 한다." 고 믿는 약사들 중의 하나다. 그러나 많은 의사들은 중독의 위험 때문에 마약성 진통제의 처방을 꺼린다. 저용량의 진통제에 내성이 생기는 경우 보다 고용량의 진통제에 의존하게 되는 것이 인지상정이기 때문이다.

아편은 본래 통증을 단기적으로 완화시킬 목적으로 사용된다. 그러나 필자는 20여 년 동안 약사로 근무해 오면서, 만성적 · 난치성 통증을 통증을 다스리기 위해 마약에 의존하는 환자들을 많이 보아 왔다. 마약이 통증을 완화하는 메커니즘은 아직 알려져 있지 않지만, 부분적으로 통증전달물질(substance P)의 수준을 감소시키기 때문인 것으로 보인다. 마약성 진통제의 부작용으로는 극심한 졸음, 혼돈, 호흡완서, 서맥, 변비 등을 들 수 있다. 가끔 오심과 구토가 발생할 때도 있지만, 음식물과 함께 복용하면 오심과 구토를 최소화할 수 있다. 마약성 진통제를 복용하는 환자가 주의해야 할 식품들은 다음과 같다.

알코올

마약성 진통제를 복용한 사람이 술을 마시면 심장박동과 호흡이 느려지며, 심하면 심장이 멈춰 버릴 수 있다.

카바

카바는 근육이완제, 항경련제, 항우울제, 수면보조제로 사용되는 생약이다. 마약성 진통제와 동일한 방식으로 신경계에 작용하기 때문에, 진정효과가 증폭될 수 있다.

바나나, 쌀 시리얼

마약성 진통제는 변비를 유발할 수 있기 때문에, 변비를 초래하기 쉬운 식품을 섭취하면 변비가 더욱 악화될 수 있다.

천연 진정제

시계풀, 호프, 레몬밤(lemonbalm) 등의 천연 진정제와 마약성 진통제를 병용하면 심장박동과 호흡이 느려지며, 심한 경우 심장이 멈춰 설 수도 있다.

감자, 사과

감자와 사과에 들어 있는 펙틴은 마약성 진통제의 효과를 떨어뜨릴 수 있다. 식이성 섬유를 포함하고 있는 다른 식품들도 모두 마찬가지다.

흡연

흡연은 마약성 진통제의 대사와 배설을 촉진시켜 진통효과를 감소시킨다.

콜레스테롤 저하제(스타틴)

- 아토르바스타틴(atorvastatin): 리피토(Lipitor), 아드비코(Advicor)
- 플루바스타틴(fluvastatin): 레스콜(Lescol)

- 로바스타틴(lovastatin): 메바코(Mevacor)
- 프라바스타틴(pravastatin): 프라바콜(Pravachol)
- 로수바스타틴(rosuvastatin): 크레스토
- 심바스타틴(simvastatin): 조코, 바이토린, 리펙스(Lipex), 심코(Simcor)
- 홍국(red yeast rice)

스타틴은 세계에서 가장 많이 처방되는 약품 중의 하나로, 인체에서 생성되는 콜레스테롤의 양을 감소시켜 심장질환의 위험을 감소시킬 목적으로 개발되었다. 스타틴은 종종 식이요법 및 운동요법과 함께 처방되기도 한다. 스타틴은 간에서 콜레스테롤이 합성되는 것을 차단하는데, 우리 몸에 존재하는 콜레스테롤의 75 %는 간에서 만들어지며, 나머지 25 %는 식품을 통해 섭취된다. 스타틴은 HMG-CoA 환원효소(HMG-CoA reductase)라는 효소를 차단하는데, 이 효소는 콜레스테롤뿐만 아니라 코엔자임 Q10(CoQ10)의 생성에도 관여하는 효소이다. 따라서 스타틴은 콜레스테롤과 함께 CoQ10도 고갈시킨다. 스타틴이 CoQ10을 고갈시키는 효과에 대해서는 4장을 참조하라.

콜레스테롤은 기름이지만 혈액은 물이다. 물과 기름은 섞이지 않는다. 따라서 간에서 만들어진 콜레스테롤은 혈류로 들어갈 수 없으며, 콜레스테롤을 혈류로 운반하는 단백질의 도움을 받아야 한다. 콜레스테롤과 단백질이 결합한 것을 지단백(lipoprotein)이라고 한다. 지단백 중에는 고밀도 지단백(HDL: high-density lipoprotein)과 저밀도 지단백(LDL: low-density lipoprotein)이 있는데, HDL은 혈액 중의 콜레스테롤을 간으로 돌려보내 제거하기 때문에 '좋은 콜레스테롤'이라고 불린다.

HDL과는 반대로, 간에 있는 콜레스테롤을 혈류로 내보내는 지단백을 LDL이라고 한다. LDL에 포함된 콜레스테롤은 동맥의 벽에 달라붙어, 심장과 뇌로 보내지는 혈류를 가로막는 작용을 한다. 따라서 의사들은 LDL을 '나쁜 콜레스테롤'이라고 부르며, LDL 수치를 낮추는 데 혈안이 되어 있다. 물론 LDL 수치를 낮추는 것은 좋은 일이다. 그러나 그 방법이 스타틴 하나밖에 없을까? 필자는 스타틴이 무차별적으로 처방되고 있는 최근의 현실에 대해 당혹감을 감출 수가 없다. '보다 자연스러운 방법'을 이용하여 콜레스테롤 수치를 낮추고 심장과 뇌를 보호하는 방법을 알고 싶은 독자들은 「24시 약사」를 참조하기 바란다. 여기서는 스타틴 약물을 복용하는 환자들이 조심해야 할 식품들에 관해 알아 보기로 하자.

알코올

알코올은 그 자체로서 간에 손상을 입힌다. 설상가상으로 알코올과 스타틴이 결합하면 당신의 간은 이중고를 겪게 된다. 스타틴은 간에서 활동하는데, 스타틴으로 인하여 간에 존재하는 다양한 효소들의 균형이 파괴될 수 있기 때문이다.

자몽열매 또는 주스

자몽주스는 일부 스타틴 약물의 혈중 농도를 상승시켜 부작용을 조장할 수 있다. 이 책을 쓰고 있는 지금 현재, 3개 이상의 스타틴 약물이 자몽주스와 상호작용하여 심각한 비가역성 간손상(irreversible liver damage)과 횡문근융해증(rhabdomyolysis)을 일으키는 것으로 보고되어 있다. 횡문근융해증은 서서히 진행될 수도 있지만, 갑자기 닥쳐올 수도 있다. 스타틴을 복용중인 환자에게 검붉은 콜라색의 소변, 근육의 압통(muscle tenderness), 근육 경직, 근육통 또는 근무력증 등의 증상이 나타난다면 횡문근융해증을 의심해 보아야 한다. 더욱이 자몽주스는 스타틴의 이러한 부작용을 더욱 악화시킬 수 있다. 오렌지주스 역시 자몽주스와 비슷한 부작용을 초래할 수 있다고 알려져 있으나 아직 확실하지는 않으며, 최근에는 석류주스까지도 의심을 받고 있는 상황이다. 따라서 석류주스가 아무리 우수한 항산화제라 할지라도 스타틴을 복용중인 환자는 눈물을 머금고 병뚜껑을 닫아야 할 것으로 생각된다. 한편 건강기능식품점에서 칸디다 감염증 치료제로 판매되고 있는 자몽씨 추출물 역시 예외는 아니다.

자몽주스는 간에서 CYP450 3A4(cytochrome P450 3A4)라는 효소를 차단함으로써, 특히 다음과 같은 약물들의 부작용을 악화시키는 것으로 밝혀졌다:

- 아토르바스타틴(리피토, 아드비코)
- 로바스타틴(메바코)
- 심바스타틴(조코, 바이토린, 리펙스, 심코)

위의 세 가지 약물 중에서 아토르바스타틴은 다른 약물보다 자몽주스의 영향을 덜 받는 것으로 알려졌지만, 안전을 위해 자몽주스와 함께 복용하지 않는 것이 좋겠다. (물론 자몽열매도 마찬가지다.) 자몽주스를 도저히 포기할 수 없는 독자들은 자몽주스의 영향을 받지 않는 것으로 밝혀진 크레스토, 프라바콜, 레스콜을 선택하기 바란다. 자몽주스의 약물 상호작용에 대해 보다 자세히 알고 싶은 독자들은 24장을 참조하라.

리튬(lithium)

리튬은 인체 내에서 발견되는 천연 미네랄로서, 강력한 진정작용을 발휘한다. 시중에서 판매되는 일부 바다소금 제품에는 약간의 리튬이 함유되어 있다. 리튬은 양극성장애(bipolar disorder)의 조증

(manic episode)을 치료하기 위해 흔히 처방되는 약물이다. 나트륨은 조증과 관련이 있는 것으로 알려져 있는데, 리튬은 전신의 신경과 근육세포에서 나트륨의 흐름에 영향을 미친다. 조증의 증상에는 과잉행동, 성급한 말투, 판단력 부족, 각성(잠을 자지 않음), 공격성향, 분노 등이 있다. 리튬은 유효용량과 독성용량 사이의 간격이 매우 좁은 약물이므로, 용량이 조금만 부족해도 효과가 상실되며 용량이 조금만 넘쳐도 부작용을 초래할 수 있다.

소금

리튬을 복용하는 환자는 소금의 섭취에 세심한 주의를 기울여야 한다. 소금을 너무 많이 또는 너무 적게 섭취하는 것은 리튬의 작용에 영향을 줄 수 있기 때문이다.

커피, 홍차, 초콜릿

카페인은 리튬의 배출속도에 영향을 미친다. 따라서 리튬을 복용 중인 환자는 카페인이 많이 함유된 식품을 삼가는 것이 좋다. 그러나 카페인과 리튬을 동시에 섭취하고 있는 사람은 카페인 섭취를 서서히 줄이는 것이 좋다. 카페인의 섭취를 갑자기 중단하면 리튬의 혈중 농도가 급격히 변화하여 부작용이 나타날 수 있기 때문이다.

질산염 제제(Nitrates)

- 니트로글리세린(nitroglycerin): 니트로스타트(Nitrostat), 니트로링궐(Nitrolingual)
- 이소소르비드 디니트레이트(isosorbide dinirtrate): 이소르딜(Isordil), 딜라트레이트 SR(Dilatrate SR), 코로넥스(Coronex), 에이프로-ISDN(Apro-ISDN)
- 이소소르비드 모노니트레이트(isosorbide mononitrate) : 임듀어(Imdur), 모노켓(Monoket), 이스모
- 니트로듀어(Nitro-Dur), 트랜스덤 니트로(Transderm-Nitro)

협심증은 콜레스테롤 플라크가 심장으로 공급되는 혈류를 막아 발생한다. 협심증 환자의 관상동맥 내부를 들여다 보면 끈적거리는 축적물로 가득 메워져 있는 것을 확인할 수 있다. 협심증 환자가 가슴에 통증을 느끼는 것은, 혈액 공급을 제대로 받지 못한 심장이 질식할 지경이라고 하소연하기 때문이라고 보면 된다. 질산염 제제는 협심증 또는 울혈성 심부전 환자에게 주로 처방되는데, 관상동맥을 일시적으로 넓혀 심장의 혈류를 개선해 주는 역할을 한다. 다시 말해서, 질산염 제제는 협심증을 근본적으로 치료할 수 없으며, 다만 관상동맥을 일시적으로 확장시켜 줄 뿐이다. 질산염 제제의 부작용은

현기증, 두통, 안면홍조, 소화불량, 저혈압 등이다. (두통과 안면홍조가 발생하는 이유는, 질산염 제제가 심장 뿐만 아니라 머리로 가는 혈류도 증가시키기 때문이다.) 간혹 부정맥, 실신, 초조감을 호소하는 환자들도 있다. 질산염 제제를 복용하는 환자들이 조심해야 할 식품들은 다음과 같다.

알코올

알코올은 혈관을 확장시키는 작용을 하므로, 질산염 제제를 복용하는 사람이 술을 마실 경우 혈압이 위험한 수준으로 떨어질 수 있다.

아르기닌 보충제, 발기부전 치료제

아르기닌(arginine)은 발기부전을 개선하고 관상동맥질환 환자의 심장 혈류를 증가시키기 위해 사용된다. 문제는 아르기닌과 질산염 제제를 병용할 경우 혈압이 너무 떨어질 수 있다는 점이다. 레비트라, 시알리스, 비아그라와 같은 발기부전 치료제도 아르기닌과 동일한 결과를 초래할 수 있다.

니코틴 제품

담배, 시가, 씹는 담배, 니코틴 패치 등은 질산염 제제의 효과를 저하시킬 수 있다.

수면제

- 졸피뎀(zolpidem): 앰비엔(Ambien)
- 잘레플론(zaleplon): 소나타(Sonata)
- 에스조피클론(eszopiclone): 루네스타(Lunesta)
- 테마제팜(temazepam): 레스토릴(Restoril)
- 알프라졸람(alprazolam): 자낙스
- 클로나제팜(clonazepam): 클로노핀(Klonopin)

수면제는 대표적인 다빈도 처방약품 중의 하나다. 이 세상에 수면제가 있어서 불면증 환자들의 고통을 덜어 줄 수 있다는 것은 정말로 다행스러운 일이다. 그러나 문제는 수면제로 인한 수면이 '자연스러운 수면' 이 아니라는 점이다. 자연스러운 수면이란 잠에서 깨어난 후 원기가 회복되고(restorative) 상쾌한 느낌을 주는(refreshing) 수면을 말한다. 그러나 수면제는 뇌에서 GABA라는 억제성 신경전달물질(inhibitory neurotransmitter)의 분비를 촉진한다. 뇌 안에 GABA가 가득 차면 심장박동과 호흡을 포함한 모든 활동이 느려지고, 잠에 곯아떨어지게 된다.

수면제란 본래 일시적인 수면장애를 교정하는 약물이며, 만성 불면증을 치료하기 위해 개발된 약물은 결코 아니다. 그러나 환자에게 몇 년치 수면제를 한꺼번에 처방해 주는 의사들도 있다. 몸이 녹초가 되었는데도 잠이 오지 않을 때, 몇 분만에 잠들 수 있게 해 주는 약이 있다는 것은 분명히 매력적인 일이다. 그러나 그러기에는 치러야 할 대가가 너무 크다. 먼저 상당수의 수면제들은 내성(tolerance)과 신체적 의존성(physical dependence)을 초래한다. 같은 용량의 수면제를 오랫동안 복용하면 약이 듣지 않아 용량을 점점 높여야 한다. 그렇다고 하여 수면제 복용을 갑자기 중단하면 금단증상(withdrawal symptom)이 발생하기 때문에, 환자는 나쁜 줄 뻔히 알면서도 수면제에 의존하게 된다. 또한 수면제는 기이한 행동(bizarre), 건망증, 아침의 숙취증상(morning hangover, 마치 술이 덜 깬 듯한 증상), 구갈, 기억상실증 등을 초래한다. 앰비엔을 복용한 환자들이 차를 몰고 온 시내를 헤매거나 새벽 네 시에 일어나 요리를 하는 등 기이한 행동을 보였다는 뉴스가 신문지상에 몇 번 보도된 바 있지만, 앰비엔 뿐만 아니라 다른 수면제들도 이와 유사한 부작용을 초래하는 것으로 알려져 있다. 수면제를 복용하는 환자들이 귀담아 들어야 야 할 식품과 약물과의 상호작용은 다음과 같다.

알코올

술을 마시고 수면제를 복용할 경우 심장박동과 호흡이 느려져 치명적인 결과를 초래할 수 있다.

GABA 보충제

GABA는 건강기능식품점에서 판매하는 효과적인 천연 수면보조제이다. 수면제와 GABA를 병용하면 GABA의 수준이 과도하게 증가하므로 위험하다.

진정작용을 하는 생약

캐트닙(catnip), 인삼, 호프, 카바, 레몬밤, 샐비어, 성요한초, 황금(skullcap), 쥐오줌풀, 예르바 만사(yerba mansa), 시계꽃, 사사프라스(sassafras)와 같이 진정작용을 하는 생약은 수면제와 함께 복용할 경우 안전을 보장할 수 없다.

커피, 홍차

커피, 홍차, 녹차, 마차에 들어 있는 카페인은 수면제의 작용을 상쇄한다.

여성호르몬제(경구피임약과 호르몬 대체요법제)

- 경구피임약
  - Ortho-Novum, Ortho-TriCyclen, Aviane, Camille, Alesse, April, Estrostep, Levlen, Levlite, Loestrin, Lo Ovral, Micronor,

- 경구피임약 (계속)
  - Mircette, Modicon, Necon, Nordette, Norinyl, Nor-QD, Ogestrel, Ortho-Cept, Ovcon, Ovral, Tri-Levlen, Tri-Norinyl, Triphasil, Yasmin, Yaz, Zovia, Ortho-Evra patch, Depo Provera Shot, Nuva Ring, Seasonale

- 호르몬 대체요법제
  - FemHRT, 콤비패치(Combipatch), 클리마라(Climara), 프레마린(Premarin), 프렘프로(PremPro), 에스트라디올(Estra diol), 오젠(Ogen)

- 기타 에스트로겐
  - 생동일성 호르몬(bio-identical hormone), 콩 이소플라본(soy isoflavone)

대부분의 경구피임약과 호르몬 대체요법제(HRT: hormone replacement therapy)에는 천연호르몬이 아닌 합성호르몬이 포함되어 있다. 합성호르몬은 인공적으로 만들어진 것이므로, 인체에 의해 천연호르몬과 완벽하게 동일한 것으로 인식되지는 않는다. 따라서 합성호르몬은 인간 세포의 수용체를 통과하기는 하지만, 일단 수용체를 통과한 다음에는 조직 속에 그대로 머물면서 여러 가지 문제를 일으킨다. (합성호르몬의 문제점을 해결하는 방법에 대해서는 「24시 약사」를 참조하기 바란다.)

경구피임약에는 두 가지 종류가 있다. 첫 번째는 합성에스트로겐과 프로제스틴을 함께 포함하는 복합제제이며, 두 번째는 프로제스틴만을 단독으로 포함하는 단일제제이다. 대부분의 경구피임약은 한 달분으로 21알 또는 28알을 담고 있다. 그러나 근래에 출시된 시즈널(Seasonale)은 3개월 동안 작용하기 때문에, 사용자들은 분기마다 한 번씩 일 년에 네 번 생리를 하게 된다. 피임약은 여러 가지 방법을 통해 임신을 막아 주는데, 그중에는 성선자극 호르몬의 분비를 억제함으로써 난소의 배란을 방지하는 방법, 자궁경부의 점액을 변화시켜 정자의 이동을 어렵게 만드는 방법, 자궁내막을 위축시켜 수정란이 착상하기 어려운 환경을 조성하는 방법 등이 있다.

호르몬 대체요법제(HRT)는 에스트로겐 감소에 의한 안면홍조, 야간발한, 골손실을 치료할 목적으로 폐경여성에게 처방된다. HRT는 여성의 전신에 광범위한 영향을 미치며, 다양한 부작용과 상호작용(약물간 상호작용, 약물-식품간 상호작용 포함)을 초래할 수 있다.

비타민 A

잘 알려진 경구피임약인 오소노붐(Ortho-Novum)을 이용한 임상시험에 의하면, 오소노붐이 비타민 A의 혈중농도를 높일 수 있는 것으로 밝혀졌다. 따라서 오소노붐을 복용하는 여성이 고용량(10,000IU 이상)의 비타민 A를 복용할 경우 비타민 A가 체내에 축적될 수 있다. 비타민 A가 체내에 과도하게 축적되면, 쉽게 멍이 들거나 일시적인 피부 변색, 설사, 관절염 등의 독성이 발생할 수 있다. 그러나 여기서 주목할 것은, 비타민 A 대신 베타카로틴을 복용하는 여성의 경우 경구피임약을 복용하더라도 아무런 부작용이 없는 것으로 밝혀졌다는 점이다.

커피, 홍차, 초콜릿

여성호르몬제는 카페인의 작용을 강화시킨다. 따라서 카페인과 여성호르몬제를 병용하는 여성은 신경과민, 초조, 오심, 떨림 등의 부작용을 경험할 수 있다.

다이어트약, 식욕억제제, 자양강장 드링크

다이어트약, 식욕억제제, 자양강장 드링크에는 과라나(guarana), 마테차(yerba mate), 마황 등이 함유되어 있어 중추신경을 자극할 수 있다. 여성호르몬 역시 중추신경을 흥분시키는 경향이 있기 때문에, 여성호르몬제를 복용중인 여성이 이러한 건강기능식품을 복용할 경우 과도한 흥분반응이 나타날 수 있다.

자몽주스

한 연구에 의하면 자몽주스는 에스트라디올(estradiol)의 혈중농도를 현저하게 증가시킬 수 있다고 한다. 에스트라디올은 경구피임약에 가장 많이 들어 있는 에스트로겐 성분이며, 에스트레이스(Estrace), 클리마라(Climara), 에스트라덤(Estraderm), 에스트링(Estring), 악티벨라(Activella), 펨링(Femrinf), 콤비패치(Combipatch), 에스트로젤(EstroGel), 메노스타(Menostar) 등의 HRT에 포함되어 있는 성분이다. 한편 다른 연구에 의하면, 자몽주스가 결합형 에스트로겐(프레마린, 프렘프로)의 농도를 30 %까지 상승시켜 부작용의 위험을 증가시킨다고 한다.

식물성 에스트로겐을 함유하는 생약

체이스트베리(chasteberry), 승마(black cohosh), 감초, 익모초, 쏘팔메토, 와일드얌(wild yam)과 같은 생약들에 포함된 식물성 에스트로겐(phytoestrogen)은 여성호르몬제와 동일한 메커니즘을 통해 작용하므로, 경구피임약이나 HRT의 효능을 방해할 수 있다.

발기부전 치료제

- 실데나필(sildenafil) : 비아그라

- 타다라필(tadarafil): 시알리스
- 바테나필(vardenafil): 레비트라

발기부전 치료제는 약국에서 인기 있는 품목이다. 매주 금요일 밤마다 발기부전 치료제는 마치 핫케이크처럼 팔려 나간다. 현재 발기부전 치료제는 남성만의 전유물로 인식되고 있지만, 머지않아 여성용 성기능장애 치료제도 발매될 것이라고 한다. 발기부전 치료제의 가격은 한 알에 15달러로, 소위 오락성 약물(recreational drug) 중에서 가장 비싼 축에 속한다. 그래서 많은 약사들은 비아그라를 '파란색의 다이아몬드'라는 애칭으로 부른다. 비아그라는 파란색의 알약으로서 다이아몬드 모양인 데다가 가격이 비싸기 때문이다. 발기부전 치료제의 작용 메커니즘을 이해하려면, 먼저 발기가 일어나는 생리적인 과정을 알아야 한다.

발기부전 치료제는 성행위를 시작하기에 앞서서 30분 내지 1시간 전에 복용한다. 발기부전 치료제가 효과를 발휘하려면 먼저 - 시각적이든 물리적이든 - 자극이 필요하다. 이 자극은 신경을 통해 페니스에 전달되어, 일련의 생화학 반응을 통해 페니스의 혈관과 이를 둘러싼 근육을 이완시킨다. 이 과정에서 일산화질소(NO) 경로가 관여하는데, 더 많은 NO가 생성될수록 더 많은 혈액이 페니스의 혈관으로 흘러들어간다. 많은 혈액이 페니스의 혈관으로 흘러들어가면 페니스가 발기한다.

발기부전 치료제의 도움을 자주 받아야 하는 사람은 심장 기능을 체크해 볼 필요가 있다. 모든 발기부전 환자들이 심장질환을 가진 것은 아니지만, 발기부전은 심장질환의 징조일 가능성이 높다. 왜냐하면 혈액이 남쪽(페니스)으로 잘 흐르지 않는 사람은 북쪽(심장)으로도 잘 흐르지 않을 가능성이 있기 때문이다. 발기부전 치료제를 복용하기 전에 미리 알고 있어야 할 약물-식품 간의 상호작용은 다음과 같다.

자몽주스, 석류주스

이 두 가지 주스는 발기부전 치료제의 혈중농도를 증가시켜, 두통, 소화불량, 안면홍조, 시각장애, 심장박동 이상 등의 부작용을 초래할 수 있다. 한편 자몽열매는 발기부전 치료제의 흡수를 지연시킨다. 따라서 발기부전 치료제를 복용할 때 자몽열매를 먹으면 한 시간 이후에 약효가 나타나 파트너를 실망시킬 수 있다. 물론 이 경우에도 - 자몽주스의 경우와 마찬가지로 - 발기부전 치료제의 혈중농도가 증가하여 위험한 부작용이 나타날 수 있다.

OTC 정력증진제

OTC 정력증진제 중에는 요힘베(yohimbe)와 같이 혈액순환에 영향을 미치는생약을 포함한 것이 있다. 따라서 OTC 정력증진제와 전문 발기부전 치료제를 병용하면 상가작용(additive effect)이 일어나 부작용이 심화될 수 있다. 더욱이 OTC 정력증진제는 지속적 발기(prolonged erection)와 같은 고통스러운 부작용을 일으킬 위험이 높은데, 발기가 너무 오래 지속될 경우 의사의 치료를 받아야 한다.

알코올

알코올은 현기증을 일으킬 수 있으며, 발기부전 치료제도 이와 마찬가지의 부작용을 일으킬 수 있다. 따라서 술을 마시고 발기부전 치료제를 복용하면 현기증을 일으키거나 실신할 수도 있다. 또한 알코올과 발기부전 치료제는 모두 두통과 편두통을 일으킬 수 있기 때문에, 두 가지를 병행하면 머리가 쪼개지는 듯한 통증을 겪을 수 있다.

산사나무, 악마의 발톱(devil' s claw), 미슬토, 페누그릭(fenugreek), 현삼, 냉이, 디지털리스 잎, 익모초

이 약초들은 심장에 영향을 미치는 생약들인데, 발기부전 치료제는 심혈관 부작용을 일으킬 위험이 있기 때문에, 이 생약들과 병용할 경우 심혈관 부작용의 위험이 증가한다. 참고로 실데나필(비아그라)을 대상으로 한 연구에 의하면, 실데나필만을 단독으로 복용할 경우

협심증, 방실차단(AV block), 빈맥, 심계항진, 심근허혈, 뇌혈전증, 심장마비, 심부전, 심근병증(cardiomyopathy) 등의 부작용이 나타날 수 있다고 한다.

| 24 |

생활 속의 드럭머거

필자는 3장부터 22장까지 인간의 건강에 필요한 주요 영양소들을 고갈시키는 드럭머거를 소개했다. 독자들은 의사들이 질병을 치료하기 위해 처방하는 전문약품들이 오히려 환자의 건강을 좀먹는 드럭머거가 될 수 있다는 사실에 충격을 받았을 것이다. 그러나 드럭머거는 전문약품에만 있는 것은 아니다.

우리가 일상생활 속에서 부지불식중에 채택하고 있는 잘못된 생활방식에도 드럭머거가 존재한다. 지금부터는 일상생활 속에서 암암리에 우리의 영양소를 빼앗아 가는 잘못된 생활방식들을 하나씩 짚어 보기로 하자.

커피나 홍차를 좋아하세요?

많은 사람들이 흔히 마시는 커피와 홍차에는 다량의 탄닌이 들어 있는데, 탄닌은 금속을 흡착하는 힘이 강하기 때문에 중요한 미네랄과 결합하여 체내로 흡수되지 못하게 하는 작용을 한다. 따라서 커피나 홍차를 매일 마시는 사람들은 칼슘, 마그네슘, 아연, 인, 철분 등의 미네랄이 부족하게 된다. 필자 역시 커피와 홍차를 좋아하는 사람이지만, 커피와 홍차가 건강에 필요한 미네랄을 빼앗아 간다는 사실을 미처 실감하지 못했다. 그러나 최근 한 건강검진 기관에서 미네랄 농도 검사를 받아 본 결과, 아연과 칼슘이 약간 부족하다는 판정을 받았다. (아연과 칼슘이 인체 내에서 어떤 역할을 수행하며, 이 미네랄들이 부족할 경우 어떤 결핍증상이 발생하는지를 알고 싶으면 이 책의 21장과 16장을 읽어 보라.)

그러나 커피와 홍차를 사랑하는 독자들이여, 너무 걱정할 필요는 없다. 커피와 홍차를 포기하지 않더라도 빼앗긴 미네랄을 보충하는 방법이 있으니 말이다. 그 방법은 미량미네랄이 들어 있는 보충제를 구입하여 복용하는 것이다. 그러나 허브차(herbal tea)를 사랑하는 독자들은 해당사항이 없으니 염려하지 않아도 된다. 허브차에는 탄닌이 들어 있지 않아 미네랄을 고갈시키지 않는다. 홍차, 녹차, 마차(matcha tea)의 또 다른 문제점은 그 안에 들어 있는 카페인이 너무 자극적이라는 것이다. 심지어 어떤 사람들은 차를 마신 후 흥분을 가라앉히기 위해 진정제를 복용하거나, 밤잠을 이루기 못해 수면제를 복용하기도 한다.

소다수를 입에 달고 사신다고요?

단도직입적으로 말하면, 제조업체들이 아무리 현란한 광고를 퍼붓는다고 해도 소다수는 아무런 영양소도 함유하고 있지 않은 백해무익한 음료수일 뿐이다. 소다수는 우리 몸에서 다량의 칼슘을 빼앗아 가며, 고과당 옥수수시럽(fructose corn syrup)과 설탕이 듬뿍 들어 있어 당뇨와 비만을 초래한다. 더구나 소다수 안에 들어 있는 인공감미료는 체중감소에 도움이 되지 않으며, 신경계 속에 들어가 오랫동안 자리를 차지하고 앉아 (편)두통을 유발하거나 뇌세포를 파괴하기도 한다. 필자는 인공감미료보다는 차라리 꿀, 용설란 시럽(agave syrup), 당밀, 코코넛 넥타, 중백당(turbinado sugar), 현미시럽과 같은 천연당을 섭취하기를 권한다. (물론 아무리 천연당이라도 많이 섭취하는 것은 좋지 않다.)

소다수를 단념할 수 없는 분들을 위해, 가정에서 만들어 마실 수 있는 소다수 대체음료를 소개한다. 만드는 방법은 간단하다. 포도주스와 탄산수를 50 : 50으로 섞으면 된다. 이렇게 하면 군더더기가 완전히 제거된 순수한 소다수를 만들 수 있다. 맛은 소다수와 똑같지만 건강에 해로운 성분이 하나도 들어가지 않은 건강음료이다. 포도주스 대신에 향긋한 스테비아 몇 방울을 넣어도 좋다.

스테비아 이야기가 나온 김에, 마지막으로 제비아 천연콜라(Zevia Natural Cola)를 권한다. 필자는 한 건강박람회에서 이 제품을 알게 되었다. 제비아사는 100 % 천연 무가당 다이어어트 소다(all natural sugar-free diet soda)를 만드는 회사인데, 이 천연콜라는 스테비아와 기타 천연성분을 이용하여 단맛을 냈기 때문에 당뇨병 환자와 '콜라 중독자'들도 안전하게 마실 수 있다. 또 칼슘을 고갈시키지 않아 뼈에도 안전하다. 제품에 대한 상세한 정보를 얻으려면 www.zevia.com을 방문해 보라.

변비약을 자주 드시는군요

처방약품이든 OTC 약품이든 변비약을 일 주일에 두 번 이상 복용하는 사람은 건강에 필요한 모든 영양소를 변비약에게 빼앗기게 된다. 왜냐하면 변비약이 음식물의 위장관 통과시간을 단축시키기 때문이다. 이렇게 되면 인체는 건강에 이로운 영양소를 흡수할 기회를 잃게 된다. 변비약으로 인하여 잃게 되는 영양소 중 대표적인 것은 미네랄이다. 따라서 변비약을 자주 복용하는 사람은 품질 좋은 멀티비타민과 미량미네랄을 섭취해야 한다.

아울러 변비로 인해 많은 고통을 겪는 사람들은 매끼마다 생균제제(프로바이오틱스), 당분이 적게 포함된 식품, 효소제제를 섭취해 보기 바란다. 소량의 알로에베라 주스를 매일 마시는 것도 좋은 방법이며, 그밖에 프룬이나 오트밀을 규칙적으로 섭취해도 좋다. 위장관의 건강을 지킬 수 있는 다양한 방법을 알고 싶은 독자들은 「24시 약사」를 참조하도록 한다.

술을 밥먹듯이 드신다고요?

술을 규칙적으로 마시면 모든 비타민 B, 모든 미네랄, 비타민 C, 유익한 장내 세균, 기타 건강에 필요한 많은 영양소들이 고갈된다. 독자들은 필자의 말이 실감이 나지 않을지 모르겠지만, 알코올의 드럭머깅 효과가 지속되면 종국에는 간과 췌장이 망가지게 된다. 이는 비단 알코올 중독자들에게만 해당되는 사항이 아니다. 매일 저녁식사 때마다 와인 한 잔씩을 규칙적으로 마시는 애주가들도 드럭머깅 효과를 경험할 수 있다. 따라서 술을 규칙적으로 마시는 사람은 반드시 고품질의 영양소(예: 비타민 B 복합체, 생균제제, 비타민 C, E, 그리고 미량 미네랄)를 챙겨 섭취해야 한다. 이것은 별로 어려운 요구사항이 아니므로, 일단 시도해 보라. 절대로 후회하지 않을 것이다.

스트레스가 심하시군요

이 세상에 스트레스 없이 사는 사람은 없다. 사람들이 술을 밥먹듯이 마시는 것도 알고 보면 다 스트레스 때문이다. 스트레스는 인간의 면역계에 부담을 주며 심신을 지치게 한다. 스트레스가 오래 계속되면 부신과 갑상선이 손상되어 아드레날린과 티록신의 균형이 파괴된다. 스트레스로 인한 드럭머깅 효과는 느리지만 광범위하게 나타난다. 스트레스로 인한 영양소 고갈을 보충하려면 항스트레스 호르몬인 비타민 B를 섭취하면 좋다. 그중에서도 특히 판테틴(pantethine)은 부신에 영양을 공급해 주는 것으로 알려져 있다. 또한 스트레스는 자유라디칼을 증가시켜 세포를 손상시키고, 감염, 심장 질환, 암을 초래하기 때문에, 항산화제를 섭취하는 것도 중요하다. 항산화제 중에서는 아스타잔틴(astaxanthin)의 항산화력이 우수한 것으로 알려져 있다.

스트레스로 인한 영양소 고갈을 보충하려면 칼슘이나 마그네슘과 같은 미네랄을 섭취하는 것도 중요하며, 녹색 채소를 매일 섭취하는 것도 필요하다. 녹색 채소에 포함된 엽록소는 스트레스에 지쳐 산성화된 몸을 해독시켜 주기 때문이다. 녹색 채소 대신 바다에서 나는 녹색 해조류를 섭취해도 좋다. 바다에서 나는 녹색 생물을 포함하는 슈퍼푸드(superfood)에는 스피룰리나, 보쿠 슈퍼푸드(www.boku.com), 바다에서 온 생 식물성 플랑크톤(www.sunfood.com) 등이 있다. 필자가 지금 소개한 제품들은 당신이 현재 처한 상황에 관계 없이, 건강을 증진하고 활력과 에너지를 증가시켜 줄 것이다. 달리 슈퍼푸드라고 불리는 것이 아니다.

줄담배를 피우세요?

비타민 C는 감귤류에 함유되어 있는 항암성분으로서, 동맥에 탄력성을 부여하여 혈액이 심장과 전신으로 적절하게 흘러가게 해 준다. 그런데 담배와 대마초는 비타민 C를 소모시키는 것으로 유명하다. 구체적으로 담배 한 개비당 소모되는 비타민 C의 양은 30mg으로 알려져 있다. 비타민 C는 체내에 저장되지 않으므로, 담배의 드럭머깅 효과는 심각하다. 흡연자들 중에 암 환자가 많은 것은 바로 이 때문이다.

게다가 담배를 피우면 비타민 A도 덩달아 결핍되기 쉽다. 여기서 독자들의 눈이 번쩍 뜨일 뉴스를 하나 소개한다. 한 연구에 의하면, 줄담배를 피우는 사람에게 6개월 동안 비타민 A를 공급한 결과 폐암의 위험이 감소했다고 한다. 비타민 A는 섬세한 폐조직에 생긴 손상을 회복시킴으로써 폐를 보호하는 것으로 보인다.

하루 종일 사무실에만 앉아 계세요?

필자는 골프, 일광욕, 테니스를 전혀 하지 않는다. 필자가 하는 일이라고는 하루 종일 책상 앞에 앉아 책을 쓰거나, 세계 각국의 독자들이 보내온 이메일과 편지에 답장을 쓰는 것뿐이다. 혹시 필자처럼 하루 종일을 실내에서 보내는 독자들이 있다면, 가끔씩 짬을 내어 밖에 나가 햇빛을 쪼이기 바란다. 필자는 가끔씩 우편물을 수거하기 위해 집밖으로 나가곤 한다.

햇빛은 우리의 피부를 자극하여 비타민 D를 만들게 하지만, 연기, 안개, 커튼, 자외선차단제, 심지어 유리창에 의해서도 쉽게 차단된다. 따라서 실내에서 오래 지내야 하는 직업을 가진 사람들은 햇빛을 쪼일 기회가 별로 없어 비타민 D가 결핍될 가능성이 높다. 비타민 D는 뼈를 튼튼하게 해 줄뿐 아니라, 암을 막아 주기도 한다. (비타민 D의

기능에 대해서는 6장을 참고하라.) 비타민 D를 보충하는 방법은 간단하다. 지금 당장 이 책에 책갈피를 끼우고, 밖에 나가서 15분 동안만 햇빛을 쪼이고 들어오면 된다. 그럼 15분 후에 다시 만나자.

뭔가를 잘 잊으신다고요?

당신이 사소한 일들을 자주 잊게 되면, 당신 스스로도 우울하고 어수선한 느낌이 들 뿐 아니라, 가족들의 구박이 심해 진다. 답답한 마음에 의사를 찾아가면, 의사는 소위 '중추신경 흥분제' 나 '정신병약' 을 처방한다. 여기서 잠깐 필자의 경험담을 하나 소개할까 한다. 과거에 필자가 한 요양시설에 근무하던 시절, 요양소에 수용된 노인들 중 상당수가 치매로 진단받아 정신병약을 복용하는 것을 보고 깜짝 놀란 적이 있다. 그런데 필자가 요양소 측에 건의하여 노인들의 비타민 B12 수치를 검사해 본 결과, 많은 노인들이 비타민 B12 결핍으로 판정받았다. 필자가 앞장서서 노인들에게 비타민 B12를 투여한 결과 노인들의 치매 증상이 많이 호전된 것은 물론이다. 만일 독자 여러분의 주위에 노인성 치매나 알츠하이머병으로 진단받은 노인이 계시다면 비타민 B12 검사를 받아 보라고 권하기 바란다. (15장 참조)

손발을 바늘로 콕콕 찌르는 듯한 느낌이 드는 사람, 입 안이나 입

언저리가 헐고 아픈 사람, 심지어 다발성경화(MS)나 루게릭병(ALS)과 같은 수초탈락질환(demyelination disorder)으로 진단받은 사람들도 비타민 B12를 섭취하면 증세가 호전될 수 있다. 메틸코발라민 결핍은 노인들에게 광범위하게 나타나는 현상이다. 이분들은 비타민 B12만 보충해도 치료되는 경우가 많은데, 주위의 무관심과 무지 때문에 엉뚱한 질환으로 오인받아 요양시설로 실려가는 경우가 허다하다. 그리고 어유보충제(특히 DHA)를 매일 꾸준히 복용해도 노인들의 퇴행성질환을 예방할 수 있다는 사실을 명심하기 바란다. 필자가 이런 말을 자신있게 할 수 있는 것은, 필자가 칼럼에 기고한 내용들을 직접 실습해 보고 효과를 체험한 수백 명의 독자들이 감사의 편지를 보내왔기 때문이다. (필자의 칼럼은 www.DearPharmacist.com에 가면 읽을 수 있다.) 비타민 B12는 고기에 많이 들어 있으므로, 엄격한 채식주의자들은 별도의 보충제를 복용하지 않는 한 비타민 B12 결핍증에 걸릴 가능성이 높다. 따라서 왠지 뭔가를 자주 까먹는다고 생각되는 독자들은 비타민 B12 결핍을 의심해 보라. 비타민 B12 결핍증은 생각보다 치료하기가 쉬우므로 그리 염려할 필요는 없다.

살빼는 약이나 저지방식을 먹고 있나요?

가장 인기있는 OTC용 다이어트약은 알리(Alli)다. 알리는 음식물

중에 포함된 지방에 달라붙어 위장관 흡수를 차단하므로 '지방흡수 차단제'로 분류된다. 알리의 전문약 버전인 제니칼은 알리보다 용량이 많다는 점 외에는 알리와 다른 점이 없다. 그런데 이 약물들이 음식물 속의 지방을 제거해 버린다면, 지방 속에 녹아 있는 지용성 비타민은 어떻게 될까? 아쉽게도, 우리 몸의 건강에 필수적인 지용성 비타민 역시 지방과 함께 사라져 버린다. 따라서 알리나 제니칼을 복용하는 사람들은 비타민 A, E, K, D가 결핍되기 쉽다. 그런데 비타민 A, E, K, D가 결핍된다면 심근경색, 혈전, 실명, 암 등이 발생할 위험이 높아지기 때문에, 이것은 보통 심각한 문제가 아니다.

최근 유행하고 있는 저지방 식단의 경우도 마찬가지다. 저지방식은 정도만 다를 뿐 지방차단제와 동일한 문제점을 초래할 수 있다. 일명 저탄수화물 식단(low carb diet)내지 '황제 다이어트' 라고 불리는 앳킨스 식단(Atkin's diet) 도 이보다 별반 나을 것은 없다. 저탄수화물 식단은 비타민 C, 베타카로틴, 엽산, 비타민 B6, 그리고 많은 미네랄을 고갈시킨다. 한편 '저탄수화물' 이라는 말을 달리 부르면 '고지방' 이 되는데, 고지방 식단은 매우 현명하지 못한 식단이다. 이것은 자신의 동맥을 스스로 막아 버리는 것으로서, 자살행위나 진배없다. 베이컨이나 살라미 소시지가 고구마나 사과보다 우수한 식품이라고 주장하다니, 도대체 제정신인가? 살라미 소시지나 핫도그 사진을 자세히 보고 싶은 독자들은 '건강특공대'라는 애칭으로 불리는 마이크 애덤스의 웹페이지(www.NaturalNews.com) 를 방문해 보라. 그가 포스팅 해 놓은 엄청나게 큰 소시지와 핫도그 사진을 보면, 독자들은 다시는 소시지와 핫도그에 눈을 돌리지 않게 될 것이다. 기왕 고지방 식단을 주장할 바에야, 차라리 더 맛있는 '아이스크림 식단'을 주장하는 게 낫지 않을까?

특정 식품에 알러지가 있나요?

특정 식품에 알러지가 있는 사람들은 그 식품을 멀리 하고, 그로 인하여 포기하는 영양소를 다른 대체식품으로부터 보충해야 한다. 예컨대 우유의 카세인이나 락토스에 알러지가 있는 사람은 안타깝게도 우수한 칼슘의 공급원을 포기해야 하지만, 케일, 근대, 브로콜리와 같은 채소 역시 우수한 칼슘의 공급원이므로 걱정할 필요는 없다. 사실 이 채소들은 우유나 콩보다 더 훌륭한 칼슘 공급원이라고 할 수 있다. 콩 이야기가 나온 김에 부연설명을 한다면, 필자는 콩 역시 우유에 못지 않게 문제가 많은 식품이라고 생각한다. 콩은 인체 내에서 에스트로겐과 같은 작용을 하는 데다가, 유전자조작으로 인하여 이제는 더 이상 영양가가 많은 식품이라고 부르기가 어렵게 되었기 때문이다. 칼슘이 강화된 두유(calcium-fortified soy milk) 역시 훌륭한 칼슘의 공급원이라고 말할 수는 없다. 뭐니뭐니 해도 칼슘을 섭취하는 가장 좋은 방법은 - 소가 풀을 뜯는 것과 똑같이 - 식물을 통해 칼슘을 섭취하는 것이다. 우유의 문제점에 대한 자세한 사항은 16장을 참조하라.

밀가루의 글루텐에 알러지가 있는 사람은 엽산의 공급원을 포기해야 한다. 왜냐하면 엽산이 강화된 빵과 파스타를 먹을 수 없기 때문이다. 그러나 이것 역시 걱정할 필요는 없다. 퀴노아(quinoa)라는 훌륭한 대체식품이 있기 때문이다. 퀴노아는 셀리악병 환자와 기타 글루텐에 민감한 사람들에게 안전하며, 게다가 비타민 E, 칼슘, 철분, 그리고 다른 비타민 B를 함유하고 있다. 한편 옥수수에 알러지가 있는 사람은 식이섬유, 티아민, 엽산, 판테틴의 공급원을 포기해야 하지만, 다른 채소들을 통하여 이를 보충하는 것이 가능하다.

패스트푸드로 끼니를 때우신다고요?

우리는 왁스입힌 종이나 스티로폼 용기에 담긴 식품을 패스트푸드라고 부른다. 그러나 패스트푸드를 먹는 것은 동맥이 막히고 심장질환에 걸리는 가장 '빠른(fast)' 방법이다. 패스트푸드에는 색소, 보존료, MSG 등 각종 인공물질, 그리고 고과당 옥수수시럽, 정백당, 트랜스지방, 기타 정체불명의 화학물질들이 가득 들어 있다. 영화 「슈퍼사이즈미(Super Size Me)」에는 패스트푸드로 끼니를 때우는 한 사나이가 겪는 황당한 사건이 나온다. 그는 한달 동안 하루 세끼 식사를 모두 맥도날드에서 해결한 후, 2주일이 지나자 의사로부터 심혈관 합병증의 위험이 증가하고 있다는 경고를 받는다. 그리고 그로부터 30일 후에는 체중이 18 kg이나 늘고 성욕감퇴, 조울증, 간손상에 시달리게 된다.

바쁜 현대 생활에서 어쩌다가 한 번 패스트푸드를 먹는 경우는 누구에게나 있을 수 있다. 그러나 많은 사람들이 매일 패스트푸드를 먹으며, 때로는 하루에 두 번씩이나 패스트 푸드를 먹는 사람들도 있다. 그들은 한창 성장하는 자녀들에게도 패스트푸드를 먹인다. 패스트푸드로 인하여 고갈되는 영양소는 한두 가지가 아니다. 그들은 매일 치즈버거, 감자튀김, 셰이크를 먹는 대가로, 매달 수백 달러의 금액을 건강기능식품 구입에 지출해야 한다.

패스트푸드의 맛은 사람들의 입맛을 자극하는 마력이 있다. 필자 역시 신중하지 못한 젊은 시절에는 패스트푸드를 좋아했었다. 그러나 패스트푸드는 당뇨병, 심장질환, 고혈압, 인지기능 장애, 비만, 관절염, 피로, 섬유증(fibroid), 골다공증, 췌장염, 유방암, 결장암, 전립선암 등으로 직행하는 지름길이다. 솔직히 말하면, 필자는 약사로서 이런 사람들에게 치료제를 팔아 돈만 벌면 그만이다. 그런데 뭐가 아쉬워 독자 여러분들에게 패스트푸드를 먹지 말라고 하소연을 하고 있는 것일까? 이유는 단 하나, 많은 독자들이 미천한 필자를 '미국에서 가장 존경받는 약사' 라고 불러 주기 때문이다. 독자들이며, 필자의 조언에 따라 패스트푸드에서 손을 떼기만 한다면, 그로 인한 많은 고통과 부작용에서 벗어날 수 있다. 의사가 처방해 주는 많은 약을 먹고 드럭머깅 효과에 고통을 받는 것보다, 아예 패스트푸드를 끊는 것이 훨씬 안전하고 효과적인 치료방법이다. 패스트푸드에 길들여진 입맛을 갑자기 고치는 것이 그리 간단한 일은 아니다. 그러나 과감한 결단과 행동이 필요하다. 처음의 고비만 무사히 넘기면 패스트푸드 따위는 거들떠 보지도 않게 되는 시기가 곧 찾아올 것이다.

백 보를 양보하여, 그렇게 좋아하던 프라이드 치킨을 갑자기 끊는 것은 도저히 불가능하다고 치자. 그렇다면 우선 새로운 음식에 맛을 들이는 연습부터 시작해 보자. 쇠뿔도 단김에 빼랬다고, 이번 주부터 당장 시작이다. 이번 주 메뉴는 아스파라거스로 하자. 아스파라거스를 올리브유에 살짝 튀겨 염소젖 치즈와 천연 바다소금을 곁들여 먹는 거다. 다음 주에는 양배추에 도전해 보기로 하자. 양배추 몇 조각을 썰어 샐러드에 넣고 당신만의 신선한 과카몰리(guacamole)을 만들어 보라. 고수(coriander)의 잎은 어떤가? 고수는 강력한 중금속 흡착능력이 있으므로, 당신의 몸 안에 있는 수은을 모조리 밖으로 배출해 줄 것이다. 먹는 방법은 간단하다. 샐러드에 고수잎을 약간 넣거나,

요리가 끝날 때쯤 해서 고수잎을 수프에 뿌리면 된다.

슈퍼에서 쇼핑을 할 때 건강에 좋은 식품을 고르는 지혜를 연마하는 것도 중요하다. 영양분이 풍부하고 드럭머깅 효과를 상쇄해 주는 식품을 선택하라. 당신이 가공식품이나 인스턴트 식품을 먹으면 당신의 위장관은 엉망이 되어, 아무리 좋은 비타민제를 복용하더라도 몸 안으로 흡수할 수 없는 상태가 된다. (건강한 위장관에 대한 자세한 내용은 8장을 참조하라.) 신선한 야채의 섭취량을 늘리고, 박스나 캔에 담긴 가공식품을 피하라. 다이어트(DIET)라는 단어에서 알파벳의 순서를 바꾸면 에디트(EDIT), 즉 '편집'이라는 뜻이 된다. 즉, 진정한 다이어트란 당신이 먹는 식품의 메뉴를 편집하는 것이다. 애플파이 대신 사과를, 흰쌀 대신 현미를, 감자튀김 대신 구운 감자로 메뉴를 편집하라. 이것은 결코 어려운 작업이 아니다. 당신의 메뉴를 편집하는 구체적인 방법에 대해서는 「24시 약사」를 참조하라.

자몽을 좋아하세요?

23장에서 살펴 본 바와 같이, 식품은 약물과 상호작용을 일으킬 수 있다. 자몽주스는 약물의 대사를 억제함으로써 약물의 혈중농도를 증가시키는 작용을 한다. 일부 연구자들에 의하면 석류주스도 이

자몽주스와 상호작용하는 약물

약물분류	약물 성분명	약물 상품명	상호작용 내용
부정맥 치료제	아미오다론(amiodarone)	코다론	부정맥
항우울제	부스피론(buspirone) 디아제팜(diazepam) 미다졸람(midazolam)	부스파 바리움 버세드(Versed)	진정작용, 사고력 손상, 호흡장애, 서맥
칼슘채널 차단제	암로디핀(amlodipine) 펠로디핀(felodipine) 니페디핀(nifedipine)	노바스크 플렌딜(Plendil) 프로카르디아(Procardia)	빈맥, 저혈압
	베라파밀(verapamil) 딜티아젬(diltiazem)	이솝틴 카르티아(Cartia)	상호작용 없음
발기부전 치료제	실데나필(sildenafil) 등	비아그라	두통, 안면홍조, 위장관 장애
스타틴(콜레스테롤 저하제)	아토르바스타틴(atorvastatin) 플루바스타틴(fluvastatin) 로바스타틴(lovastatin) 프라바스타틴(pravastatin) 로수바스타틴(rosuvastatin) 심바스타틴(simvastatin)	리피토, 아드비코 레스콜 메바코 프라바콜 크레스토 조코, 바이토린, 심코	근육통, 두통, 횡문근융해증
면역억제제	시클로스포린(cyclosporine) 타크롤리무스(tacrolimus)	산디문 프로그랍	간 및 신장 손상
항전간제	카바마제핀(carbamazepine)	테그레톨	진정, 호흡완서
	페니토인		상호작용 없음

(이어서)

자몽주스와 상호작용하는 약물 (이어서)

약물분류	약물 성분명	약물 상품명	상호작용 내용
항응고제	와파린(warfarin)	쿠마딘	자몽주스와는 상호작용하지 않지만, 크랜베리 주스와 상호작용하여 INR이 상승할 수 있음
기관지확장제	테오필린 (theophylline)	테오듀어, 테오-24	자몽주스와는 상호작용하지 않지만, 커피와는 상호작용함
여성호르몬제	피임약, 호르몬 대체요법제		에스트로겐으로 인한 부작용이 증가함

와 비슷한 작용을 하지만, 자몽주스보다는 그 정도가 미약한 편이라고 한다. (탠저린(tangerine)을 비롯한 일부 오렌지도 마찬가지 작용을 한다는 보고가 나와 있다.) 따라서 의사의 처방을 받아 약물을 복용하는 환자들은 이러한 음료들을 일절 입에 대지 않는 것이 좋다. 물론 가장 조심해야 할 것은 자몽주스다.

한 가지 더 주의할 점은, '자몽주스를 마시는 시간대(아침, 점심, 저녁)' 나 '약물복용 시간과의 간격' 을 조정해도 자몽주스의 부작용을 회피할 수 없다는 점이다. 왜냐하면 자몽주스는 약물과 직접 상호작용하는 것이 아니라 간의 특정 대사과정을 변화시켜 우회적으로 약물의 혈중농도를 증가시키기 때문이다. 자몽주스의 위력은 - 개인의 간기능에 따라 차이는 있지만 - 최대 24시간 동안 지속될 수 있다. 따라서 자몽주스를 마신 이후에 복용하는 약물 중 특정 대사과정과 관련된 약물은 대사되지 않고 혈중에 잔류하여 축적된다. 자몽주스와 상호작용하는 약물 중 대표적인 것들은 첨부된 표에 요약되어 있다.

| 25 |

밥과 함께 먹는 약, 공복에 먹는 약

식사와 함께 복용하는 약물

- 알로푸리놀(allopurinol) : 자일로프림(Zyloprim)

- 항생제 및 항진균제

  아목시실린 & 클라불란산: 오구멘틴

  에리스로마이신(erythromycin): E.E.S.

  아지스로마이신(azithromycin): 지팩스(Z-Paks)

  메트로니다졸(metronidazole): 플라질(Flagyl)

  니트로푸란토인(nitrofurantoin): 매크로비드(Macrobid)

  미노사이클린(minocycline): 미노씬

바이브라마이신(vibramycin): 바이브라탭스(Vibra-Tabs)

설파살라진(sulfasalazine)

이트라코나졸(itraconazole): 스포라녹스

그리세오풀빈(grieseofulvin)

- 항전간제

 가바펜틴(gabapentin): 뉴론틴

 페노바르비탈(phenobarbital)

 페니토인(phenytoin): 딜란틴(Dilantin)

 프레가발린(pregabalin): 리리카(Lyrica)

 발프로산(valproic acid): 데파코트(Depakote), 데파킨(Depakene)

- 소염제 또는 NSAIDs

 디클로페낙(diclofenac): 볼타렌(Voltaren)

 히드록시클로로퀸(hydroxychloroquin): 플라퀘닐(Plaquenil)

 이부프로펜(ibuprofen): 모트린(Motrin), 아드빌(Advil)

 인도메타신(indomethacin): 인도신(Indocin)

 나프록센(naproxen): 알리브(Aleve), 아나프록스, 나프로신(Naprosyn)

- 카르베딜롤(carvedilol): 코레그(Coreg)

- 당뇨병 치료제

  글리벤클라미드(glibenclamide): 다오닐

  글리피지드(glipizide): 글루코트롤(Glucotrol)

  글리부리드(glyburide): 다이아베타(Diabeta),

  마이크로네이스(Micronase)

  메트포르민(metformin): 글루코파지, 글루코반스

- 디곡신(digoxin): 라녹신(Lanoxin)

- 철분 보충제

- 이소트레니노인(isotretinoin): 아큐탄(Accutane)

- 리튬(lithium): 에스칼리스(Eskalith)

- 메벤다졸(mebendazole): 버목스(Vermox)

- 메게스트롤(megestrol): 메게이스

- 날트렉손(naltrexone)
- 펜톡시필린(pentoxifylline): 트렌탈
- 칼륨 보충제
- 리트로나비어(ritronavir): 노르비어(Norvir)
- 스테로이드

  프레드니손(prednisone)

  프레드니솔론(prednisolone)

  히드로코르티손(hydrocortisone): 코르테프(Cortef)
- 타목시펜(tamoxifen): 놀바덱스(Nolvadex)
- 테오필린(theophylline): 유니필, 테오-24, 테오듀어
- 트라조돈(trazodone): 데시렐(Desyrel)
- 아연 보충제

공복에 복용하는 약물

- 알러지 치료제(항히스타민제)

- 갑상선 호르몬제

- 일부 항생제

  테트라사이클린(tetracycline): 수마이신(Sumycin)

  퀴놀론계 항생제 : 시프로(Cipro), 레바퀸(Levaquin), 플록신(Floxin)

  리팜핀(rifampin): 리파딘(Rifadin)

- 위산분비 억제제(식사하기 15 - 30분 전에 복용)

  라니티딘(ranitidine): 잔탁

  시메티딘(cimetidine): 타가메트

  니자티딘(nizatidine): 액시드(Axid)

  파모티딘(famotidine): 펩시드(Pepcid)

  오메프라졸(omeprazole): 프릴로섹(Prilosec)

  에소메프라졸(esomeprazole): 넥시움(Nexium)

  판토프라졸(pantoprazole): 프로토닉스(Protonix)

  라베프라졸(rabeprazole): 아시펙스(Aciphex)

- 아미오다론(amiodarone): 코다론

- 비사코딜(bisacodyl): 둘코락스

- 골다공증 치료제

  리세드로네이트(risedronate): 악토넬

  알렌드로네이트(alendronate): 포사맥스

  이반드로네이트(ibandronate): 보니바(Boniva)

  에티드로네이트(etidronate): 디드로넬(Didronel)

- 캅토프릴(captopril): 카포텐(Capoten)

- 펠로디핀(felodipine): 플렌딜(Plendil)

- 인디나비어(indinavir): 크릭시반(Crixivan)

- 메토트렉세이트(methotrexate): 류마트렉스(Rheumatrex)

- 미소프로스톨(misoprostol): 싸이토텍

- 모엑시프릴(moexipril): 유니바스크

- 페니실라민(penicillamine)

- 수크랄페이트(sucralfate): 카라페이트(Carafate)

- 자피르루카스트(zafirlukast): 아콜레이트

- 잘시타빈(zalcitabin): 히비드(Hivid)

| 26 |

요주의 드럭머거 목록

드럭머거에게 영양소를 빼앗기지 않도록,
철통같은 보안시스템을 수립하라!

드럭머거(성분명)	고갈되는 영양소	나타나는 증상
항생제	비타민 B군 유익한 장내세균	심장질환, 호모시스테인 상승, 피로, 칸디다 감염, 과민성대장증후군, 암발생 위험 증가
페니토인	비타민 B군(특히 엽산, 비오틴), 비타민 D, 칼슘, 비타민 K	빈혈, 피로, 기억력 상실, 우울증, 호모시스테인 상승, 심장질환, 자궁경부 이형성(cervical dysplasia), 암발생 위험 증가
프리미돈	엽산, 비오틴	빈혈, 호모시스테인 상승, 심장질환, 탈모, 손발톱 약화, 우울증, 피부 트러블, 피부염
메트포르민	CoQ10, 비타민 B12, 엽산	심장질환, 호모시스테인 상승, 감염증, 피로, 빈혈, 부정맥, 기억력 상실, 근육경련, 암발생 위험 증가

(이어서)

요주의 드럭머거 목록

드럭머거(성분명)	고갈되는 영양소	나타나는 증상
글리부리드	CoQ10	피로, 무기력, 근육경련, 기억력 상실, 감염증, 간 손상, 심장질환, 암발생 위험 증가
스테로이드 (prednisone)	칼슘, 비타민 D, 비타민 C, 엽산, 칼륨, 기타 대부분의 미네랄	감염증, 골다공증, 청력상실, 심장질환, 피로, 당뇨병, 상처 치유 지연, 우울증, 민감성, 무기력, 기형아 출생, 빈혈, 성욕 감퇴, 미각 및 후각 감퇴, 저칼륨혈증
아스피린	비타민 C, 칼슘, 철분, 엽산, 판테틴	피로, 우울증, 골다공증, 손발톱 약화, 탈모, 부종, 콜레스테롤 상승, 호모시스테인 상승, 심장질환, 고혈압
인도메타신	엽산, 철분	심장질환, 호모시스테인 상승, 빈혈, 피부염, 무기력, 자궁경부 이형성, 우울증, 피로
NSADIs 이부프로펜, 나프록센, 케토프로펜, 멜록시캄	엽산	심장질환, 호모시스테인 상승, 자궁경부 이형성, 기형아 출산, 우울증, 암발생 위험 증가
HIV감염 치료제 (항바이러스제)	구리, 아연, 철분	피로, 빈혈, 간기능 이상, 심장질환, 혈당관리 이상, 미각 및 후각 상실
알부테롤	칼륨	부정맥 또는 빈맥, 골손실(bone loss), 정신혼돈, 근육약화, 갈증, 다리경련
푸로세미드	비타민 B군, 아연, 칼슘, 마그네슘, 칼륨	골다공증, 심장질환, 상처치유 지연, 감염증, 부정맥, 천식, 다리경련, 우울증, 기억력 상실
ACE 저해제 캅토프릴, 에날라프릴, 리시노프릴, 퀴나프릴, 라미프릴, 트란도프릴, 포시노프릴	아연, 기타 미네랄	성욕감퇴, 감염증, 전립선기능 저하, 미각 및 후각 상실, 탈모, 상처치유 지연, 감염증에 자주 걸림, 암발생 위험 증가

(이어서)

요주의 드럭머거 목록

드럭머거(성분명)	고갈되는 영양소	나타나는 증상
디곡신	티아민, 인, 마그네슘, 칼슘	기억상실, 근육약화, 발목 부종, 우울증, 민감성, 천식, 충치, 부정맥
칼슘채널 차단제 니페디핀, 펠로디핀, 베라파밀, 딜티아젬, 암로디핀	칼륨, CoQ10(추측)	부정맥 또는 빈맥, 골손실, 정신혼돈, 근육약화, 갈증, 다리 경련
베타차단제 아테놀올, 메토프롤롤, 티몰롤, 나돌롤, 소탈롤	CoQ10, 멜라토닌	심장질환, 부정맥, 기억력상실, 근육경련, 불면증, 수면장애, 암발생 위험 증가
스타틴 제제 아토르바스타틴, 로바스타틴, 프라바스타틴 등	CoQ10	피로, 무기력, 근육경련, 기억력상실, 숨가쁨, 감염증에 자주 걸림, 간손상, 심장질환, 암발생 위험 증가
피브레이트 제제 페노피브레이트, 에제티미브, 겜피브로질, 클로피브레이트	아연과 기타 미네랄, 비타민 B12	심징질환, 호모시스테인 상승, 피로, 칸디다 감염, 과민성대장증후군, 감염증, 탈모, 근육통, 무기력, 경련, 불면증, 시각장애, 암발생 위험 증가
경구피임약, 호르몬대체요법제, 결합형 에스트로겐	비타민 B군, 유익한 장내 세균, 마그네슘, 셀레늄, 티로신, 테스토스테론, 아연	심장질환, 피로, 칸디다 감염, 뇌졸중 발병위험 증가, 과민성대장증후군, 우울증, 불면증, 면역력 약화, 기억력 상실, 민감성, 신경통, 갑상선기능 저하증, 유방암 및 기타 암 발생위험 증가
광유	비타민 A, D, E, K, 베타카로틴, 칼슘, 마그네슘	심장질환, 호모시스테인 상승, 피로, 칸디다 감염, 과민성대장증후군, 시력저하, 고혈압, 암발생 위험 증가
MAO 저해제(MAOI) 셀레길린, 페넬진, 이소카르복사지드	비타민 B6	심장질환, 신경통, 우울증, 구내염, 피로, 월경전증후군(PMS), 불면증, 피부염

(이어서)

요주의 드럭머거 목록

드럭머거(성분명)	고갈되는 영양소	나타나는 증상
갑상선 호르몬제 레보티록신, 아머티로이드(갑상선 건조분말)	철분	빈혈, 무기력, 손발톱 약화, 민감성, 피로
위산분비 억제제 모든 수소펌프저해제와 H2	거의 모든 영양소	심장질환, 호모시스테인 상승, 피로, 칸디다 감염, 과민성대장증후군, 시력저하, 고혈압, 암 발생 위험 증가
메토트렉세이트	엽산	자궁경부 이형성, 피로, 우울증, 심장질환, 신경통, 암발생 위험 증가
정신병 치료제 클로르프로마진, 할로페리돌, 치오리다진, 플루페나진	CoQ10, 비타민 B12, 리보플라빈, 멜라토닌	심장질환, 호모시스테인 상승, 피로, 두통, 불면증, 신경통, 근육통, 무감각, 정신혼돈, 기억력 상실, 칸디다 감염
비사코딜	칼륨	부정맥 또는 빈맥, 골손실, 정신혼돈, 근육약화, 갈증, 다리 경련
리튬	이노시톨	빈뇨(frequent urination), 갈증, 습진, 변비, 시각장애, 콜레스테롤 상승, 심장질환
거의 모든 혈압약 (클로니딘, 메틸도파 포함)	CoQ10	피로, 무기력, 근육 및 다리 경련, 기억력 상실, 감염증, 간손상, 심근경색 위험 증가, 암발생 위험 증가
진정제 알프라졸람, 클로나제팜, 디아제팜	멜라토닌	수면장애, 불면증, 사고력 장애, 정신병, 호르몬 불균형, 우울증, 암발생 위험 증가

| 27 |

우수 건강기능식품 제조업체 목록

약국이나 건강기능식품점에 가면 온갖 건강기능식품들이 진열대를 가득 메우고 있지만, 적절한 설비와 인력을 갖추고 제대로 된 건강기능식품을 생산하는 업체의 수는 의외로 많지 않다. 따라서 건강기능식품에 대한 전문지식을 갖지 않은 일반인들이 고품질의 건강식품을 구별해 내기란 여간 힘든 일이 아니다. 필자는 독자들의 수고를 덜어 드리기 위해, 열심히 발품을 팔아 믿을 만한 건강기능식품 제조업체의 목록을 작성해 보았다. 각 업체의 이름 밑에는 그 업체의 간단한 소개와 더불어, 그 회사가 자랑하는 간판 제품들을 소개해 놓았다.

아래의 업체들은 다양한 제품구색을 갖추고 있기 때문에, 독자들이 필요로 하는 영양소를 거의 모두 제공할 수 있을 것이다. 부지런한 독자들은 업체들의 홈페이지를 방문하거나, 업체의 담당자에게 직접 전화해 보아도 좋다. 이 회사들의 제품은 대부분 가까운 약국이나 건강기능식품점에서 구입할 수 있지만, 의사를 통해 주문해야만 구입이 가능한 것도 있다. 식료품점이나 홀푸즈(Whole Foods), 와일드오츠(Wild Oats), 마더어스(Mother Earth), 비타민숍(Vitamin Shoppe) 등의 자연건강식품 매장에서 만날 수 있는 제품들도 있다. 대부분의 업체들은 채식주의자용 캡슐을 채택하고 있으며, 글루텐, 유제품, 이스트 등을 함유하지 않은 제품들을 생산하고 있다. 최선을 다했지만 혹시 미심쩍은 부분이 있다면 따끔하게 지적해 주기 바란다.

더글러스 랩스(Douglas Labs)

www.douglaslabs.com 1-800-245-4440

더글러스랩스는 50년의 역사를 지닌 세계 톱클래스의 건강기능식품 회사로서, 자체 브랜드는 물론 수백 개 협력사의 제품들을 독점 판매하고 있다. 이 회사의 제품들은 신선한 천연원료를 사용하고 엄격한 품질관리 기준을 적용하여 생산되었으며, 모두 ISO 9001 인증을 받았다. 필자는 10장에서 이 회사의 제품인 리보플라빈 5인산(R5P: Rivoflavin 5 Phosphate)을 소개한 바 있다.

에코뉴제닉스(EcoNugenics)

www.econugenics.com 1-800-308-5518

에코뉴제닉스사의 홈페이지에는 순수하면서도 독특한 제품들이 많이 소개되어 있다. 이 회사는 까다로운 품질기준을 적용하기로 유명한데, 유명한 아이삭 엘리아즈(Isaac Eliaz) 박사가 제품개발을 책임지고 있어서 믿음이 간다. 엘리아즈 박사는 과일껍질에서 모든 암을 치료할 수 있는 항암성분을 추출해 냈다. 이 성분의 이름은 펙타솔 C(PectaSol C)인데, 많은 연구를 통해 전립선암, 유방암, 결장암에 효과가 있는 것으로 판명되었다. 펙타솔 C는 흡수성이 좋은 수용성 식이섬유인데, 종양에 달라붙어 그것을 파괴하는 것으로 알려져 있다. (펙타솔 C에 대한 자세한 내용은 5장을 참조하라.)

에코뉴제닉스사는 여섯 가지의 강력한 약용 버섯이 포함된 마이코파이토 콤플렉스(MycoPhyto Complex)라는 제품도 생산하는데, 이 제품에 포함된 버섯들은 면역력을 강화하는 생약과 유기농 현미를 이용하여 재배되었다고 한다. 마이코파이토 콤플렉스는 환자의 상태를 감안하여 자동으로 면역력을 조절해 준다고 한다. 예컨대 자가면역질환(예: 류마티스 관절염, 루프스, 다발성 경화, 쇼그렌증후군) 환자의 경우에는 면역력을 억제하고, 면역력이 저하되어 있는 환자의 경우에는 면역력을 증강시켜 준다는 것이다.

에코뉴제닉스사가 자랑하는 세 번째 제품은 파드마 베이직(Padma Basic)이다. 이 제품은 티벳인들이 사용하는 약초들을 혼합한 것인데, 외국에서는 약물로 판매되지만 미국에서는 건강기능식품으로 판매된다. 과학자들에 의하면 파드마는 다발성경화와 동맥경화에 효과가 있으며, 염증을 감소시키고 치아를 보호해 준다고 한다. 필자의 홈페이지를 방문하면 파드마의 면역강화 효과에 대한 해설 동영상을 시청할 수 있다.

엔지매틱 테라피(Enzymatic Therapy)

www.enzy.com 1-800-783-2286

엔지매틱테라피사는 250여 개의 제품을 생산하는 건강기능식품업계의 선두주자로서, 정기적으로 소비자들을 초청하여 자사의 생산공정을 시찰하게 하는 등 세심한 부분에까지 신경을 쓰고 있다. 그린베이(Green Bay) 지역에 위치한 이 회사는 다른 업체들과 달리 소비자들에게 세균검사 결과를 보내 주는 등 품질관리에 많은 신경을 쓰고 있으며, 거의 모든 건강기능식품점에 입점하고 있어 지명도가 높다. 따라서 필자는 기회가 있을 때마다 엔지매틱 테라피사의 제품들을 많이 소개하고 있다.

이 회사는 20장에서 소개한 바 있는 '오가피가 배합된 에너자이징 아이언(Energizing Iron with Eleuthero)'을 생산하고 있다. 이 제품은 인체의 철분, 비타민 B12, 미량미네랄 수요를 동시에 충족시킨다는 장점을 갖고 있다. 제품에 들어간 철분의 원료는 아르헨티나에서 사육된 소의 간인데, 이 소는 사육 과정에서 화학약품, 살충제, 항생제 등을 전혀 사용하지 않은 것이 특징이다. 필자는 4장에서 이 회사의 CoQ10 제품을 소개한 바 있으며, 11장에서는 헥사니아신 플러시프리(HexaNiacin Flush Free)와 HDL 부스터(HDL Booster)라는 혁신적인 제품들을 소개한 바 있다. 이 회사는 생약과 비타민을 효과적으로 배합하여 두 가지 원료의 장점을 최대한으로 누릴 수 있게 해 준다.

엔지메디카(Enzymedica)

www.enzymedica.com 1-888-918-1118

엔지메디카사는 음식물을 소화시키는 다양한 효소들을 소비자들에게 제공해 준다. 필자의 칼럼에는 이 회사의 제품들이 많이 소개되고 있는데, 이는 식물을 기반으로 하는 이 회사의 제품이 필자의 마음에 쏙 들기 때문이다. 이 회사의 효소제품 중에서 모든 사람들이 부담없이 섭취할 수 있는 가장 기본적인 제품은 다이제스트(Digest)이다. 글루텐불내성(gluten intolerance), 즉 셀리악병을 앓고 있어 특정 식품에 부담을 느끼는 독자들은 글루텐이즈(Gluten Ease)를 선택하면 된다. 이 제품은 당신이 섭취한 음식물로부터 글루텐을 제거해 준다. 이 회사의 또 다른 간판제품은 나토케이(nattokinase)라는 혈전용해효소인데, 이것은 혈전을 파괴하여 뇌졸중을 예방해 주는 역할을 한다. 알러지가 있는 독자들은 뮤코스탑(Muco-Stop)을 선택해 보라. 히스타민으로 인한 고통을 말끔히 해결해 줄 것이다.

필자는 엔지메디카사의 사장인 톰 보헤이저(Tom Bohager) 씨를 만난 적이 있는데, 매우 이해심이 많고 총명한 사람이라는 인상을 받았다. 보헤이저 씨는 「전문가가 알고 있는 효소(Enzyme: What the Experts Know)」라는 책을 쓰기도 했는데, 필자의 생각에 모든 의사들은 이 책을 읽어 보고, 환자를 보다 잘 치료하는 방법을 배워야 할 것 같다. 이 책은 교육수준이 높은 소비자들도 읽어야 할 책이라고 생각한다. 왜냐하면 우리는 나이가 들어감에 따라 효소의 양이 줄어준다는 사실을 잘 깨닫지 못하기 때문이다.

아이뉴트리셔널스(iNutritionals)

www.inutritionals.com 1-800-530-1982

아이뉴트리셔널스사의 제품라인은 신경과학계의 이단아인 데이비드 펄머터(David Perlmutter) 박사가 설계했다. 그는 능력있는 신경과학자로 세계적으로도 이름이 높은 인물이며, 「머리를 좋게 하는 책(The Better Brain Book)」과 「똑똑한 아이는 유치원에서 키운다(A Smarter Child by Kindergarten)」라는 책을 쓰기도 했다. 그는 기억력을 증진시키고 뇌기능을 향상시키는 브레인 서스테인(Brain Sustain)이라는 제품을 개발해 냈다.

브레인 서스테인에는 알파리포산(α-lipoic acid), 은행잎, 포스패티딜세린(phosphadylserine), 칼슘, 일부 비타민 B군, CoQ10, 니아신, NAC(N-acetylcysteine) 등 다양한 뇌기능 강화성분들이 모두 들어 있다. 이 성분들은 시너지 작용을 통하여 당신의 뇌세포를 독성 자유라디칼로부터 보호해 주는 역할을 한다고 한다. 또한 뇌세포 하나하나에 산소를 원활히 공급하여 에너지 생성을 증가시킴으로써, 기억력과 기분(mood)을 향상시키는 데 탁월한 효능을 발휘한다고 한다. 브레인 서스테인은 분말 형태로 출시되어 있는데, 하루에 한 숟갈씩 주스나 물에 타서 마시면 된다. 필자는 이 제품을 알츠하이머병, 파킨슨병, 다발성경화, 루게릭병(ALS), 기억력 상실 등의 신경퇴행성질환을 예방하고 싶은 독자들에게 추천한다. 집중력이 부족한 어린이들을 위한 어린이용 버전도 나와 있다.

와쿠나가(Wakunaga, ワクナガ)

www.kyolic.com 1-800-421-2998

와쿠나가사는 당뇨병, 심장질환, 콜레스테롤, 염증, 소화불량 등에 효과가 있는 키올릭 숙성마늘(Kyolic aged garlic)이라는 환상적인 브랜드를 생산하고 있다. 숙성마늘은 감염성 질환을 예방하고, 혈액순환 개선, 콜레스테롤 저하 등을 통해 심혈관질환을 예방 · 치료하는 것으로 입증된 생약이다. 마늘의 효능을 좌우하는 것은 활성화 여부인데, 와쿠나가사는 표준화된 활성마늘을 사용하여 제품을 만들고 있다. 또한 이 회사는 마늘의 독특한 냄새를 없앤 무취마늘(odorless garlic)을 개발하는 데 성공했다.

필자는 와쿠나가사의 많은 제품들을 좋아하는데, 그중에는 키오도필루스(Kyo-Dophilus)라는 생균제제가 포함되어 있다. 키오 도필루스는 츄어블정이어서 어린이들도 사용할 수 있다. (생균제제의 유용성이 대해서는 8장을 참조하라.) 와쿠나가사의 '키올릭 포뮬라 101(Kyolic Formula 101)'은 숙성마늘, 유청단백질(글루타티온의 원료), 맥주효모(비타민 B의 원료)에 켈프(요오드의 원료)를 배합한 제품이다. 와쿠나가의 키올릭 제품은 대부분의 건강기능식품점에서 판매된다.

필자는 11장에서 이 회사의 키오크롬(Kyo-Chrome)이라는 제품을 소개한 바 있다.

리빙퓨얼(Living Fuel)

www.livingfuel.com 1-866-580-3855

리빙퓨얼사의 제품은 품질이 우수할 뿐 아니라, 맛이 좋다는 특징이 있다. 필자는 한 건강박람회의 부스에서 리빙퓨얼사의 제품개발 책임자를 만나 제품 샘플을 얻었다. 필자가 만난 사람은 K.C. 크레이치(K.C. Craichy) 씨로서, 「평생 동안 활력을 유지하는 일곱 가지 비법(Super Health: 7 Golden Keys to Unlock Lifelong Vitality)」의 저자이다. 크레이치 씨를 만나 보면 그가 자신의 이론을 실천하는 사람이라는 것을 대번에 알 수 있다. 그의 용모와 행동에서는 건강과 활력이 넘쳐 보인다. 대부분의 슈퍼푸드와 건강기능식품들은 - 영양분은 어떤지 몰라도 - 맛이 별로인 경우가 많다. 그러나 리빙퓨얼사의 제품은 다르다. 게다가 리빙퓨얼사는 유기농 원료만을 사용하며 GMO를 전혀 사용하지 않는다.

리빙퓨얼사의 제품 중에는 코코치아(CoCo Chia)라는 맛있는 초콜릿바가 있다. 코코치아의 원료는 치아씨(chia seed)인데, 치아는 오메가-3 지방산이 풍부한 건강식품으로 알려져 있다. 코코치아는 너무 맛이 좋아, 필자는 주문한 제품이 배달될 때마다 남편이 보지 못하는 곳에 숨겨 둬야 할 정도다. 두 번째로 소개할 리빙퓨얼사의 제품은 슈퍼커피(SuperCoffee)다. 슈퍼커피는 항산화제 성분이 풍부하게 함유된 커피 농축액으로서, 동봉된 스포이드를 이용하여 뜨거운 물에 타서 마시도록 되어 있다. 필자는 슈퍼커피의 신선한 맛에 반하여 여행할 때마다 늘 휴대하고 다닌다. 마지막으로 소개할 제품은 이미 6장에서 언급한 바 있는 슈퍼이센셜즈(SuperEssentials)다. 이 제품은 비타민 A, D의 훌륭한 보급원인데, 필자가 이 제품을 특별히 선호하는 이유는 비타민 E, 오메가-3 지방산, 그리고 뛰어난 항산화제인 아스타잔틴이 함께 포함되어 있기 때문이다.

네이처메이드(Nature Made)

www.naturemade.com 1-800-276-2878

네이처메이드사는 알엑스 이센셜즈(Rx Essentials) 시리즈라는 독특한 제품군(群)을 생산하는 업체다. 알엑스 이센셜즈 시리즈는 약물남용으로 인한 드럭머깅 효과를 상쇄하기 위해 개발된 전문제품군으로서, 인간의 건강에 필요한 모든 영양소들을 망라하고 있다. 위산분비 억제제, 스타틴 제제, 관절염 치료제, 항우울제, 당뇨병 치료제 등을 복용하여 특정 영양소가 고갈된 독자들은 그에 해당하는 제품을 구매하여 복용하면 된다. 대부분의 약국과 건강기능식품점에서 판매된다.

메타볼릭 메인티넌스(Metabolic Maintenance)

www.metabolicmaintenance.com 1-800-772-7873

메타볼릭 메인티넌스사는 모든 종류의 비타민과 생약제품을 채식주의자용 캡슐의 형태로 생산하는 업체인데, 특히 이 회사에서 생산되는 비타민의 대부분은 활성형인 것으로 유명하다. 이 회사를 대표하는 제품중의 하나로는 시눌린 PF(Cinnulin PF)가 있는데, 이것은 계피 추출물로서 당뇨병 환자에게 도움이 된다고 한다. 또 다른 대표적인 제품으로는 필자가 일전에 「24시 약사」에서 소개했던 DIM 복합체(Diindolymethane Complex)가 있는데, 이것은 에스트로겐의 대사를 개선하여 유방암이나 자궁경부암을 억제하는 것으로 알려져 있다. 그밖에 12장에서 소개했던 비타민 B6(P5P)와 14장에서 소개했던 비타민 B 복합체(Phosphorylated B Complex)도 추천할 만하다. 비타민 B 한두 가지가 결핍된 독자들에게는 이 회사의 비타민 B 복합체를 권하고 싶다.

노르딕 내추럴스(Nordic Naturals)

www.nordicnaturals.com 1-800-662-2544

노르딕내추럴스사는 고품질의 어유(fish oil)를 전문으로 생산하는 업체로, 제대로 된 어유와 대구간유(cod liver oil)를 갈망하던 한 노르웨이 이민자에 의해 설립되었다. 그는 노르웨이에 살던 시절 고품질의 어유에 너무 익숙해져 있었기 때문에, 미국에 이민오는 순간부터 고민에 빠지게 되었다. 미국에는 노르웨이처럼 제대로 된 어유를 만드는 회사가 없었기 때문이다. 그는 장고를 거듭한 끝에 아예 어유회사를 설립하여 자신의 손으로 직접 어유를 생산하기에 이르렀다. 어유는 우리 몸에 필요한 필수지방산의 중요한 공급원이다. 필수지방산은 약품 복용에 의해 고갈되지 않기 때문에 이 책의 한 장(章)으로 포함되지 않았지만, 인체는 필수지방산을 생산하지 않기 때문에 우리는 식품이나 그밖의 방법을 통해 필수지방산을 섭취해야 한다. 필수지방산은 세포막의 원활한 기능을 위해 필요하며, 뇌기능을 향상시키고 기분을 향상시켜 준다.

어유는 강력한 항염작용을 하며, 관절염에 대해 일부 약품보다 더 좋은 효과를 발휘하는 것으로 알려져 있다. (노르딕내추럴스사의 홈페이지를 방문하면, 어유의 효능에 대한 다양한 임상실험 결과를 찾아 볼 수 있다.) 노르딕내추럴스사의 제품은 대부분의 건강기능식품점이나 온라인을 통해 구입할 수 있다. 회사의 홈페이지에서 "나에게 적당한 제품은?" 이라는 항목을 클릭하면, 당신의 나이와 성별, 그밖의 특별한 요구사항에 맞추어 제품을 선택해 준다. 필자는 3장, 4장, 6장, 12장에서 노르딕내추럴스사의 제품들을 소개한 바 있다.

뉴트렉스 하와이(Nutrex Hawaii)

www.nutrex-hawaii.com 1-800-453-1187

뉴트렉스하와이사는 아스타잔틴(astaxanthin)을 생산하는 업체로, 하와이에 본사를 두고 있다. 아스타잔틴은 해양조류(marine algae)에서 유래하기 때문에 붉은 색깔을 띠지만, 사실은 플라밍고와 바닷가재의 색깔이 붉은 것도 다 아스타잔틴 때문이다. 필자의 뉴스레터를 받아보고 있거나 필자의 신문칼럼을 읽는 독자들은 필자가 아스타잔틴의 광팬이라는 사실을 잘 알고 있을 것이다. 아스타잔틴은 강력한 항산화제로, 비타민 E와 C를 합친 것보다도 항산화력이 우수하다. 아스타잔틴은 시력저하, 관절염, 고혈당, 동맥경화 등에 효과가 좋다. 뉴트렉스하와이사는 드럭머거 독자들에게 자사의 모든 제품을 25 % 할인된 가격으로 판매하겠다고 약속했다. 구입 의사가 있는 독자들은 쿠폰코드 24번을 이용하기 바란다.

뉴트렉스하와이사는 아스타잔틴뿐만 아니라 스피룰리나가 포함된 슈퍼푸드도 생산하고 있다. 스피룰리나는 바다에서 나는 녹조류로, 많은 영양소(특히, 중요한 미네랄)들을 듬뿍 함유하고 있다. 베타카로틴, 철분, 칼슘을 고갈시키는 드럭머거를 복용하는 독자들이라면 다음과 같은 사실을 명심하기 바란다: "스피룰리나에 들어 있는 베타카로틴은 당근의 3.9배, 철분은 시금치의 2.3배, 칼슘은 우유의 3배이다. 한 마디로, 스피룰리나는 단순한 해양생물이 아니라 인간의 건강을 지켜 주는 슈퍼푸드다." 필자는 16장, 20장에서 스피룰리나를 추천한 바 있다. 그러나 아스타잔틴과 스피룰리나는 드럭머거를 복용하는 사람들에게만 필요한 것은 아니다. 필자는 드럭머거를 복용하지 않는 독자들에게도 건강유지를 위해 아스타잔틴과 스피룰리나를 섭취하도록 권하고 싶다.

퓨어 인캡슐레이션즈(Pure Encapsulations)

www.purecaps.com 1-800-753-2277

퓨어인캡슐레이션즈사는 정식 자격증을 보유한 헬스케어제공자들에게만 제품을 공급하므로, 안타깝게도 일반 건강기능식품점에서는 이 회사의 제품을 찾아 볼 수가 없다. 따라서 이 회사의 제품을 구입하려면 의사, 약사, 카이로프랙터, 간호사, 침술사 등을 경유하여 팩스 또는 온라인으로 주문서를 보내야 한다. 이 회사는 매우 까다로운 품질기준을 적용하기 때문에 전세계적으로 인지도가 높다. 필자는 3장에서 이 회사의 베타카로틴 제품을 추천한 바 있다.

터틀마운틴(Turtle Mountain)

www.sodeliciousdairyfree.com 1-866-388-7853

건강에 이로우며 맛까지 괜찮은 디저트 거리를 찾는 것은 매우 어려운 일이다. 터틀마운틴사는 소딜리셔스(So Delicious Dairy Free)라는 브랜드를 생산하는 업체로, 이 브랜드는 알러지원(allergens), 특히 유제품이 포함되지 않은 다양한 제품들로 구성되어 있다. 필자는 8장, 16장에서 이 회사가 만든 코코넛밀크 요구르트를 추천한 적이 있다. 필자가 이 제품을 추천한 이유는 생균(유산균)과 칼슘이 풍부하게 들어 있는 데다가, 유제품과 콩이 포함되어 있지 않고 맛이 담백하기 때문이다. 퓨얼리 데커던트(Purely Decadent)라는 이름의 아이스크림은 이 회사가 코코넛밀크를 이용하여 만든 것으로, 유제품과 콩이 들어가지 않았을 뿐 아니라 천연 용설란시럽을 감미료로 사용했기 때문에 당뇨병 환자도 먹을 수 있다. 집에 어린이를 둔 독자들에게는 퍼지(fudge)맛 또는 과일맛의 키즈팝(Kidz Pop)을 권한다. 이 제품에는 (일반적으로 식품 알러지를 일으키는 것으로 알려진) 여덟 가지의 알러지원이 들어 있지 않다.

솔라레이(Solaray)

www.solaray.com 1-800-227-6063

솔라레이사는 비타민 B군, 미네랄, 항산화제, 기타 전문제품을 생산하며, 이 회사의 제품은 대부분의 건강기능식품점에서 구입할 수 있다. 이 책에서 소개된 솔라레이사의 제품은 비타민 B1(9장), 엽산 800 mcg(14장), 구연산칼슘(16장)이다.

솔가(Solgar)

www.solgar.com 1-877-765-4274

솔가사의 제품은 대부분의 건강기능식품점에서 구입할 수 있는데, 짙은 호박색 유리병에 담겨 있는 것이 특징이다. 이 회사는 방대한 제품라인을 보유한 것으로 유명하며, 거의 모든 건강기능식품을 생산하고 있다고 해도 과언이 아니다. 이 회사 제품의 가장 큰 장점은 '어느 곳에서나' '적당한 가격으로' 구입이 가능하다는 것이다.

스펙트라셀 랩(SpectraCell Lab)

www.spectracell.com 1-800-227-5227

스펙트라셀랩은 병원이나 건강검진업체에서 사용되는 혈액검사 키트를 만드는 회사이다. 기존의 혈액검사 방법은 일정 시점의 영양소 수준만을 분석함으로써 오류를 범할 가능성이 높은 데 반하여, 이 검사키트는 림프구 내의 특정 영양소를 측정하여 지난 4~ 6개월 동안의 세포기능 변화를 분석해 준다. 스펙트라셀 검사키트는 각종 비타민과 미네랄은 물론 중요한 지방산의 농도까지도 측정한다. 필자가 이 회사의 제품을 선호하는 이유는, 특정 영양소의 결핍상태를 정확히 알려 줌으로써 드럭머깅 효과의 존재 여부를 판단할 수 있게 해 주기 때문이다.

스펙트라셀 검사키트의 성능은 정말 놀랍다. 필자는 처음에는 이 검사키트의 성능을 반신반의 했으나 실제로 테스트해 본 후 생각이 달라졌다. 스펙트라셀 검사키트는 내 남편이 나를 위해 만들어 주는 헤이즐넛 라테(hazelnut latte)의 드럭머깅 효과를 정확하게 짚어냈기 때문이다.

일반적인 혈액검사로는 드럭머깅 효과를 알아낼 수 없다. 그러므로 매년 정기 건강검진 때 혈액검사를 하는 것이 전부인 독자들은 스펙트라셀 검사키트로 자신의 영양소 결핍상태를 체크해 보기 바란다. 이 회사는 검사의 목적에 따라 몇 가지 종류의 맞춤식 검사키트를 출시하고 있는데, FIA 5000 키트의 경우 비타민 D, 모든 비타민 B군, 칼슘, 마그네슘, 셀레늄, 아연, CoQ10, 글루타티온의 수준을 체크해 준다. 스펙트라셀 검사키트를 주문하려면, 주문서에 의사나 기타 헬스케어 전문가의 사인을 받아 팩스로 전송해야 한다.

사운드 뉴트리션(Sound Nutrition)

www.soundnutrition.com 1-800-437-6863

이 회사는 손리서치(Thorne Research)사의 자회이다. 손리서치사는 '일부 전문제품은 의사를 통해 간접적으로 판매하고, 기타 일반적인 제품은 자회사를 통해 소비자에게 직접 판매하는' 2원적인 판매체제를 채택하고 있다. 사운드뉴트리션사는 모회사인 손리서치사와 마찬가지로 '고품질, 저알러지'를 표방하고 있으며, 주로 온라인을 통해 제품을 판매하지만 일부 건강기능식품점에도 입점해 있다. 사운드뉴트리션사를 대표하는 제품 중의 하나는 트리콜레스트(TriCholest)라는 콜레스테롤 저하용 건강기능식품인데, 이 제품에는 콜레스테롤 수치를 낮추는 것으로 알려진 홍국(red yeast rice)과 CoQ10이 한꺼번에 들어 있다. 이 회사를 대표하는 두 번째 제품은 울트라퓨어 젠틀프리네이털(Ultra Pure Gentle Prenatal)인데, 이것은 태아에게 필요한 모든 영양소를 제공하는 임신부용 건강기능식품으로서 100 % 천연원료를 사용해 만들어졌다.

사운드뉴트리선사를 대표하는 마지막 제품은 프로푸시아(Profusia)라는 혈액순환 개선제이다. 프로푸시아의 주성분은 지효성 아르기닌(long acting arginine)인데, 아르기닌은 관상동맥을 넓혀 주므로 심부전과 심근경색 환자들에게 좋은 효과가 있다. 그러나 한 가지 비밀을 말한다면, 이 제품은 남성들에게 큰 효과가 있다. 왜냐하면 아르기닌은 남성의 '그곳'으로 가는 혈류를 증가시켜 발기부전을 해소시켜 주기 때문이다. 다만 의사의 특별한 처방을 받고 있는 환자들은 이 제품을 복용하기 전에 의사와 상의해 보는 것이 좋다.

선푸드(Sunfood)

www.sunfood.com 1-800-205-2350

선푸드사의 대표적인 제품 중 하나는 '바다에서 온 생 식물성 플랑크톤(Ocean' s Alive Liquid Marine Phytoplankton)'이다. 이 제품은 바다의 식물성 플랑크톤을 살아 있는 그대로 농축한 천연건강기능식품으로, 명실상부한 슈퍼푸드라고 부를 수 있다. 이 같은 슈퍼푸드를 섭취하면 건강에 이로운 점이 많다. 왜냐하면 이 제품에 들어 있는 플랑크톤들은 90가지의 이온성 미량미네랄을 함유하는 미세조류(micro algae)로서, 나트륨을 별로 포함하고 있지 않기 때문이다. 이 제품은 건강기능식품의 제조를 위해 특별히 관리되는 청정해역에서 공급되는 데다가, 별도의 정제과정을 거치므로 해양오염 문제는 걱정하지 않아도 된다.

이 제품에 포함된 고농도의 엽록소는 인체에 축적된 독소를 해독해 주고 중금속을 흡착하여 제거해 준다. 또한 근육에 영양소를 공급하여 에너지를 증강시키며, 심장을 보호하고 정신을 맑게 해 준다. 이 제품은 마그네슘이 많이 들어 있지 않은 것이 흠이지만, 모든 미네랄들이 활성 상태로 적절한 균형을 이루고 있어 시너지 효과를 발휘한다는 것이 장점이다. 필자는 매일 아침 이 제품 한 방울을 물 한잔에 떨어뜨려 마시고 있는데, 맛이 매우 담백하다.

손 리서치(Thorne Research)

www.thorne.com 1-800-228-1966

손리서치사는 표준화된 활성성분을 이용하여, 스테아린산마그네슘(1장 참조) 등을 사용하지 않고 다양한 생약제품을 만들어 낸다. 또한 남성과 여성별로 특화된 멀티비타민, 미네랄, 비타민 B군, 셀리악환자를 위한 의료용 식품(medical foods)도 생산한다. 이 회사의 제품 중 상당수는 전화나 온라인으로 판매되지만, 종종 병원, 약국, 건강기능식품점에서 판매되기도 한다. 이 회사에서 생산되는 제품

중에서 독특한 것을 하나만 들라면 디프롤로프트(Deproloft)를 들 수 있다. 이 제품은 생약과 비타민을 배합한 복합제제로, 기분을 향상시키고 우울증을 완화해 주는 효과가 있다. 아라비넥스(Arabinex)라는 제품은 낙엽송에서 추출된 식이섬유로, 위장관 기능을 향상시켜 각종 소화기질환을 예방해 주며, 피브로바이브(Fibrovive)라는 제품은 근육통, 근위축(muscle atrophy), 섬유근통에 효과가 있다.

이 회사는 활성형 비타민을 포함하는 다양한 비타민 B 제품도 만드는데, 12장에서 소개한 비타민 B6(P5P), 1장에서 소개한 엽산(5-MTHF)이 바로 그것이다. 이 회사의 제품들은 대부분 활성 영양소를 포함하고 있기 때문에 인체가 바로 이용할 수 있다는 장점이 있다. 또한, 영양소를 양질의 염이나 아미노산 착화합물(킬레이트) 형태로 제공하고 있어, 다양한 부수적 효과를 얻을 수 있다. (활성 영양소, 양질의 염, 아미노산 킬레이트의 이점에 대한 자세한 사항은 1장을 참조하라.)

월드 뉴트리션(World Nutrition)

www.energeticnutrition.com 1-888-501-3344

월드뉴트리션사는 바이탈자임 X(Vitalzym X)라는 독특한 효소혼합물(blend of enzymes)을 생산하는 업체다. 이 제품은 다양한 소화효소와 함께 세라펩타제(serrapeptase)라는 효소를 포함하고 있는데, 세라펩타제는 체내에 존재하는 혈전, 낭종(cyst)을 비롯한 각종 찌꺼기들을 분해하는 작용을 한다. 바이탈자임 X는 문제가 있는 부위(예: 관절염이나 섬유증이 있는 부위)를 스스로 찾아내어 염증을 가라앉히고 낭종을 축소시키는 작용을 한다고 한다. 바이탈자임 X에는 소화효소와 세라펩타제 외에도 브로멜라인(bromelain)과 파파인(papain), 그리고 인도 구즈베리(Indian gooseberry)가 포함되어 있는데, 브로멜라인과 파파인은 염증을 가라앉히는 작용을 하고, 인도 구즈베리는 비타민 C의 공급원 역할을 한다. 그뿐만이 아니다. 바이탈자임 X는 모세혈관과 연결조직을 강화해 주는 루틴(rutin)을 포함하고 있다.

바이탈자임 X에 들어 있는 다양한 성분들은 혈관을 보호하고 눈 밑의 다크서클을 치료하며, 바이러스 감염을 예방하는 데 기여한다. 또한 다양한 염증질환과 자가면역질환을 치료하고 모발에도 좋은 영향을 미친다. 바이탈자임 X의 용량은 질환에 따라 다르며, 복용시간은 식전 45분 ~ 한 시간, 또는 식후 2시간이 적당하다고 한다.

가든 오브 라이프(Garden of Life)

www.thevitamincode.com 1-866-465-0051

가든오브라이프사는 조던 루빈(Jordan Rubin)이 개발한 비타민코드(Vitamin Code)라는 브랜드의 천연 비타민제를 생산한다. 비타민코드는 자연식품 추출물을 이용하여 만들어졌다. 많은 전문가들에 의하면, 식품을 가열하면 많은 영양소가 파괴되므로 가급적 익히지 않은 식품을 먹어야 자연 그대로의 영양소를 섭취할 수 있다고 한다. 과일, 채소, 견과류, 종자류(seeds), 샐러드와 같은 식품들을 날로 먹으면, 우리는 모든 비타민, 미네랄, 생균(프로바이오틱스), 효소 등을 가장 활성이 높고 순수한 형태로 섭취할 수 있다. 이렇게 섭취된 영양소는 우리 몸에 쉽게 받아들여져 영양소로서의 가치를 최대한으로 발휘할 수 있다. 비타민코드 제품 중에는 남성과 여성의 체질에 각각 알맞은 멀티비타민이 있는가 하면, 전립선, 심장, 시력, 소화기, 체중조절 등을 위해 특화된 비타민제도 있다. 필자는 16장에서 50세 이상의 여성을 위한 '50 & 와이저우먼(50 & Wiser Women)'이라는 제품을 소개한 바 있다.

자이모겐(Xymogen)

www.xymogen.com 1-800-647-6100

자이모겐사는 활성비타민 B, 아미노산-미네랄 킬레이트, 삼키기 쉬운 캡슐 등을 사용하여 고품질의 건강기능식품을 제조하는 업체다. 이 회사의 제품들은 의사나 기타 (정식 자격증을 보유한) 헬스케어 제공자를 통해서만 공급된다. 따라서 헬스케어제공자의 서명날인을 받아 팩스나 온라인으로 주문서를 보내면 제품을 구입할 수 있다. 자이모겐사의 제품은 FDA의 인증을 받은 실험실에서 제조되기 때문에 품질이 매우 높다. 이 회사의 대표적인 제품으로는 4장에서 소개한 CoQMax 50이 있다.

지알티 랩(ZRT Lab)

www.zrtlab.com 1-866-600-1636

지알티랩의 설립자는 저명한 호르몬 연구자이자 「의사가 말해주지 않는 유방암에 대한 진실(What Your Doctor May Not Tell You About Breast Cancer)」을 저술한 데이비드 자바(David Zava) 박사이다. 자바 박사는 고객이 자신의 건강을 직접 챙길 수 있도록 도와주는 것을 모토로 하고 있다. 그는 실험실검사에 피검자 자신을 직접 참여시키기도 하는데, 고객(피검자)들은 이러한 직접 체험을 통해 인체의 작동 원리를 어렴풋이나마 깨닫게 된다.

지알티랩은 타액검사나 혈액검사를 이용하여, 각종 호르몬(에스트로겐, 에스트론, 테스토스테론 등)을 비롯하여 DHEA, 비타민 D, 코르티솔, PSA(전립선 특이항원), SHBG(성호르몬결합 글로불린) 등의 혈중 농도를 정확히 측정해 준다. 지알티랩은 의료기관의 검사를 대행하기도 하지만, 개인 고객도 신청만 하면 검사를 받을 수 있다. 타액채취용 컵에 침을 모으거나 채혈스틱에 혈액 한 방울을 묻히기만 하면 자신의 몸 안에서 무슨 일이 벌어지고 있는지를 알 수 있다니, 얼마나 신기한 일인가?

지알티랩의 검사를 받는 방법은 간단하다. 먼저 웹사이트를 방문하여 각종 증상이 나열되어 있는 체크리스트를 훑어 본 후, 자신에게 맞는 검사항목을 선택하여 신청버튼을 눌러라. 물론 인터넷을 사용할 수 없는 사람들을 위해 전화응대 인원이 배치되어 있지만, 웬만한 사람들은 인터넷을 이용하는 것이 가장 편리하다. 일단 인터넷을 이용한 신청이 끝나면 검사키트가 당신의 집으로 배달되는데, 첨부된 주의사항을 꼼꼼히 읽어 본 뒤 지시사항에 따라 타액과 혈액을 채취하여 동봉된 봉투에 넣어 지알티랩으로 보내라. 그러면 약 2주 후에 지알티랩으로부터 당신의 건강정보가 가득 담긴 우편물이 날아 온다. 이제 이 정보를 의사나 약사, 또는 기타 헬스케어 전문가와 공유하여 당신의 건강을 지키는 일만 남았다.

REFERENCES

Albaves, D., Heinone, O.P., Taylor, P.R., et al. Alpha-tocopherol and beta-carotene supplements and lung cancer incidence int the Alpha-Tocopherol, Beta-Carotene Cancer Prevention Study : effects of base-line characteristics and study compliance. *J Natl Cnacer Inst* 1996:88:1560-70.

Almeida, J.C. Coma from the health food store: Interaction between kava and alprazolam . *Ann Intern Medi* 1996 : 125:940-41.

Aymard JP, Aymarf B, Netter P, Bannwarth B, Trechot P, Streiff F. Haematological adverse effects of histamine H2-receptor antagoninsts. *Med Toxicol Adverse Drug Exp.* 1988 : Nov-Dec;3(6):430-48.

Baggott, J. E., Morgan, S.L., Ha, T., et al. Inhibition of folate -dependent enzymes by nonsteroidal anti - inflammatory drugs. *Biochem* J 1992 ; 282 : 197 - 202.

Bartle, W. Grapefruit juice might still be factor in warfarin response(letter). *American Journal of Health-System Pharmacy* 1999;56(April):676.

Beard, J., Borel, M.,Peterson, E.J., Changes in iron status during weight loss with very-low-energy diets. *Am J Clin Nutr* 1997; 66:104-10.

Beard, J., Borel, M., Derr., J. Impaired themoregulation and thyroid function in iron deficiency anemia. *Am J Clin Nutr* 1990; 54:813-9.

Brinker, F. Herb Contraindications and Drug Interactions, 2nd ed. Sandy, O.R. *Eclectic Medical ublications*, 1998.

Burnham, B.E. Garlic as a possible risk for postoperative bleeding. *Plast-Reconst-Surg* 1995;95:213.

Campbell, N.R., Hasinoff, B.B. Iron supplements:A common cause of drug interactions. *Brit J Clin Pharmacol* 1991; 31:251-5.

Carlson LA, Hamsten A, Asplund A. Pronounced lowering of serum levels of lipoprotein Lp(a) in hyperlipidaemic subjects treated with nicotinic acid. *J Intern Med* 1989;226:271-276.

Chen, M.F., Shimada, F., Kato, H., et al. Effect of glycyrrhizin on the pharmacokinetics of prednisolone following low dosage of prednisolone hemisuccinate. Endocrinol Japan 1990;37:331-41.

China, Stephen J., Russel, Roger A., Conradi, Sandra. Sudden dealth due to metronidazole/ethanol interaction." *American Journal of Frensic Medical Pathology* 1996;7(4):343-346

El-Dermerdash, E. Mohamadin, A. M., Does oxidative stress contribute in tricyclic antidepressants-induced cardiotoxicity? Toxicol Lett.(9-10-04);152(2):159-66.

Elisaf, M., Milionis, H., Siamopoulos, K. Hypomagnesemic hypokalemia and hypocalcemia: Clinical and laboratory characteristics. Mineral Elctrolyte Metab 1997;23:105-12.

Facts and Comparisons, *The Review of Natural Products*, Clinisphere 2.0, Wolters Kluwer Company, 2000.

Folkers K, Osterborg A, Nylander M, Morita M, Mellstedt H. Activities of vitamin Q10 in animal models and a serious deficiency in patients with cancer. *Biochem Biophys Res Commun*. 1997;May 19;234(2)296-9.

Folkers K, Simonsen R. Two successful double-blind trials wih coenzyme Q10(vitamin Q10) on muscular dystrophies and neurogenic atrophies. Two successful double- blind trials with coenzyme Q10(vitamin Q10) in muscular dystrophies and neurognic atrophies. _*Biochim Biophys Acta*. 1995;May 24; 1271(1):281-6.

Folkers K, Yamamura Y., Elsevier, Amsterdam. Italian Multi-center study on the efficacy and safety of coenzyme Q10 as adjuvant therapy in heart failure. J Molec Med 1992;4:291-30.

Freeman, J.M., Vining E.P.G., Cost, S., Singhi, P., Does carnitine aadministration improve the symptoms attributed to anticonvulsant medication? : A double-blinded, crossover study.

Pediatrics 1994;93:893-95.

Frye, P.E., Arnold, L.E. Persistent amphetamine-induced compulsive rituals : response B6. *Biol Psychiatry* 1981;16:583-7.

Gadkari, J.V., Joshi, V.D. Effects of ingestion of raw garlic on serum cholesterol level, clotting time and fibrinolytic activity in normal subjects.*J Postgrad Med* 1991;37:128-31.

Gannon, M.C., et al. *Diabetes Care* 1993; 16:874.

Garfinkel, D., Zisapel, N., Wainstein, J, et al. Facilitaion of benzodiazepine discontinuation by melatonin : a new clinical approach. *Arch Intern Med* 1999; 159:2456-2000.

Garg, S.K., et al. "Effect of grapefruit juice on carbamazeine bio-availability in patients with epilepsy." *Clin Pharmacol Ther.* 1998;64:286-88.

Gennaru, C., D., Differential effects of gluco-corticoids on calcium absorption and bone mass, *Br J Rheumatol* 1993;32(ssuppl2):11-4.

Grundy SM, Vega GL, Mcgovern ME, et al. Efficay, safety, and tolerability of once-daily niacin for the treatment of dyslipidemia associated with type 2 diabetes: results of the assessment of diabetes control and evaluation of the efficacy of Niaspan trial. *Arch Intern Med* 2002;162:1568-76.

Harris, J.E. Interaction of dietry factors with oral anticoagulants: Review and applicaions. *J Am Dietet Assoc* 1995;95:580-84.

Helmholtz Association of German Research Centers(4022-08). High Blood Levels Of Vitamin D Protect Women From Breast Cnacer, Study Suggests. *Sicence Daily.*

Holt, G.A. *Food&Drug Interacions.* Chicago: Precept Press 1998;2

Houston, J.B., Levy, G. Drug biotrasformation interations in man: Acetaminophen and ascorbic acid. *J Phar, Sci* 1976;65:121-21.

Jarbbar, M.A., Larrea, J., Shaw. R.A. Abnormal thyroid function tests in infants with congenital hypothyroidism: The influence of soy-based formulas. *J Am Coll Nutr* 1997;16:280-2.

Judy, W.V., Hall, J.H., Toth, P.D., Folkers, K. Double blind-double crossover study of coenzyme Q10 in heart failure. In : Folkers K., Yamamura Y. *Biomedical and clinical aspects of coenzyme Q* 1986 ; Elsevier, Amsterdam, 5: 315-323.

Huang, S.M., Lesko, L.J. Drug-DRUG, drug-dietary supplement, and drug-citrus fruit and other fooe interactions: what have we learned? *J Clin Pharmacol.* 2004;44:559-569

Illingworth, D.R. et al. Comparative effects of lovastatin and niacin in primary hyper -cholesterolemia. *Arch Intern Med* 1994; 154: 1586-1595.

Kiff, R.S., Wuick, C.R.G. Does inositol nicotinate influence intermittent claudication. *Br J Clin Pract* 1988;42:141-5.

Institute of Medicine. Food and Nutrition Board. Dietary Reference Intakes: Calcium Phosphorus, Magnesium, Vitamin D and Fluoride. *National Academy Press.* Washington, DC, 1999.

Kabuto, M., Namura, I., Saitoh, Y., Nocturnal enhancement of plasma melatonin could be suppressedd by benzodiazepines in humans. *Endocrinol Jpn.* 1986 Jun;33(3):405-14

Kamikawa, T., Kobayashi, A., Yamashita, T., Hayashi, H., and Yamasaki, N., Effects of coenzyme Q10 on exercise tolerance in chronic stable angina pectoris. *Am J. Cardiology* 1985; 56:247-251.

Kleijnen, J., Knipschild. P., Ginkgo biloba. *Lancet* 1992;340:1136-39

Koukia, P., Chen T.C., Hollick, M.F., Vitamin D intoxication associated with an over-the-counter supplement. *N. Engl J Med* 2001 Jul 5;345 (1):66-7

Lacy, C.F., Armstrong, L.L., Goldman, M.P., lamcet, L.L Lexi-Drugs *Comprehensive and specialty fields.* Hudson, OH:Lexi-Comp, Inc;2006.

Landbo, C., Almdal, T.P., Interaction between warfarin and coenzyme Q10. *Ugeskr Laeger,* May 1998; 160:22. 3226-7.

Langsjoen, P., Vadhanavikit, S., Folkers, K. Response of patients in classes III and IV of cardiomyopathy to therapy in a blind and crossover trial with coenzyme Q10 1985; *Proc.*

Natl. Acad. of Sci. 82:4240-242.

Lawrence, V.A., Lowenstein, J.E., and Eichner, E.R. Aspirin and folate binding : in vivo and in vitro studies of serum binding and urinary excretion of endogenous folate. *J Lab Clin Med* 1984;103:944-948.

Lee IM, Cook, N.R. Manson, J.E., et al. Beta-carotene supplementaion and incidence of cancer and cardiovascular disease : The Women's Health Study. *J. Natl Cancer Inst* 1999;91:2102-6.

Leibovich, E.R., Deamer, R.L., Sanserson, L.A. Food-drug interations:careful drug selection and patient counseling can reduce the risk in older patients. *Geriatrics* 2004;59:19-33.

Liedholm, H., Wahlin-Boll, E., Melander, A. Mechanisms and variations in the food effect on propranolol bioavailability. *Eur J Clin Pharmacol.* 1990;38 : 469-475.

Lems, W.F., Jacobs, J.W., Netelenbos, J.C., et. al. Pharmacological preention of osteoporosis in patients on corticosteroid medication, *Ned Tijdschur Geneeskd*, 1998;142(34):1905-8.

Lin,R., & White, J. H. The pleiotropic actions of vitamin D. 26(1), 2003 Dec 19.

McIntyre, I.M., Norman, T.R., Burrows, G.D., Armstrong, S.M. Alterations to plasma melatonin and cortisol after evening alprazolam administraion in humans. *Chronobiol Int.* 1993 Jun;10(3):205-13.

Menon, I.S. et al : Effect of onions on blood fibrinolytic activity. *Br Med J*, 1986;3:351.

Mock, D.M., Dyken, M.E. Biotin catabolism is associated in adults receiving long-term therapy with anticonvulsants. *Neurology* 1997; 49: 1444 - 47.

Mock, D.M., Mock, N.I., Nelson, R.P., Lombard, K.A. Disturbances in biotin metabolism in children undergoing long-term anticonvulsant therapy. *J Pediatr Gastroenterol Nutr* 1998;26:245-50.

Newall, C.A., Anderson, L.A., Philipson, J.D. Herbal Medicines A Guide for Health-care Professionals. London: *The Pharmaceutical Press*, 1996.

Morism C., Trimarco, B., Condorelli, M. Effect of coenzyme Q10 therapy in patients with congestive heart failure : A long - term multi center randomized study. Seventh International Symposium on Biomedical and Clinical Aspects of Coenzyme Q 1993;Folkers K., Mortensen S.A., Littarru G.P., Yamagami, T., and Lenaz, G.(eds) *The Clinical Investigator* ;71 :34-S 136.

Omenn, G.S., Goodman, G.E., Thornquist, M.D., et al. Effects of a combination of beta carotene and vitamin A on lung cancer and cardiovascular disease. *N Engl J Med* 1996; 334:1150-5

Pan J, Lin M, Kesala RL, Van J, Charles MA. Niacin treatment of the astherogenic lipid profile and Lp(a) in diabetes. *Diabetes Obes Metab* 2002;4:255-61.

PDR for Herbal Medicines, 2nd edition, *Medical Economics Company*, 2000.

Pelton R., Lavalle, JB, Hawkins, EB, Kinsky, DL. Drug-Induced Nutrient Depletion Handbook. Lexi-Comp *Clinical Reference Library* 2001.

Pronsky, Z., *Food Medication Ineractions*, 11th edition, 1999.

Raynaud's Disease, J Int Med Res 1979;7:473-83.

Reasner, C.A., Stone, M.D., Hosking, D.J., et al. Acute changes in calcium homeostasis during treatment of primary hyperpara thyroidism with risedronate. *J. Clin Endocrinol Metab* 1993; 77:1067-71.

Reinken, L. The influence of antiepileptic drugs on vitamin B6 metabolism. *Acta Vitaminol Enzymol* 1975;291:252-54.

Roe, D.A. Drug and nutrient interactions in the elderly diabetic. *Drug Nutr Interact.* 1988; 5(4):195-203.

Rossi, E., Lombardo, A., Testa, M., Lippa, S., Oradei, A., Littarru, G.P., Lucente, M., Coppola, E., Manzoli, U. Coenzyme Q10 in ischaemic cardiopathy. *Biomecial and Clinical Aspects of Coenzyme Q.* 1991 Folkers K., Yamagami, T., and Littarru G. P. Elsevier, Amsterdam. 6:321-326.

Rude, R.K. Magnesium defiency : Acause of heterogenous disease in humans. *J Bone Miner*

Res 1998;13:749-58.

Saris, N.E., Mervaala, E., Karppanen, H., Khawaja, J.A. Lewenstam, A., Magnesium : an update on physiological, clinical, and analytical aspects. *Clinica Chemica Acta* 2000;294:1-26.

Schardt, F., Welzel, D., Schiess, W., and Toda, K. Effect of coenzyme Q10 on ischaemia-induced ST-segment depression : A double blind, placebo-contorilled crossover study. *Biomedical and Clinical Aspects of Coenzyme Q.* 1991; Folkers K., Yamagami T., and Littarru G.P. Elsevier, Amsterdam, 6:385-403.

Schneeberger, W., Muller-Steinwahcs, J., Anda, L. P., Fuchs, W., Ziliken, F., Lyson, K., Muratsu, K., and Folkers, K.A, Clinical double blind and crossover trial with coenzyme Q10 on patients with cardiac disease. *iomedical and Clinical Aspects of Coenzyme Q,* 1986; Folkers K., Yamamura Y., Elsevier, Amsterdam, 5:325-333.

Schneyer,C.R. Calcium carbonate and reduction of levothyroxine efficay. *JAMA* 1998;279:750.

Schwartz, M.L. Severe reversible hyperglycemia as consequence of niacin therapy. *Arch Intern Med.* 1993 Sep 13;153(17):2050-2.

Shils, M.E., Olson, J.A., Shike, M. and Ross, A.C., Magnesium. *In Modern Nutrient in Health and Disease,* 9th Edition. 1999;NY. Lippincott Williams and Wikins. 169-92.

Siegel, Itzkovich J : Israel bans import of sildenafil citrate after six dealth in the US. *Br Med J,* May 1998;316:7145, 1625

Sifton, D.W., ed. *Physicians Desk Reference.* Montvale, NJ : Medical Economics Company, Inc., 2000, 2953-4.

Sifton, D.W., ed. *Physicians Desk Reference.* Montvale, NJ : Medical Economics Company, Inc., 2000, 2504-6.

Simon, J.A., Hudes, E. S., Relationship of ascorbic acid to blood lead levels *JAMA* 1999;Jun 23-30;281(24) ;2289-93

Singh, N., Singh, P. N., Hershman, J. M. Effect of calcium carbonate on the absorption of levothyroxine. JAMA 2000;283:2822-5.

Speroni, E., et. al. Sedative effects of crude extract of passiflora incarnata after oral administration. *Phytother Res* 10:S92-94, 1996.

Spigset, O. Reduced effect of wafarin caused by ubidecarenone. *Lancet* 1994;344:1372-73.

Sturniolo, G.C., Montino, M.C., Rossetto, L., Martin, A., D' Inca, R., D'Odorico, A., Naccarato, R. Inhibition of gastric acid secretion reduces zinc absorption in man. *J Am Coll Nutr.* 1991; Aug ;10(4) :372-5.

Sullivan, D., et al. Grapefruit juice and the response to wafarin. *American Journal of Health-System Pharmacy* 1998;55 :1581-1583.

Swedberg, K., Hoffman-Berg, C., Rehnqvist, N., Astrom, H. Coenzyme Q10 as an adjunctive in treatment of congestive heart failure. 64th Scientific Sessions *American Heart Association* 1991, Abstract 774-6.

The Review of Natural Products, *Facts and Comparisons,* Clinisphere 2.0, Wolters Kluwer Company, 2000.

Upritchard JE, Sutherland WH, Mann JI Effect of supplementation with tomato juice, vitamin E, and citamin C on LDL oxidation and products of inflammatory activity in type 2 diabetes. *Diabetes Care* 2000;23:733-8.

Vantieghem, k., Overbergh, L., Carmeliet, G., De Hasem P., Bouillon, R., Segaert, S., et al. (2006). UVB-induced 1,25(OH)2D3 production and vitamin D activity in intestinal CaCo-2 cells and in THP -1 macrophages pretreated with a sterol Delta7-reductase inhibitor. *Journal of Cellular Biochemustry,* 99(1),229-40.

Welihinda, J., et al., Interations of Wafarin with drugs and food. *Ann. Int. Med.* 1994, 121:676-683.

Whitcomb, D.C., Block, G.D. *JAMA* 1994 Dec 21;272(23):1845-1850.

Widmer, P., Maibach, R., Kunzi, U. P., et al : Diuretic-Related hypokalaemia-the role of diuretics, potassium supplemtnts, gluco-corticoids, and beta-2-adrenoceptor agonists-results from the Comprehensive Hospital Drug Monitoring program, Berne(CHDM), *Eur J Clin Pharmacol* 1995;49(1-2):31-6.

INDEX

ㄹ

ㅁ

ㅂ

ㅅ

ㅇ

A

B

C

D

E

F

G

H

I

BEST CHOICES FROM THE PEOPLE'S PHARMACY

피플스 파마시
최고의 치료법

조 그레이든, 테레사 그레이든 지음 | 양병찬 옮김

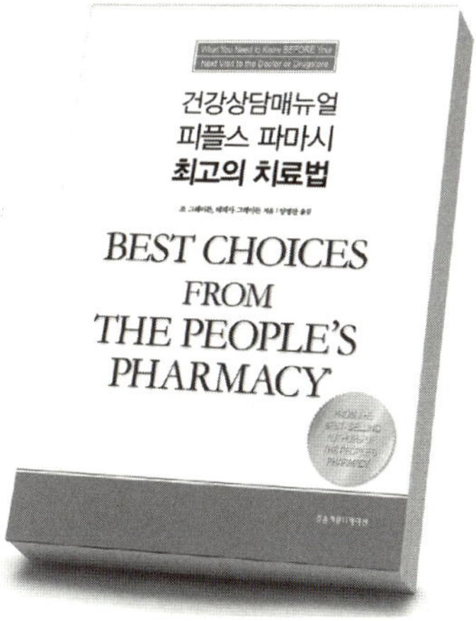

국내 약학부문 최장기 베스트셀러

최적의 치료를 위한 유일한 선택

Best Choice는 고정된 것이 아니다. 즉, 의사가 처방하는 처방약품만이 반드시 Best Choice는 아니다. 상황에 따라 가정요법, 생활습관 변화, 생약, 건강보조식품, OTC 약품도 Best Choice가 될 수 있고, 때로는 이상의 모든 것들을 종합한 것이 Best Choice가 될 수도 있다.

피플스 파마시 최고의 치료법(Best Choices from The People's Pharmacy)」은 광범위한 치료법들을 소개하고 그것들을 하나씩 평가한 유일의 건강정보 제공서이다. 이 책에서 독자들은 다음과 같은 정보들을 얻게 될 것이다:

- 여드름에서 비만에 이르기까지 24개 질환에 대한 치료법 제시
- Best Choice를 한 눈에 알아볼 수 있는 간략한 표 제공 – 부작용, 가격 등의 핵심정보를 완벽하게 정리
- 개별질환에 대한 치료법을 시각적으로 비교할 수 있도록 ★의 개수로 점수를 표시
- 피플스 파마시가 추천하는 자가치료법제시 – 피플스 파마시의 매니아들이 검증하고 추천하는 자가치료전략(self-care strategies) 모음